ERGEBNISSE DER LEPRAFORSCHUNG

SEIT 1930

ERGÄNZUNG ZUM BEITRAGE „LEPRA“
IN „HANDBUCH DER HAUT- UND GESCHLECHTS-
KRANKHEITEN“ · BAND X/2 · 1930

VON

PROFESSOR DR. VICTOR KLINGMÜLLER
KIEL

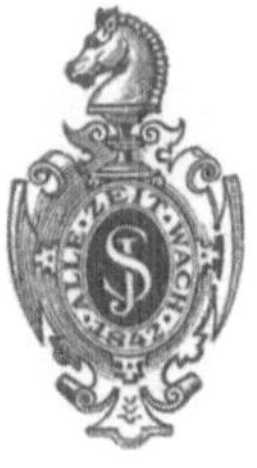

SPRINGER-VERLAG BERLIN HEIDELBERG GMBH

1938

ISBN 978-3-642-89953-9   ISBN 978-3-642-91810-0 (eBook)
DOI 10.1007/978-3-642-91810-0

Softcover reprint of the hardcover 1st edition 1938

SONDERAUSGABE
DES BEITRAGES „LEPRA“ IN „ZENTRALBLATT FÜR HAUT-
UND GESCHLECHTSKRANKHEITEN SOWIE DEREN GRENZGEBIETE“,
57. BD., H. 5/6.

Vorwort.

Die Lepraliteratur ist in den letzten Jahren äußerst umfangreich
geworden, so daß eine kritische Sichtung und Zusammenfassung der Ergebnisse sicherlich sehr begrüßt werden wird.

Die vorliegende Übersicht über die Lepraforschung schließt sich an
meine Monographie „Lepra", Handbuch der Haut- und Geschlechtskrankheiten 10/2, Berlin: Julius Springer 1930, an. Das Verzeichnis der Schriften
ist seitdem bis 1937 ergänzt. Selbstverständlich konnten nur die wirklich
wesentlichen Arbeiten, welche Neues bringen oder Altes bestätigen, berücksichtigt werden. Andererseits sind auch einzelne Krankengeschichten
und einzelne Fälle berücksichtigt, weil sie in mannigfacher Beziehung
wichtig sind. Der größte Teil der Arbeiten ist referiert im Zbl. Hautkrkh.
und im J. trop. Med.

Kiel, den 15. Januar 1938.

Victor Klingmüller.

Inhaltsverzeichnis.

Geschichte.

Über die Geschichte der Lepra sind eine Reihe Ergänzungen erschienen, welche
in den Arbeiten von W. Frohn, O. E. Denney, E. Jeanselme, A. Martin, Earl
B. Mc. Kinley, G. H. Klövekorn, A. Sack, M. Trénel und K. Chimin Wong
nachzulesen sind. Über Pater Damian s. Ärztl. Mission **26**, 94 (1936).

Die Verbreitung der Lepra in der Welt.

Europa.

Molesworth hält an seiner Ansicht fest, daß die Lepra in Europa weder durch
die Bekämpfung, noch Isolierung, noch die verbesserten Lebensbedingungen aus-
getilgt sei, sondern daß die natürliche Auslese der wesentliche Faktor sei.
Deutschland: Am Ende des Jahres 1930 befanden sich in Deutschland 10 Aus-
satzkranke; 1934: 8 Fälle; 1935: 10 Fälle; Ansteckung, soweit ermittelt, meist in Südamerika (Brasilien). Jugoslawien: Aus dem kroatischen Küstenlande berichtet
Bonetic über 2 autochthone Fälle. Bulgarien: Nach Beron sind seit 1874 bis 1934
23 Fälle bekanntgeworden, mehr als die Hälfte sind inzwischen verstorben, so daß
nur 10 Kranke übrigbleiben, von denen die meisten im Lande selbst erkrankt sind.
Italien: 1931: 308 Fälle, davon 208 autochthon, 100 in Südamerika angesteckt. Über
autochthone Fälle in Italien berichten in Ligurien 3 (A. V. Ferrari), in Parma 1
(Gennari), in Apulien bisher 120 autochthon (G. Jaja), in Piemont 1 (A. V. Ferrari),
in Neapel 2 Fälle (A. De Amicis), Puglio 68, Sicilia 53, Calabria 37, Sardegna 34,
Toscana 25, Lombardia 18, Liguria 17, Veneto 13, Emilia 13, Campania 12, Marche 5,
Venezia Giulia 3, Basilicata 2 (Serra). Korsika: 1 Fall autochthoner Lepra (Lortat-
Jacob). Spanien: J. Peyri hat in Spanien 226 Fälle im Jahre 1932 festgestellt,
davon 114 in Katalonien, und 112 im übrigen Spanien. Nach A. Peyri wird die Zahl
in Katalonien auf 2—300 geschätzt. Montañes: 1932 amtlich 883 (0,04%), wahrscheinlich fast 2000 Fälle (0,1$^0/_{00}$). Nieto: Im Jahr 1851: 281 Fälle; 1914: 894; 1924:
579; 1928: 739; 1932: 833, 1933: etwa 1000 Fälle. Frankreich: 2 autochthone Fälle
(Gaté, Devic, Michel und Chappuis). Decourt stellte 1932 in Paris 30 Fälle sicher,
davon 20 Franzosen, von denen 63% ihre Lepra in Amerika, 10% in Afrika und 17%
in Europa erworben haben. Usher führt 1 Fall in Kanada auf Ansteckung in Frankreich zurück. Margarot und Plagniol beobachteten ein 6jähriges Mädchen, das sich
bei ihrem Vater, und einen 16jährigen Knaben, der sich bei seiner Mutter in Frankreich
angesteckt hatte; P. Vigne 1 Fall, der durch eine tuberöse Lepra aus Portugal
übertragen wurde. Gouin fand in der Bretagne zur Zeit nur 2 autochthone Fälle.
Im Garten des Hospitals Saint Louis ist ein Pavillon mit neuzeitlichen Einrichtungen für Lepröse 1934 eröffnet worden, zur Zeit 17 Kranke. Ferner ist in Valbonne,
Dep. Gard, ein Sanatorium eingerichtet (Abbatucci, Fabre). England: Die Zahl
wird geschätzt auf 50—100 (Cochrane, Mac Leod); Lepra ist nicht anzeigepflichtig,
daher verstecken sich die Kranken. Seit 1913 St. Gileshäuser bei London. Island:
Im Asyl Laugarnis sind 1933 nur noch 18 Fälle abgesondert, der letzte neue Fall wurde
1928 entdeckt (Kissmeyer); in privaten Häusern sind 4 Fälle vorhanden. Norwegen:
1930 sind von den 69 bekannten Fällen 44 im Leprahospital zu Bergen, 1932 sind
nur noch 58 bekannt. In den Jahren 1926—1930 nur 3 neue Fälle, 1931 = 1, 1932
= 1 Fall (Kissmeyer). Schweden: Von 66 im Jahre 1911 ist die Zahl auf 20 im

Jahre 1930 zurückgegangen. Seit 1928 nur 2 neue Fälle. 1932 im Asyl 18 Fälle (Kissmeyer). Finnland: In Finnland ist nach Kissmeyer die Zahl der Leprösen 1931 auf 34 zurückgegangen (Cedercreutz), die Hauptmasse der Leprösen lebt im Südwesten, hier ist nicht nur der Hauptsitz, sondern auch der Ausgang der Verbreitung. Insel Oesel: Von 1921—1933 sind auf der Insel 60 Fälle bekannt, und zwar auffallenderweise Männer (41,7%) und Frauen (58,3%) (Kôrge). Estland: Die heutige Lepra in Estland ist nach A. Spindler die durch Zuzug aus Rußland vermehrte mittelalterliche Lepra. Paldrock stellte 1929 245 Fälle fest, davon 212 im Leprosorium und 33 im eigenen Haus; die Zahl nimmt ab; für 1932: 242 Fälle, davon 195 isoliert. Ludzenieks für 1932: 4 Leprosorien mit 198 Fällen. Lettland: Seit 1925 2 Leprosorien, in Riga und Talsen, zusammen 220 Fälle (1932). Lepra geht zurück (Ludzenieks). Paldrock: 207 Fälle (1933). Rußland: Im unteren Wolgagebiet sind annähernd 450 Leprakranke, die Zahl nimmt bei den Kirgisen zu (Šubin). Krutije Rutschji (Bez. Leningrad): 1933 nach Stein 637 Kranke.

Afrika.

In Marokko (Sergent) sind von 1928—1930 663 Fälle bekannt; am stärksten verseucht sind Fes = 244, Doukkalla mit 158, Chaouia mit 128 Fällen, Marakesch mit 74 Fällen, Taza mit 31 Fällen, Chiadma mit 11 Fällen. 1928: 135 Fälle; 1929: 211 Fälle; 1930: 317 Fälle; es wird nicht angeführt, ob diese Zahlen eine Vermehrung oder eine bessere Untersuchung auf Lepra zeigen. Nach Flye Sainte Marie 2 Hauptherde im Norden an der französischen und spanischen Grenze und im Süden in Doukkalla. Ägypten: Seit 1929 ist eine Poliklinik für Lepröse in Kairo und eine Leprakolonie in Abu-Zabal, 20 Meilen nördlich von Kairo, eröffnet. Zahl auf fast 10000 geschätzt (0,7$^0/_{00}$); 5 Spezialkliniken mit Autoambulanzen [Leprosy Rev. 7, 83 (1936)]. Im Englisch-Ägyptischen Sudan sind besonders im Südbezirk von Bahr-el Ghazal, eine der größten Leprakolonien Afrikas (Woodman), genauere Untersuchungen ausgeführt (Cruickshank); es sind 6520 = 5,5% Fälle bekannt, 84% aller Fälle, ansteckende Formen, sind isoliert. Atkey teilt weiter mit, daß die Araber wenig durchseucht sind, ferner besonders wenig befallen die nomadisierenden Araber, welche Rindvieh und damit Milch in größerer Menge zur Verfügung haben; die Neger sind stärker durchseucht; unter ihnen herrschen schlechte hygienische Verhältnisse, sie haben kein Vieh, und so steigt die Durchseuchung in den Bezirken an der Teilung der Gewässer des Nil und des Kongo auf 2,39%, südlich vom 6. Breitegrad 4,3%; 70% in Lepradörfern. (2,8%, Maximum 7% nach Woodman). Auch im Französischen Sudan ist die Durchseuchung sehr hoch (nach Robineau 4,12$^0/_{00}$; nach Gouvril bei der Rekrutierung 2%). Belra-Report 1930 teilt mit, daß in Nigeria 26 Behandlungsstätten vorhanden sind, und daß 1931 6000 Lepröse in Behandlung standen. Zentralinstitut bei Bamako an der Straße nach Siguiri (Robineau, Marchoux). Sierra Leone: 3656 Lepröse, Zahl zu niedrig; Kissy Leprosy-Institution (Belra 1936). In Liberia (Belra-Report 1930) ist die Durchseuchung sehr hoch, es gibt 66 Behandlungsstätten, 6000 Fälle wurden behandelt. Elfenbeinküste: Wenig ausgebreitet, am stärksten im Norden in Korhogo, im Westen in Guiglo, im Süden in den Lagunen (Bouffard). Goldküste: In der Ho-Kolonie waren 1930 499 Lepröse aufgenommen (Cooke), die Durchseuchung steigt in einzelnen Bezirken bis auf 7% (Dixey). Kolonien ferner in Accra, Kumasi und Yendi. Dahomey: In dem Bezirk Djougou fand sich kein Dorf ohne Lepröse; etwa 7000 Fälle (Spire). Unter 8944 Eingeborenen wurden als einwandfrei leprös in den verschiedenen Bezirken 0,1—4,3, im Durchschnitt 1,45% Lepröse festgestellt. In Ober-Dahomey ist die Durchseuchung wahrscheinlich viel stärker. Nigeria: 200000 Lepröse = 1% Durchseuchung, stellenweise verschieden (Belra 1936), Kolonien in Itu, Uzuakoli, Ossiomo, Garkida (Robertson). Togo: In der Nordostecke im Bezirk Kabré fanden Marqueissac und Sohier 633 Lepröse = 6,3$^0/_{00}$ Durchseuchung. Angola: Weit verbreitet, verschieden nach Ort und Rassen, in Niederungen

des Kongo und im Hochland Benguela, in Bie auf dem Hochland Żunahme in einem
Dorf bis zu 1%; Zunahme wahrscheinlich durch Trockenheit, Hungersnot, stärkere
Zuwanderung von Arbeitern, Enge der hygienisch-schlechten Unterkunft (Hollen-
beck, Gilchrist).

Südafrika. Im Jahre 1931 wurden von Eingeborenen in der ganzen Union in
Lepraasyle aufgenommen 524, 1930: 541 und 1929: 414 Fälle. Ende März wurde
Robben Island geschlossen und 11 Europäer und 108 Neger und Eingeborene nach
Pretoria überführt. In Lepraasylen befanden sich 1931: 2284, in ihrem Heim 1823.
Von 1910—1930, also innerhalb von 21 Jahren, sind in den Lepraasylen 9404 Fälle auf-
genommen worden (Ann. Rep. Dep. S.-Africa 1931). 1935: 2144 in Asylen, 1230 Männer,
914 Frauen, 65 europäische Männer, 33 europäische Frauen. Geographische Skizze
über die Verteilung [Leprosy Rev. 7, 81, 123 (1936)]. Behandlungsstätten: Amatikulu,
Bochem, Botsabelo (Basutoland), Emjanyana, M'Kambati (Pondoland), Ngomahuru
(Südrhodesia). Im Oranje-Freistaat (Ann. Rep. Dep. publ. H. S. Africa 1934) ist
die Lepra an verschiedenen Stellen verschieden stark verbreitet; während einzelne
Bezirke frei von Lepra zu sein scheinen, sind benachbarte Gegenden verhältnismäßig
stärker durchseucht, wofür eine Erklärung aber nicht abgegeben werden kann. Am
stärksten befallen sind die nördlichen und mittleren Bezirke, während der Süden verhältnismäßig frei ist. Von 1900—1930 sind 855 Lepröse bekanntgeworden = 1,9$^0/_{00}$
der Gesamtbevölkerung. Im März 1930 konnten 128 Fälle = 14% der Insassen des
Lepraheims in Pretoria entlassen werden (Le Roux). Transvaal: 2860 Fälle
= 2,4$^0/_{00}$, meist am Vaal; Natal: 1422 Fälle = 1,2$^0/_{00}$, meist an der Grenze des Basuto-
landes; Kap-Provinz: 2488 Fälle = 1,5$^0/_{00}$ (Intern. J. Lepr. 4, 261). Basutoland:
Die Durchseuchung wird auf 2$^0/_{00}$ geschätzt (Strachan). Von den etwa 1000 vorhandenen Fällen sind 730 im Asyl. Infolge der Tätigkeit der Gesundheitsinspektoren
werden neuerdings viel mehr frische Formen aufgenommen. Im Jahre 1933 stieg die
Aufnahmezahl, wahrscheinlich durch Hungersnot bedingt. Mehr Frauen als Männer.
Botsabelo-Asyl mit 730 Fällen. Durchseuchung 2% (Strachan). Swasiland:
Durchseuchung 1$^0/_{00}$, 120 Fälle (Jamison). Betschuanaland: Etwa 40—50 Lepröse
= 0,25$^0/_{00}$ (Dyke). In Süd-Rhodesia schätzt Moiser die Durchseuchung auf 2,5$^0/_{00}$.
Ngomahuru 669 Fälle behandelt (Leprosy Rev. 7, 125 (1936)]. In Nord-Rhodesia
wurden 105 Dörfer mit 7741 Eingeborenen untersucht (Cochrane), 1937: 2% nach
Godwin, davon 101 = 1,3% Durchseuchung. Station in Ngomahuru (400 Kranke)
und Mtoko (260 Kranke), 400 km nordöstlich von Salisbury. Portug.-Ostafrika:
1926 etwa 20000 Fälle, Kolonien in Inhambane und Tabane (Stauffacher). Njassa-
land: Ende 1930 waren 12 Behandlungszentren eingerichtet, 584 Fälle aufgenommen
[Internat. J. Lepr. 3, 390; Leprosy Rev. 7, 126 (1936)]. Tanganyika: Die Durchseuchung beträgt nach Wallace 2,8$^0/_{00}$, im Bezirk Uru-uru mindestens 2,5%; Ndanda
Leper Camp. (Stinnesbeck, M. Th.). Uganda: Kolonie Bunyonyi (Belra) 502 Fälle
in Behandlung [Leprosy Rev. 7, 121 (1936), Sharp.]. Kenya: [Leprosy Rev. 7, 122
(1936)] 345 Fälle in Behandlung, Räume unzureichend. In Belgisch-Kongo ist der
Bezirk Nepoko besonders schwer verseucht. Das Belgische Rote Kreuz hat die Bekämpfung aufgenommen, 6 Hospitäler, 28 Dispensarien, 2 Entbindungsanstalten,
3 Lepradörfer eingerichtet; bis 1934 (Campenhout) 4600 Lepröse = 1% Durchseuchung festgestellt. Trolli: Durchseuchung bei Lukelenga und unter den Bakete bei
Luiza Haddad 10—12%. Dubois: In Abiangama 11,5%. Cyrenaika: 1905 hatte
Mei in der Klinik in Bengasien 86 Fälle untersucht, Narducci konnte 1931/32 im
ganzen Gebiet 16 Fälle nachuntersuchen. Erythräa: Nach einer amtlichen Zählung
konnten 1932 559 Lepröse festgestellt werden: in Somaliland etwa 300, Kolonie
auf Insel im Giuwa (Fadda). Rodriguez-Insel (bei den Mauritius-Inseln) nach
Kirk und Andrée wird von 1 Fall, der zwischen 1870 und 1880 von den Mauritius-
Inseln kam, eine kleine Epidemie ausgelöst, die 1920 bereits 15 Fälle, 1926 schon 46
Fälle und 1930 19 neue Fälle und bis 1934 noch 3 weitere Fälle umfaßte.

Asien.

Türkei: Kaum 300 Fälle, Institut in Bakirköy (Osman). Palästina: In den letzten 50 Jahren ist nach den Statistiken des Leprahauses in Jerusalem (Canaan) eine Abnahme zu verzeichnen; im ganzen sind 80 Fälle vorhanden und zur Zeit 21 aufgenommen; in den letzten 25 Jahren sind 101 Lepröse aus verschiedenen Dörfern aufgenommen worden. Arabien: Einzelne Herde in Yemen und Wadi Doan, wahrscheinlich auch in Dhufar (Storm). Persien und Afghanistan verhalten sich ungefähr gleich. Lepra kommt unter den Persern und Türken aus den westlichen Bezirken vor, die zum Teil aus Turkestan oder Tibet eingewandert sind; Leprakolonie in Persien bei Meshed, im Westen in Tabriz; mindestens 2000 aktive Fälle [Internat. J. Leprosy 4, 248 (1936)]. China: Huizenga 1930 hat festgestellt, daß wahrscheinlich Kwantung-Fukien einschließlich der benachbarten Inseln und Küsten am stärksten (nach Hueck die Canton-Provinz) durchseucht ist, dann folgt Yunnan-Kwangsi mit Übergang nach Burma, Siam und Indochina, ferner am Yangtse und den großen Seen an den Grenzen von Hubeh, Hunan und Kiangsi (nach Wu 24000 Fälle = $8^0/_{00}$), weiter in Shantung entlang dem Gelben Fluß und dem großen Kanal und ein weiterer Herd im Norden des Yangtseflusses in Kiangsu und im Südosten von Kansu und Südwesten von Shensi; in diesen 6 Herden sind mehr als $^3/_4$ aller Leprösen in China vorhanden; zwischen den einzelnen Herden liegen große Strecken, in denen Lepra nicht bekannt ist. Die Lepra scheint besonders vorzukommen in wasserreichen und schlecht drainierten Gegenden und eine Beziehung mit der Ärmlichkeit der Bevölkerung im heißen, trockenen und sandigen Land zu bestehen (Cochrane). Wu bringt einen kurzen Bericht über die einzelnen Lepraasyle in China. Maxwell hat neuerdings einige Herde in Szechuan gefunden. Lien-Teh gibt eine Verteilung nach den einzelnen Bezirken in China; von den wahrscheinlich 1 Million Fällen stehen zur Zeit nur 10000 in Behandlung. Korea: Die japanische Lepragesellschaft schätzt die Zahl der Leprösen auf 20000. In Korea ist die Bekämpfung neuartig organisiert und in allen Teilen sind Behandlungsstätten eingerichtet. Wilson gibt über die Leprakolonie Biederwulf in Soonchun eine ausführliche Schilderung der in jeder Beziehung ausgezeichneten Einrichtungen. Besonders in den Missionsheimen, aber auch den Regierungsheimen sind 2150 Fälle untergebracht und außerdem sind statistisch 5355 erfaßt; sicherlich sind aber die Zahlen viel größer (Fowler). Taiku-Leprahospital zur Zeit mit 450 meist frühen Fällen belegt; am stärksten verbreitet ist die Lepra im Nordteil von Korea (Lee), nach Mac Kenzie im dicht bevölkerten Süden; auf der Deer-Insel wird ein Leprosorium für 3000 Kranke eingerichtet. Formosa: von Fletcher auf 10000, von Gushue-Taylor auf 5000 geschätzt. Japan: Nach der letzten Statistik (Oltmans 1933) sind 14261 Lepröse bekannt. Nach den behördlichen Angaben ist seit der ersten Zählung 1904 die Zahl von 30357 auf 14741 für 1930 zurückgegangen; doch werden diese Angaben von japanischen Sachverständigen stark angezweifelt und die Zahl für 1930 auf 20—40000 geschätzt; bei Nachzählung in 21 Orten des Regierungsbezirks Miyagi im nördlichsten Viertel der Insel Hondo erhöhte sich die Zahl der behördlichen Statistik von 30 auf 66 Fälle (Ota, Asami und Tsuchida). In der Klinik zu Tanazawa (Sawada) waren unter allen Kranken 1,35% Lepröse, in Tokyo in den letzten 33 Jahren 2,98% (Kobayashi und Amagasaki); in letzterer ist seit 25 Jahren weder eine Zunahme noch eine Abnahme zu bemerken. Nach Ota 1933 befanden sich in den 7 staatlichen Leprosorien 3632 Fälle. Alopecie in 45—60% der Fälle (Kamikawa). Leprosorien in Japan gut eingerichtet, gut verwaltet, Ernährung und Pflege gut, hygienisch, sauber, teilweise recht schwerer Verlauf mit Nervenlähmungen, Erkrankungen der Knochen und Augen häufiger als in Indien und auf Philippinen (Santra). Bekämpfung: Verein der Lepraprophylaxe, Jap. Ges. für Lepraforschung, Zeitschrift Lepro (Osaka). Indien: Von Chosky Durchseuchung in der Präsidentschaft Bombay in den nördlichen Bezirken auf $0,27^0/_{00}$, in den zentralen auf $1,19^0/_{00}$, im Süden auf $0,55^0/_{00}$, in Sind auf $0,15^0/_{00}$ und auf eine Gesamtdurchseuchung von $0,64^0/_{00}$ geschätzt;

neue Lepraklinik. Santra berichtet, daß besonders in Ostindien eine energische Bekämpfung der Lepra durchgeführt wird, daß sich besonders die Mission und die Belra das Ziel der Ausrottung gestellt haben; die Zentralprovinzen haben eigene Einrichtungen getroffen; in Bihar und Orissa bestehen 27 Kliniken im Jahre 1929 mit 5923 Fällen, im Salem-Distrikt 42 Kliniken mit monatlich über 3000 Patienten, in Madras in 15 Kliniken 7054 Fälle in Behandlung. Durchforschung der Dörfer von Muir und seinen Schülern fortgesetzt, dabei zum Teil ganz auffallend hohe Zahlen, z. B. in einem Dorf 2,8%, leider auch, daß Lepröse Berufe ausüben, welche die Übertragung begünstigen können. Im Bankura-Bezirk nach K. R. Chatterji 4,1%, unter Mohammedanern bis 7%. Die Nachforschungen von Lowe 1933 im Staate Hyderabad ergeben, daß 10 mal so viel Lepra vorhanden, als bisher bekannt, nämlich 60000 Fälle $= \frac{1}{2}$% der Bevölkerung; 1921 waren amtlich 4121 Lepröse gezählt. Rambo berichtet, daß im Chatisgahr-Distrikt (Zentralprovinz) 10000 Schulkinder untersucht wurden und sich darunter 1 Fall auf 220 Kinder entdecken ließ; in manchen Distrikten Indiens schwankt die Durchseuchung der Schüler zwischen 15—20%. In Assam hat sich nach Crozier die Lepra in den letzten 25 Jahren stärker ausgebreitet. Muir und Lowe: Lepra teils abnehmend, teils durch Entwicklung der Industrie und Erleichterung des Verkehrs zunehmend; am häufigsten unter Eingeborenen, wenn sie ihre Stammsitze verlassen, ihre Abgeschlossenheit aufgeben und nicht die Hygiene der Zivilisation annehmen; am häufigsten neurale Form. Muir und Santra: Am häufigsten dort, wo unsichere Ernten, größerer Verkehr, in Deltagegenden (häufige Filariainfektion), in Bergen mit Unsauberkeit und Entbehrungen, in Industriegegenden und schnell entwickelten Bezirken, in Dörfern mit stärkerer Vermischung der Kasten, in Bezirken mit schlechter Ernährung. Santra: Lepra in Indien und auf Philippinen hat keinen bemerkenswerten Unterschied; dagegen Wade: Krankheitsbild verschieden, auf Philippinen weniger neurale Fälle, weniger Erblindung, Nervenabscesse und diffuse cutane Fälle. Punjab: Jaikarias Untersuchungen von 1931—1934 bis 1,15% in Kangra. Burma: Buker 0,4⁰/₀₀, mehr als 1000 Fälle. In Portugiesisch-Indien hat Froilano 221 Fälle 1931 feststellen können. Ceylon: Die Zahl der Leprösen wird auf etwa 3000 geschätzt, am stärksten verbreitet an den Küsten, bekannt sind 1000 Fälle. Sivasithamparam 1930: in den Heimen Hendala und Mantivu an der Ostküste sind 1931 776 Fälle behandelt worden. In den Schulen 3⁰/₀₀ leprös (Cochrane).

In Birma schätzt Burnet 1930 etwa 50000 Lepröse, es gibt 4 Leprosorien, 1 in Rangoon, 2 in Mandalay, 1 in Moulmein. Siam: Nach der Schätzung von Cochrane 20—50000 Fälle; 2 Heime in Bangkok und Chiengmai; in den letzten 20 Jahren 1095 Fälle aufgenommen und behandelt. In den hinterindischen Malaienstaaten, deren Bevölkerung aus 38% Chinesen, 37% Malaien und 14% Indern besteht, schätzt Ryrie die Durchseuchung auf 0,01%, und zwar sind hauptsächlich befallen die chinesischen, nicht seßhaften Einwanderer; Leprosorien finden sich auf der Insel Pulau-Jerejak bei Penang und in Sungei Buloh bei Kuala Lumpur, ferner eine Isolierungsstation und eine Ambulanz in Singapore. In Französisch-Hinterindien hat Monier 2 Dörfer in der Provinz Cammon (Laos) untersucht und dabei unter 324 Untersuchungen 43 Fälle von sicherer und 8 von verdächtiger Lepra ermittelt. In Cochinchina gibt es nur eine Leprosorie auf der Insel Cu-Lao-Rong im Mekongfluß (Souchard und Ramijeaux). Auf Java gibt es 13 Lepraheime, ferner sind auf den weiteren Inseln Borneo, Timor, Celebes weitere Heime und nach Cochrane 1929 auf allen Inseln zusammen 4403 Fälle isoliert. In Batavia neues Zentral-Institut zur Forschung und Bekämpfung. Ambon: Gegenüber den Feststellungen von Kopstein im Jahre 1922, der eine Durchseuchung von 5,5% festgestellt hatte, fand Lodder 1931 nur noch 4,2%. Oeliaser-Inseln: Sitanala und Kodyat nach mehreren Berichten verschiedene Angaben. Celebes: In der Landschaft Rante-Pao 3½⁰/₀₀ (Buitelaar). Philippinen: Die Durchseuchung auf den Philippinen-Inseln ist neuerdings mehr und mehr durchforscht worden. Doull und Mitarbeiter errechnen 20000 Fälle für alle Inseln; 1931 waren nach Lull etwa 7000 Fälle in den verschiedenen Leprosorien isoliert, am meisten in Culion mit etwa 5000; nach englisch-indischem Vorbild sind in den verschiedenen Provinzen Hautkliniken eingerichtet worden. Der „Leonard-Wood-Memorial-Fund“ hatte 1933 2 Millionen Golddollar zur Verfügung für die Leprabekämpfung. Auf der Insel Luzon (Hernando und Alomia) ist in den nördlichen und zentralen Teilen die Durchseuchung am höchsten und steigt in der Provinz Rizal auf $0,25^0/_{00}$; in der Stadt Manila ist der Bezirk Sampaloc am stärksten befallen; am häufigsten erkranken Industriearbeiter. Nach den Feststellungen von Rodriguez auf der Insel Cebu scheinen klimatische Verhältnisse eine untergeordnete Rolle zu spielen, von 1902—1929 wurden 5200 Lepröse festgestellt, wovon 4844 nach Culion gebracht wurden; Culion hat bis 1931 insgesamt 19000 Fälle aufgenommen. Durch eine Spende ist zwischen der Stadt Cebu und Mandawe auf einer Insel ein Leprosorium „Eversley Chiles Station“ geschaffen, das 1930 387 Fälle aufgenommen hatte und in dem 380 Fälle zur regelmäßigen Behandlung erschienen. Mandschurei: Die Mandschurei ist nach verschiedenen Berichten neuerdings verseucht durch die Einwanderung von Chinesen aus südlichen Bezirken Chinas und namentlich aus Shantung und Kiangsu. In Mukden sind in dem ausgezeichnet eingerichteten Missions Medical Colledge in den ersten Monaten von 1930 30—40 Fälle festgestellt worden (Maxwell). Nach Yü und Taylor ist die Lepra unter den Eingeborenen unbekannt gewesen, denn die Untersuchungen der letzten 17 Jahre haben unter den zugewanderten Japanern, Chinesen und Koreanern nur selten einen Fall feststellen können. Maxwell weist auf die Provinz Szechuan hin, die schon lange vorher schwerer infiziert war. Tibet: An den Grenzen von Yunnan, Burma und Indien besteht ein Herd [Internat. J. Lepr. 2, 372 (1934)].

Australien. Südsee.

Cilento: Die Bekämpfung der Lepra in Australien und seinen Schutzgebieten ist von den Gesundheitsbehörden in Angriff genommen. Für einzelne Bezirke ergeben sich bedrohliche Erscheinungen, so daß eine Regelung erforderlich war. In Queensland ist unter Weißen und Farbigen die Verbreitung stärker, ebenso wie in den nördlichen Bezirken unter der farbigen Bevölkerung. In Westaustralien ist nur geringe Durchseuchung und einzelne Herde, gering ist sie in Neu-Südwales und nicht bekannt in Viktoria, Südaustralien und Tasmania. Im Gebiet der Papua besteht die Krankheit, aber eine genaue Bestimmung ist zur Zeit nicht möglich. In Neu-Guinea sind bereits Maßnahmen getroffen, und besonders verseucht sind die Inseln im Gebiet von Neu-Hannover. In Anelaua soll eine Zentraleinrichtung für Nord-Melanesien geschaffen werden, wie sie schon in Makogai auf den Fidschi-Inseln für Süd-Melanesien besteht. Auf den Salomon-Inseln nimmt die Lepra zu. Australien ist wenig verseucht, aber die Durchseuchung nimmt zu mit der Menge farbiger Personen, je mehr Vermischung mit den Farbigen, um so mehr Lepra unter den beiden. Internat. J. Lepr. 4, 245 (1936): Lepra ist im Zunehmen, aber jedes Jahr nur relativ wenig neue Fälle. Der Eindruck einer Vermehrung ist nur entstanden durch bessere Berichte und Untersuchungen. Nur 184 Fälle bekannt, 88 in Nordbezirken, 60 in Queensland, 16 in Westaustralien, 19 in Neu-Südwales, kein Fall in Viktoria, Tasmanien und Südaustralien, die meisten waren Eingeborene oder Farbige. Neu-Guinea: Kolonie auf Insel Anelaua im Bismarck-Archipel mit 547 Fällen (1936). Auf den Britischen Salomon-Inseln fand Maybury 2500 Lepröse $= 0,4^0/_{00}$ Durchseuchung. Neu-Kaledonien: Ergibt nach Tisseuil eine Gesamtdurchseuchung von 30%. Loyalty-Inseln: Laquièze durchforschte die 3 Hauptinseln Lifou, Maré und Cuvea und stellte eine Durchseuchung von 6% der Bevölkerung fest. Auf Maré stellen die Frauen 73% der Fälle dar. Fidschi-Inseln: Im Zentralhospital Makogai waren 1929 88 Fälle neu aufgenommen, Bestand 442 Fälle, Durchseuchung der Gesamtbevölkerung $= 0,4^0/_{00}$ (E. A. Neff), auf Rotuma über 2%, auf Malaita (Salomon-Inseln) 1% [Lepr. Rev. 7, 111 (1936)]. Austin: In Makogai seit 1931 jährlicher Bestand über 400 Fälle; Untersuchungen der Kinder machen es wahrscheinlich, daß anfangs neurale Form besteht. In Hawaii hat die Durchseuchung von $2^1/_2$% (1895) auf 1% (1932) abgenommen. In die Kalaupapa-Kolonie wurden bis 1932 7200 Fälle aufgenommen, Belegzahl 500—1100, 1932 weniger als 500 Fälle (Wayson). Im Kalihi-Hospital waren 1929 nach Stimson 177 Fälle, 1930 118 Fälle. Nauru: Insel in der Nähe der Karolinen auf dem Längengrad 167 ist ein Atoll und ganz isoliert von anderen Inseln. Die Verbreitung der Lepra auf dieser Insel bietet wertvolle Anhaltspunkte und ist genauer durchforscht (Bray, Grant, Huizenga). Unter den 2500 Bewohnern finden sich etwa 1100 Eingeborene, eingewanderte Chinesen, Kanaken und Südseeinsulaner. Die Lepra hat sich von einer 1912 eingewanderten leprösen Frau von den Gilbert-Inseln weiter ausgebreitet. 1920 wurde ein junges Mädchen in ihrer Nachbarschaft und noch weitere 4 Fälle entdeckt. 1922 waren bereits 34 Fälle, 1928 218 Fälle bekannt. Die Leprösen sind 7—30 Jahre alt, und 90% gehören zur anästhetischen Form. In 10 Jahren waren bereits $3,8^0/_{00}$ der Eingeborenen leprös. Internat. J. Leprosy **3**, 359: Die Ausbreitung der Lepra nach der Grippeepidemie kann man nur so deuten, daß eine allgemeine Erschöpfung der Bevölkerung und damit eine größere Empfänglichkeit für Lepra geschaffen war, aber nicht durch das Fehlen einer natürlichen Widerstandsfähigkeit. Die Beobachtungen sprechen gegen die Ansicht von Manalang und Chiyuto, daß die Ansteckung vor dem 3. Lebensjahr stattfindet, und zeigen, daß auch die Erwachsenen ansteckungs-fähig sind. Bei Neuauftreten der Krankheit entstand hier nicht zuerst der Hauttyp, sondern wie auf den Loyalitätsinseln der nervöse Typ, nach Bray 90% Lepra maculo-anaesthetica, und nach Grant waren von den isolierten bakteriologisch positiven Fällen 68% maculös und 32% nodular oder gemischt. Grant: Von 1929—1934 wurden 83 Fälle paroliert, davon 11 rückfällig; die Krankheit nimmt langsam ab.

Amerika.

Kanada: Im Lazarett in Tracadie befanden sich Ende 1932 9 Fälle, davon 5 Fran-zosen, 2 Russen, 2 Engländer; im Lazarett auf der Bentinck-Insel an der Westküste 5 männliche Chinesen; seit April 1919 ist in Neu-Braunschweig kein neuer Fall entdeckt worden (Heagerty). USA. Carlville: Dieses Leprosorium ist zu einer Musteranstalt in jeder Beziehung ausgebaut worden. Die Zahl der Leprösen vermehrt sich ständig, beträgt 1933 (Denney) 356, 1934 361 Fälle. Der freiwillige Eintritt ins Asyl nimmt zu. Mexiko: Bei 15 Millionen Einwohnern finden sich 1933 1450 Fälle, nur 151 in Anstalten (Gonzalez Urueña). Panama: Seit 1904—1936 wurden 320 Lepröse isoliert, davon nur 3 aus der Kanalzone; im Leprosorium Palo Seco waren fast nur Mestizen oder Neger. Kuba: 1935 waren im Rincon-Hospital 385 Lepröse, davon 253 Männer, 82 Frauen, 202 Weiße, 31 Neger, 52 Braune und 40 Asiaten (Int. J. Le-prosy **2**, 118). Cayman-Inseln: Wahrscheinlich 1825 durch eine alte Afrikanerin eingeschleppt, familiäre Ausbreitung auf einer Tabelle dargestellt [Leprosy Rev. **7**, 116 (1936)]. Jamaika: 1931 121 Fälle $= 0,1^0/_{00}$ (Rose). Stillstand oder vielleicht Abnahme (Cochrane). Antigua: 60—70 Fälle (1936) bekannt, meist schwer, alle sind Afrikaner (Cochrane). Montserrat und Nevis: Nur einzelne Fälle (Cochrane). Guadeloupe: Bekämpfung und Behandlung sehr schlecht (Grizaud), $2^0/_{00}$ bis 1% Durchseuchung (Lefrou). West-Indien: Wo wirtschaftliche Bedingungen günstig und der Erdboden gut, spielt Lepra keine Rolle, dagegen ist Lepra häufig, wo Wirt-schaft ungünstig und Ackerboden schlecht, wie z. B. in St. Kitts, Dominika und Antigua (Cochrane). Dominika: 2 Zentren, um Rosseau und Souffriere; bekannt sind 1935 37 Fälle (Cochrane). Barbados: 94 Fälle $= 0,5^0/_{00}$ (Rose), scheint auch abzunehmen (Cochrane). St. Vincent: 17 Fälle $= 0,6^0/_{00}$ (Rose). St. Kitts: 84 Fälle $= 2,3^0/_{00}$ (Rose), 0,8% (Cochrane). St. Croix: 99 Fälle $= 6,87^0/_{00}$, nur Neger und Misch-linge (Knott). Trinidad: In Leprasiedlung auf der Chacachacare-Insel befanden sich 1930 412 Fälle $= 1,1^0/_{00}$ Durchseuchung (Rose). Republik Columbia: Nach Roger gibt es 1931 7000 Leprafälle, die Seuche dringt von der Meeresküste aus nach dem

Innern vor. Die Leprosorie Agua de Dios ist neuzeitlich ausgebaut. Im April 1932 in Agua de Dios 3782, in Contratacion 3193, in Caño de Loro 372 Fälle aufgenommen [Bull. Offic. Int. Hyg. Publ. **25**, 317 (1933)]. Venezuela: 1930 waren auf der Isla de Providentia 580 Fälle, in Capablanco 340 Fälle aufgenommen (Rose). Britisch-Guyana: Strenge Durchführung der Bekämpfung und 4 Kliniken in den verschiedenen Teilen der Kolonie, Durchseuchung mit 270 Fällen = 0,9$^0/_{00}$, 1931 477 = 1,5$^0/_{00}$. Bei genauerer Durchforschung über 600 Fälle gleich 2$^0/_{00}$ (Rose). Französisch-Guyana: Nach den Untersuchungen von Labernadie vermehrt sich die Zahl mehr und mehr und beträgt jetzt unter den Verbannten 13—14$^0/_{00}$. Brasilien: Nach Souza Araujo 1933 sind in dem gesamten Gebiet bei 14,5 Millionen Einwohnern 7964 bekannte und 13400 geschätzte Aussätzige vorhanden, 1937 auf 30000 Fälle geschätzt = 0,75$^0/_{00}$; 1900 von ihnen sind isoliert; neuer Plan zur Bekämpfung ausgearbeitet. In Bello Horizonte, Hauptstadt von Minas Geraes, wurden 1929 75 Lepröse gezählt, von denen sich 21 in der Stadt angesteckt hatten (Aleixo). Paraguay: Durchseuchung 2—4,5$^0/_{00}$, Lepra breitet sich aus. Asuncion-Hospital, neue Kolonie bei Sapuhai (Hay). Argentinien: In den deutschblütigen Bezirken in Rio Grande do Sul ist die Durchseuchung sehr hoch (v. Ortenberg). Nach den verschiedenen Berichten von Fidanza, Carrillo, Fernandez, Schujman u. a. hat sich seit 1900 die Lepra in Argentinien stark ausgebreitet (8—15000 Fälle geschätzt), und Ansteckungen sind besonders auch in den Städten reichlich vorgekommen. Privatgesellschaft „Patronato de Leprosos" 1930 gegründet; Laboratorium für Lepraforschung am Muñiz Hospital in Buenos Aires; Kolonie auf Insel Cerrito im Parana. Sussini, Paso und Puente: 1934 waren dem Nationalen Hygiene Departement 2959 Leprafälle offiziell bekannt. Davon 88% im Litoralgebiet (in der Stadt B. Aires 614; in den Provinzen S. Fe 621, Corrientes 339, B. Aires 317, Entre Rios 2342, in den Territorien Misiones 194, Chaco 108, Formosa 64), 11% im zentralen Teil des Landes, 1% im Gebiet am Fuß der Kordilleren. Die Zahl der offiziell bekannten Fälle steigt von Jahr zu Jahr. 1906 waren es 724, 1927: 1111, 1930: 2387, 1934: 2959. Es ist aber noch immer ein großer Teil nicht gemeldet oder nicht erkannt. Die Gesamtzahl der Leprakranken wird auf 6000—8000 geschätzt. Chile: Drapkin: Ist frei von Lepra, seit 30 Jahren nur 5 oder 6 Fälle bei Eingewanderten aus Lepraländern. Osterinsel: Drapkin: Die Bewohner sind nicht Chilenen, sondern stammen aus Polynesien, Lepra wahrscheinlich 1876 durch eine Frau aus Tahiti eingeschleppt, 1908 waren 5—6 Fälle, 1910: 8, 1916: 13, 1928: 18, 1932: 22 und 1936: 24 Fälle isoliert, eine Durchseuchung bei 456 Eingeborenen von 5,25%, meist Lepra mixta, nur in einem Fall rein nervös, Verlauf mild, hygienische Zustände auf der Insel gut. Peru: Ruiz: Seit 1900 Lepra bekannt in der Amazonasgegend, weitere Ausbreitung an den großen Flüssen entlang, Bevölkerung bis zu 100% mit Würmern verseucht, ärmliche Wohn- und Nahrungsverhältnisse, langsame aber sichere Ausbreitung. Bolivia: Sotelo: Lepra in 2 Zonen auf demselben Meridian 40 km von einander entfernt; Postrevalde und San Juan des Rosario.

Literaturverzeichnis.

Abbatucci, S., Presse méd. **1935 I**, 313. — Aguessy, D., Bull. Soc. Path. exot. Paris **24**, 585 (1931). — Aleixo, A., Ann. brasil. Dermat. **5**, Nr 1/2, 13 (1929). — Ann. Rep. Dep. Publ. Health S. Africa **1934**. — Atkey, O. F. H., Internat. J. Leprosy **2**, 193 (1934); **3**, 73 (1935). — Austin, C. J., Internat. J. Leprosy **4**, 55 (1936). — Belra, The British Empire Leprosy Relief Association. Report for 1930, for 1936. — Beron, B., Clin. bulgar. **6**, 193 (1934). — Bonetic, N., Liječn. Vjesn. **53**, 789 (1931). — Bouffard, Ann. Méd. Pharm. colon. **1930**, 545. — Bray, G. W., Proc. roy. Soc. Med. Sect. Trop. Dis. **23**, 1370 (1930). — Buitelaar, L., Geneesk. Tijdschr. Nederl.-Indie **75**, 1211 (1935). — Buker, R. S., Internat. J. Leprosy **4**, 347 (1936). — Bull. mens. Off. internat. Hyg., publ. **23**, 1471 (1931): La lèpre au Vénézuéla. — Burnet, E., Völkerbund Nr C. H. 887. Genf 1930. — Campenhout, E. van, Bull. mens. Off. internat. Hyg. publ. **26**, 497 (1934). — Canaan, T., Leprosy Rev. **4**, 94 (1933). — Carrillo, F., J. M. M. Fernández y S. Schujman, Semana méd. **38**, 1932 (1931). — Cedercreutz, A., Internat. J. Leprosy **1**, 195 (1933). — Chatterji, K. R., Leprosy India **7**,

127 (1935). — Chosky, Sir N., Leprosy India **1930**, 41. — Cilento, R., Internat. J. Leprosy **5**, 45 (1937). — Cochrane, R. G., World Dominion Press **1929** — Leprosy Rev. **2**, 145 (1931); **5**, 28, 64 (1934); **6**, 65, 88, 125 (1935); **8**, 17 (1937) — Internat. J. Leprosy **3**, 228 (1935). — Cooke, F. H., Leprosy Rev. **2**, Nr 1, 8 (1931). — Crozier, G. G., Leprosy Rev. **1**, Nr 3, 14 (1930). — Cruickshank, A., Leprosy Rev. **3**, 3 (1932). — De Amicis, A., Riforma med. **46**, 1081 (1930). — Decourt, Ph., La psychologie du lépreux et le problème de la lèpre à Paris. Paris 1932. — Denney, O. E., Internat. Leprosy J. **1**, 399 (1933) — Publ. Health Rep. **1934**, 1359; **1936**, 1029. — Dixey, M. B. D., Leprosy Rev. **3**, 94 (1932). — Drapkin, J., Verh. 9. internat. Kongr. Dermat. **2**, 575 (1936). — Dubois, A., Mém. Inst. roy. Colon. Belge **1**, Nr 2 (1932). — Doull, Rodriguez, Guinto u. Plantilla, Internat. J. Leprosy **4**, 141 (1936). — Dyke, H. W., Internat. J. Leprosy **2**, 441 (1934). — Fabre, M., Rev. d'Hyg. **58**, 758 (1936). — Fadda, S., Giorn. Med. ital. **84**, 206 (1936). — Ferrari, A. V., Boll. Sez. region. Soc. ital. Dermat. **1933**, 239 — Giorn. ital. Dermat. **1930**, 822. — Fidanza, E. P., Semana méd. **1930 I**, 577. — Fletcher, A. G., Internat. J. Leprosy **1**, 115 (1933). — Flye Sainte Marie, P. E., Internat. J. Leprosy **3**, 315 (1935). — Fowler, H., Leprosy Rev. **1**, Nr 1, 28 (1930). — Frohn, W., Arzt und Lepra im Rheinland. Diss. Bonn 1929 — Der Aussatz im Rheinland. Sein Vorkommen und seine Bekämpfung. Jena 1933 — Acta dermato-vener. (Stockh.) **15**, 1 (1934) — Lepradarstellungen in der Kunst des Rheinlands. Berlin 1936. — Froilano de Mello, J., Rev. d'Hyg. **53**, 321 (1931). — Gaté, J., A. Devic, P.-J. Michel et A. Chapuis, Bull. Soc. franç. Dermat. **40**, Nr 7, 1074—1075 (1933). — Gennari, A., Ateneo parm. **2**, 124 (1930). — Gilchrist, W. S., Internat. J. Leprosy **2**, 490. — Godwin, A., Leprosy Rev. **8**, 29 (1937). — Gonzalez Urueña, J., Internat. J. Leprosy **1**, 329 (1933). — Gouin, M., Rev. franç. Dermat. **9**, 338—344 (1933). — Gouvril, E., Bull. Soc. Path. exot. Paris **28**, 7 (1935). — Grant, A. M. B., Internat. J. Leprosy **2**, 305 (1934). — Grizaud, Ann. Méd. Pharm. colon. **31**, 551 (1933). — Gushue Taylor, G., Internat. Leprosy J. **1**, 116 (1933). — Haddad, E., Ann. Soc. belge Méd. trop. **11**, 311 (1931). — Hay, J. N., Leprosy Rev. **5**, 145 (1935). — Heagerty, J. J., Internat. J. Leprosy **1**, 463—468 (1933). — Hernando, E., u. Alomia, Monthly Bull. Bur. Health **14**, 35, 67 (1934). — Hollenbeck, H. S., Trans. roy. Soc. trop. Med. Lond. **28**, 655 (1935). — Hueck, O., Arch. Schiffs- u. Tropenhyg. **39**, 464 (1935). — Huizenga, L. S., Leper Quart. **4**, Nr 4, 12 (1930); **6**, Nr 1, 4 (1932). — Hurwitz, E., u. H. H. Anderson, Amer. J. trop. Med. **16**, 353 (1936). — Jaikaria, S. S., Leprosy Rev. **7**, 15 (1936). — Jaja, G., Boll. Sez. region. Soc. ital. Dermat. **11**, 161 (1933). — Jamison, R., Internat. J. Leprosy **2**, 443 (1934). — Jeanselme, E., Presse méd. **1934 II**, 1911 — Bull. Soc. Histoire Méd. **1931** — La Lèpre. Paris 1934. — Kamikawa, Y., Lepro (Osaka) **5**, 114 (1934). — Kirk, J. B., u. J. H. Andrée, Internat. J. Leprosy **2**, 324 (1934). — Kissmeyer, A., Rev. franç. Dermat. **9**, 331—337 (1933). — Klövekorn, G. H., Strahlenther. **35**, 172 (1930). — Knott, J., Internat. J. Leprosy **4**, 71 (1936). — Kobayashi, Y., u. M. Amagasaki, Jap. J. of Dermat. **30**, Nr 5 (1930); **32**, 389 (49) (1932). — Kôrge, K., Eesti Arst **13**, 668 (1934). — Labernadie, V., Rev. Méd. trop. **22**, 114 (1930). — Laquièze, E., Bull. Soc. Path. exot. Paris **25**, 479 (1932). — Lee, H. S., Jap. J. of Dermat. **36**, 651—657 u. engl. Zusammenfassung 113 (1934). — Lefrou, Arch. Inst. prophyl. **7**, 235 (1935). — Leprosy Rev. **4**, 63 (1933). — Leprosy in Ceylon; **7**, 83 (1936): Egypt. — Le Roux, J. J. du Pré, J. med. Assoc. S. Africa **4**, 715 (1930). — Lichtwardt, H. A., Internat. J. Leprosy **2**, 75 (1934) — Leprosy Rev. **1**, Nr 3, 12 (1930). — Lien-Teh, Wu, China med. J. **47**, 294 (1933). — Lodder, J., Meded. Dienst Volksgezdh. Nederl.-Indie **21**, 41 (1932). — Lortat-Jacob, L., Bull. Soc. franç. Dermat. **38**, Nr 4, 670—674 (1931). — Lowe, J., Internat. J. Leprosy **1**, 17 (1933). — Ludzenicks, J., Dermat. Wschr. **1936 II**, 1663. — Lull, G. F., Mil. Surgeon **70**, 138 (1932). — MacKenzie, J. N., Internat. J. Leprosy **4**, 215 (1936). — MacLeod, J. M. H., Internat. J. Leprosy **3**, 67 (1935). — Marchoux, E., Paris méd. **1935 I**, Nr 22, I—V. — Margarot, J., et A. Plagniol, Bull. Soc. franç. Dermat. **38**, Nr 4, 685—691 (1931). — Martin, A., Handwörterbuch deutschen Aberglaubens. Artikel: „Bad". Berlin 1928. — Maxwell, J. L., Leprosy Rev. **2**, Nr 1, 5 (1931) — China med. J. **45**, 875 (1931); **47**, 227 (1933). — Maybury, L. M., Leprosy Rev. **3**, 157 (1932). — M'Kinley, Earl B., Medicine **13**, 377 (1934). — Moiser, B., Leprosy Rev. **2**, 52 (1931); **4**, 75 (1933). — Molesworth, E. H., Acta dermato-vener. (Stockh.) **13**, 201 (1932); **13**, 735 (1933) — Internat. J. Leprosy **1**, 265 (1933) — Leprosy India **5**, 172 (1933). — Monier, H. M., Bull. Soc. Path. exot. Paris **25**, 606 (1932). — Montañes, P., Internat. J. Leprosy **3**, 197 (1935). — Monthly Bull. Philipp. Health Serv. **10**, 233, 234 (1930). — Muir, E., Leprosy India **4**, 63 (1932). — Muir, E., u. J. Lowe, Ind. med. Gaz. **68**, 88 (1933). — Muir, E., u. J. Santra, Indian J. med. Res. **20**, 421 (1932). — Neff, E. A., Fiji Ann. Med. Health Rep. for Year **1929**, 48. — Nieto, L. O., Rev. San. Hig. Publ. **3**, 548 (1933). — Oltmans, A., Leprosy Rev. **4**, 82 (1933). — Ortenberg, H. v., Arch. Schiffs- u. Tropenhyg. **40**, 503 (1936). — Osman, M., Bull. Soc. Turque Méd. **6**, 256 (1936). — Ota, M., Internat. Leprosy J. **1**, 113 (1933). — Ota, M. S. Asami u. T. Tsuchida, Lepro (Osaka) **4**, 355 (23) (1933). — Paldrock, A., Med. Welt **1931 II**, 1580 — Eesti Arst **12**, 169 (1933). — Peyri, A., Ecos esp. dermat. **10**, 692 (1934). — Peyri, J., Ecos españ. Dermat. **8**, Nr 84, 91 (1932). — Rambo, V. C., Leprosy India **6**, 31 (1934). — Robertson, R. L., Leprosy Rev. **3**, 50 (1932). — Robineau, Bull. Soc.

Path. exot. Paris **24**, 708 (1931) — Presse méd. **1935 II**, 1245. — Rodriguez, J., Leprosy Rev. **2**, 96 (1931) — Philipp. J. Sci. **45**, 459 (1931). — Roger, H., Presse méd. **1931 I**, 499. — Rose, F. G., Internat. J. of Leprosy **1**, 337 (1933) — Leprosy Rev. **2**, 55 (1931). — Ruiz, E. A., Ref. med. **1935**, 565. — Ryrie, G. A., Internat. J. Leprosy **2**, 77 (1934). — Sack, A., Ärztl. Mitt. Baden Beilage **1932**, 269, 303. — Santra, J., Leprosy Rev. **2**, 27 (1931); **6**, 179 (1934); **7**, 26 (1935) — Leprosy India **8**, 11 (1936). — Sawada, H., Lepro (Osaka) **5**, 445 (21) (1934). — Schujman, S., Rev. méd. del Rosario **23**, 1053 (1933). — Sergent, E., Internat. J. Leprosy **1**, 109 (1933). — Serra, A., Boll. Sez. region. Soc. ital. Dermat. **3**, 279 (1935). — Sharp, L. E. S., Leprosy Rev. **6**, 72 (1935). — Sitanala, J. B., u. R. Kodyat, Arch. f. Dermat. **174**, 143 (1936). — Sivasithamparam, C., Leprosy Rev. **1**, Nr 3, 8—10 (1930). — Sotelo, L. V., Conf. Sanitar. Bolivia **1931 I**. — Souchard et Ramijean, Arch. Inst. Pasteur Indochine **18**, 187 (1933). — Souza-Araujo, H. C., de, Mem. Inst. Cruz **27**, 165 (1933). — Spindler, A., Eesti Arst **11**, Bei-H., 117 (1932). — Spire, Ann. Hyg. Méd. colon. **1921**, 166. — Stauffacher, C. J., Leper News **1930**, Nr 26, 10. — Stein, A. A., Internat. J. Leprosy **1**, 309 (1933). — Stimson, A. M., Annal Rep. Surgion Gen. publ. Health Serv. U.S.A. **1930**, 30. — Stinnesbeck, M. Th., Leprosy Rev. **7**, 119 (1936). — Storm, W. H., Leprosy Rev. **8**, 5 (1937). — Strachan, P. D., Internat. J. Leprosy **2**, 431 (1934). — Šubin, V., Trop. Med. Med. i. Vet. **9**, 446 (1931). — Sussini, M., J. R. Paso u. J. J. Puente, Semana méd. **1935 I**, 1335. — Tisseuil, J., Bull. Soc. Path. exot. Paris **24**, 453 (1931). — Trénel, M., Paris méd. **20**, 159, 471, 505, 544 (1930); **21**, 85, 322, 481 (1931); **1932**, 280. — Trolli, Ann. Soc. belge Méd. trop. **1933**. — Usher, B., Canad. med. Assoc. J. **24**, 693 (1931). — Vigne, P., Bull. Soc. franç. Dermat. **1930**, 596. — Wade, H. W., Leprosy India **9**, 3 (1937). — Wallace, C. A., Leprosy Rev. **3**, 159 (1932). — Wayson, N. E., Leprosy Rev. **3**, Nr 1, 9 (1932). — Wilson, R. M., Chin. med. J. **45**, 827 (1931) — Leper Quart. **6**, Nr 2, 22 (1932). — Wong, K. Chimin, Chin. med. J. **44**, 737 (1930) — Leper Quart. **4**, Nr 3 (1930). — Woodman, H. M., Trans. roy. Soc. trop. Med. Lond. **30**, 631 (1937). — Wu, T. C., Leper Quart. **5**, Nr 4, 7 (1931); **9**, 317 (1935). — Yü, K. Y., u. H. W. Y. Taylor, Chin. med. J. **45**, 855 (1931).

Erreger (s. auch Rattenlepra).

Denney: Im Lepragewebe finden sich typischerweise säurefeste Organismen als eigentliche Stäbchen unabhängig voneinander, als Stäbchen in Phagocyten (Leprazellen) und als Stäbchen in kugeligen Gebilden (Globi). Einzelne Stäbchen, welche gewöhnlich gerade und am Ende abgerundet sind, sind selten gleichmäßig, sondern enthalten 1—7 metachromatische Kügelchen, die 2 mal so dick sind als das Stäbchen. Maßunterschiede zwischen den Stäbchen in demselben Präparat sind vorhanden, am meisten aber in der Längsachse, 1,5—7 μ, selten mehr, Cylinderdurchmesser 0,2—0,3 μ. In einzelnen Stäbchen, die mehr als ein Körnchen haben, ist eine deutliche Beziehung zwischen der Zahl der Körnchen und der Länge. Die Körnchen sind etwa 1 μ groß. Wenn Stäbchen scheinbar zusammenhängen, so scheint der Zusammenhang mit den Körnchen in Verbindung zu stehen. Bei Verzweigungen ist der Sproß an ein Körnchen angelagert. Vermehrung ist mikroskopisch nicht feststellbar. Mit der Längsseite aneinander gelagerte Paare scheinen längsgespalten zu sein, aber auch im selben Präparat findet man verzweigte oder mit den Enden aneinander gelagerte Formen. Es ist ein großer Unterschied in bezug auf Stärke der Färbung und Widerstand gegen Entfärbung. Die Körnchenteile des Stäbchens scheinen bei starker Vergrößerung eine gleichzeitige Affinität für die basischen Farben zu haben und erscheinen eher purpurn als rot, wenn sie mit Methylenblau gegengefärbt werden. — Leprazellen entstehen aus fixen oder Wanderzellen, welche sich mit Erregern vollgeladen haben, aber diese nicht unbedingt zerstört haben. Die Erreger vermehren sich, manchmal wachsen sie in dem intakten Phagocyten, bis er mäßig ausgedehnt wird. Gelegentlich ist der Phagocyt scheinbar tot, bald nachdem er säurefeste Stäbchen aufgenommen hat. Die Stäbchen fahren fort, sich zu vermehren, und treten entweder mechanisch oder traumatisch durch die Zellmembran hindurch. Von besonderer Wichtigkeit sind die Globi: Elastische zerbrechliche bräunliche Massen oder Kolonien, Durchmesser 10—100 μ oder mehr, bestehen aus Stäbchen mit wenig oder unzählbaren Mengen. Im frischen feuchten oder im hängenden Tropfenpräparat ähneln die Globi den Leukocyten in Größe und Form und Färbung. In fixierten und gefärbten Präparaten werden die kugeligen Massen abgeflacht und platzen durch Trauma während des Ausstreichens und verlieren ihre Ähnlichkeit. Im anderen Fall sehen die Globi aus wie Diskus-ähnliche Massen, die scheinbar durch eine Grenzhaut zusammen gehalten werden, in welchen die äußersten Stäbchen etwas konzentrisch angeordnet sind. Nach der Mitte zu werden sie dichter und sind als einzelne Stäbchen kaum noch zu erkennen. Wenn man im flüssigen Präparat das Objekt gegen das Deckgläschen preßt, so scheinen die Globi an einem oder mehreren Punkten zu zerreißen. Dann strömen einzelne Stäbchen, ohne sich gegenseitig zu berühren, durch die Öffnungen hindurch, auf diese Weise kann man durch die Mikrometerschraube fast alle Stäbchen auspumpen und nur wenige bleiben zurück, die wahrscheinlich am Glas festhaften. Die Auffassung dieser Globi ist ganz verschieden. 1. Kolonien in den Zellen, 2. Klumpen in Lymphräumen mechanisch zusammengepreßt in kugelige oder sphärische Gebilde; 3. Kolonien einzelner Stäbchen, die durch Zoogläa zusammengebündelt sind; 4. Kolonien, die in einer sog. Hülle wachsen. Die letztere Ansicht hat Denney. Gewisse säurefeste oder säurewiderstandsfähige Granula in ruhenden oder negativen Fällen kommen vor, ohne daß ihre Bakterienform bewiesen werden kann. Teils werden sie als Trümmer, teils als Zwischenstufen des Erregers aufgefaßt.

Die Säurefestigkeit der Leprabacillen beruht nach Y. Aoki vorzüglich auf Fett und freiem Lipoid, teilweise auf Nucleoproteid und alkohollöslichem Lipoproteid; freie Nucleinsäure, Karyoninsäure und Plasteoproteid haben keinen Einfluß darauf und ätherlösliches Lipoproteid sowie basisches Eiweiß wahrscheinlich einen nur geringen. Asami: Der Erreger der Rattenlepra ist weniger säure- und alkoholfest als der Erreger der Menschenlepra, besonders aber die körnig zerfallenden Stäbchen. Nishiyama: Leprabacillen stehen an Säurefestigkeit den Tbc.-Bacillen nicht nach; am stärksten entfärbt Salz-, dann Salpeter- und zuletzt Schwefel-Säure. Manalang glaubt, daß ein nichtsäurefestes Stadium infektiös sei und die frühen anästhetischen Hautveränderungen verursacht, dagegen das säurefeste nicht infektiös. Eichbaum weist auf die große Verbreitung säurefester Stäbchen in Wasserhähnen und Gummischläuchen in Laboratorien hin, die zu verhängnisvollen Fehldiagnosen führen können. Dubois und Mitarbeiter: Lepra-Erreger und Kedrowsky-Erreger sind verschieden, weil die daraus hergestellten Vaccinen verschiedene Reaktionen machen. Nach Holt ähneln die Pigmentstäbchen der Retina des Hühnchens und ihre Anordnung in Globi ganz und gar den Lepraerregern, so daß die Möglichkeit einer Verwechslung besteht.

Der Leprabacillus stirbt nach Muir außerhalb des menschlichen Körpers bald ab, worauf er die Unmöglichkeit der Züchtung und das Versagen der Tierversuche zurückführt; die Art des Erregers kann nicht die Ursache für die verschiedenen Formen der Lepra sein. Nagasaki und Ishihara wiesen im Erdboden 2 Arten säurefester Erreger nach, desgl. Soule.

Über die Chemie des Lepraerregers liegen eine Zahl von Arbeiten vor. Die Untersuchungen von Y. Aoki beziehen sich auf Lepramaterial und besprechen die Befunde über Nucleinsäure, Proteide, Liproteide, Eiweiß- usw. Kedrowsky: Hansen- und Koch-Erreger können sich außerhalb des Körpers in eine mykotische Form umwandeln. Auf Kulturen der vermeintlichen Erreger beziehen sich die Untersuchungen von Holt, Anderson und Nao Uyei; Koh nimmt an, daß auch die Leprabacillen Impedin und keine Toxine produzieren. Pooman: Lepra- und Tbc.-Erreger sind nicht alkohol- und säurefest, sondern eher alkohol- und säurephil.; Färbung für Ausstriche und Schnitte genau angegeben. Lie: Wenn man nach seinen Angaben Schnitte färbt, so findet man Bac. oft auch in Lepriden. Lombardo, Bertaccini: Bei intravenöser und besonders örtlicher Einspritzung von Methylenblau (s. unter Beh. S. 102) färben sich im Gewebe die Bacillen graublau bis grünlich (Gefrier- und Paraffinschnitte). Lépine und Markianos: Bei weiterer Behandlung werden die Bacillen immer mehr blau. Terada und Mitarbeiter: Fermentproben mit Menschen-

und Rattenlepra-Erregern ergeben Katalase und Lipase positiv; Oxydase, Protease (Caseinase), Zuckervergärung (Glykose, Galaktose und Lävulose) negativ. Lowe empfiehlt für die Färbung 4proz. Karbolfuchsin nach Kinyoun, bei der Entfärbung wässerige nicht alkoholische Säure und überhaupt auch bei der Gegenfärbung und Entwässerung keinen Alkohol. Von den Smegma-Bacillen unterscheiden sich die Leprabacillen durch die stärkere Alkoholfestigkeit; Smegma-Bacillen entfärben sich, wenn man sie absolutem Alkohol 9 Minuten oder 90proz. 13 Minuten aussetzt; zur Unterscheidung von Tuberkelbacillen genügt eine Entfärbung von 3 Minuten mit 50% Salpeter- oder Schwefelsäure oder 1 Minute Königswasser (Ohmichi). Faure und Brun: Der Erreger ist zuerst granulär, dann cyanophil, schließlich säurefest; atypische und abgeschwächte Typen der Lepra könnten durch die granuläre Form verursacht sein. Ultravirus ist für die Rattenlepra durch Markianos nachgewiesen, denn Filtrate infizieren Ratten. Chiyuto: Die Ursache der Lepra ist eine ultravisible Form im Cyclus des M. leprae, die Stäbchenform ist ein spätes Entwicklungsstadium. Die Untersuchung der Globi von Denney und Eddy beziehen sich auf Stämme, die im Laboratorium gezüchtet wurden.

Im Blutstrom lassen sich Leprabacillen leicht nachweisen in gewissen Phasen bei Fieber, Hauteruptionen usw. (Gomes). Kedrowsky: Lepra- und Tuberkel-Erreger sind wahrscheinlich filtrabel.

Die Wahrscheinlichkeit für ein neurotropes Virus wird von Rao aus folgenden Gründen angenommen: 1. die Abwesenheit von säurefesten Bacillen sowohl in nervösen Veränderungen wie in den Nerven des frühen Stadiums; 2. das Vorhandensein von säurefesten Bacillen in reagierenden Nerven und in nervösen Veränderungen, die in den Hauttyp übergehen; 3. das Fehlen von säurefesten Bacillen oder ihre große Seltenheit bei dem tuberkuloiden Typ; 4. das Auftreten trophischer Veränderungen in reinen Nervenfällen wie in Hautfällen von verschiedenen Graden.

Kultur aus Lepramaterial von Menschen.

Positive Befunde.

Glycerinagar: Nekačolav (betrachtet den gezüchteten Streptothrix als Urform). Mit Zusatz von leprösem Blut und Extrakt: Nojima. Mit Zusatz von Peptonbrühe: Peschkowsky und Malinin aus Milz lepröser Leichen noch nach einem Jahr säurefeste Stäbchen. Glycerinbrühe nach Martin: Schlossmann bis zur dritten Generation, Watanabe und Mitarbeiter. Glycerinkartoffel: Vaudremer, Sézary und Brun. Sabbadini nach Campana-Verfahren nur 1 Röhrchen, nicht weiter impfbar. Kartoffel: Hamel bis zur 3. Passage. Petroff: Reed züchtete R.- und S.-Typen. Shiga in vitro überaus spärlich, Tierimpfung intracerebral 1mal positiv. Eichbaum bis zur 2. und 3. Passage, Henderson nach 8 Monaten 1 Röhrchen. Petragnani: Jordan-Reinkultur nach 8 Tagen, weiterwachsend auf Eier- oder Glycerinnährboden. Hashimoto und Kinoshita; 4 Stämme, die Beziehungen zur Lepra haben. Löwenstein: Ota und Sato züchteten ein Mycobacterium aurantiacum und M. album leprae, im ganzen 12 Stämme; sie warnen aber davor, säurefeste Erreger ohne weiteres für Lepraerreger zu halten. Tierversuche von Ishibashi, Hisamochi. Eier-Nährboden: Watanabe und Mitarbeiter, Wherry, Holt. Hühnerembryo: Soule, McKinley und Verder: Diese säurefesten Stämme wachsen auf künstlichen Nährböden nicht weiter, Holt: Erreger wachsen, so lange Aminosäuren im Material vorhanden sind. Hohn: Schlossmann, Sonnenschein. Carrel-Flüssigkeit: Soule. Gewebskultur von Hühnchen: Salle. Verschiedene Nährböden: McKinley und Soule bis zur 4. Passage 5 Stämme. Duval und Holt nur so lange Lepramaterial vorhanden ist. Duval nur auf Proteinsplitter enthaltendem Nährboden, besonders auf antolysierendem Leprom. Kulturen unter CO_2- und O_2-Spannung: Soule u. a. Löwenstein züchtete Erreger aus Blut nach Vorbereitung auf Glycerineiern und auf einem flüssigen Nährboden, der aus einer Abkochung aus Seefischen mit Glycerin 6,7 p_H bestand. Tonnikawa nach Sumiyoshi-Löwenstein bei 74 Proben aus Blut, Knoten oder Geschwürseiter nur 1mal positiv. Vaudremer-Vaccine enthält nach Sézary und Lévy den spezifischen Erreger. T. und Y. Aoki: In 1. Generation zarte Kolonien. Eddy: 68 verschiedene Nährböden. p_H meistens 7,6, Kulturen teilweise aerob, dann unter Partialspannung (Wherry) mit CO_2 und Oxygen nach Soule und McKinley und anaerob. Temperaturen meistens 35—37°; ähnliche nicht säurefeste Bacillen wurden gefunden. Ob Zusammenhang mit Lepra nicht zu entscheiden; auf den meisten Nährböden kein Wachstum von Leprabacillen; die Bacillen erhalten sich lange Zeit, was abhängig ist von ihrer Zahl, der Reaktion des Nährbodens und der Feuchtigkeit; Bacillen auf verschiedenen Nährböden bei 37°, 20—30 Wochen, in 5 Kulturen für 1 bis über 1 Jahr und in 5 Kulturen über 2 Jahre; auf leicht saurem Nährboden werden die Erreger nach einigen Wochen kokkoid und fragmentiert und verschwinden ganz.

Negative Befunde.

Schneider: Nur Aktinomyceten und Streptotrichen. Ninni und Monaldi: Auf Petragnani negativ. Adant nach Löwenstein und Sonnenschein, Gravagna auf Glycerinbouillon, Kubota und Takahashi auf Eiernährboden. Oliver, Leon und de Roda auf verschiedenen Nährböden, Ota und Sato auf Nährböden von Hohn, Petragnani, Harada, Shiga und Neutralnährboden mit Zusatz von Blut. Souza-Araujo auf Shiga, Petroff, Löwenstein usw. Soule auf Shiga, Petroff und Löwenstein (200 Proben aus Blut). Holt auf Hühnerembryo. Muir hält die Befunde von Walker und Sweeney für negativ. Sprawson nach Soule und McKinley, vielleicht positiv nach dem Verfahren von McKinley und Verder. Lowe: Unter anderen Verfahren auch Shiga, Ota und Sato, Soule und McKinley, McKinley und Verder. Bosma: Alle Kulturen gehören zur Gruppe der Aktinomyceten oder Mycobakterien. Marchoux, Markianos und Chorine: Es handelt sich nur um Übertragen der Erreger von einem Nährboden auf den anderen.

Verschiedene Stämme.

Denney und Eddy prüften gezüchtete Erreger in ihrem Verhalten zu Leukocyten, Aoki im Verhalten zur Sauerstoffspannung. Den Stamm Kedrowsky züchteten weiter Benewolenskaja, Reenstjerna. Den Stamm Timofejewsky Benewolenskaja. Otahara und Ishihara züchteten auf Shoju-Sauce und Eiglycerin aus lepröser Maus 2 Arten säurefester Erreger.

Rep. Med. San. Serv. Tanganyika 1933: Öfter säurefeste Erreger aus Sputum von Negern ohne nachweisbare Tuberkulose, nicht tierpathogen, nicht züchtbar.

Fehlerquellen.

Aoki hat an den Wasserhähnen der Laboratorien säurefeste nicht tierpathogene Erreger häufig gefunden; s. o. unter Erreger (Pigment der Retina) Holt.

Zur Prüfung, ob die vermeintlichen Erreger wirklich Leprabacillen sind, empfiehlt Muir die Reaktionen mit Hansen- und Stefansky-Leprolin.

Übertragung der Lepra auf Tiere (s. auch Rattenlepra).

Affen.

Positive Impfungen auf Affen mit leprösem Material von Menschen Souza-Araujo 1 Pseudo-Cebus auch bei Wiederimpfung positiv, ein Rhesus bekam Knoten am Unterarm und Alopecie. Watanabe und Mitarbeiter impften japanische Affen subcutan, örtlich Knoten und Fistelbildung. Adant impfte 2 Kynocephalus und 2 Certopithecus, je einem wurde die Milz entfernt; Impfung subcutan am Bauch, intra- und subcutan an Augenbrauen; sterilisiertes und nichtsterilisiertes Material bildete Knötchen, die bald verschwanden. Ähnliche negative Ergebnisse bekamen Mc.Kinley und Soule: Emulsion intradermal an Augenbrauen bei Rhesus und Cebus olivaceus, nach einigen Wochen verschwunden; dagegen hatten sie positive Erfolge bei Impfungen von 17 Affen mit Kulturmaterial, die in die Augenbrauengegend eingespritzt wurden, bei 10 Affen traten Knötchen auf, die nach 3—4 Wochen sich zurückbildeten; sie nehmen an, daß es sich um ein Frühstadium handeln könne. Sellards und Pinkerton: Macacus rhesus nach 2 Passagen 2 Jahre nach der ersten Impfung nie in großer Zahl säurefeste Bacillen. Watanabe: Unspezifische Entzündung auch nach 2—3facher subcutaner Impfung, keine Bacillen und Leprazellen; bei Wiederholung Knötchen mit Neigung zur Geschwürsbildung.

Mäuse.

Souza-Araujo hält die weiße Maus für das beste Versuchstier; die meisten hatten säurefeste Bacillen entweder in Organen oder in Exsudaten; besonders befallen waren Leber, Milz, Nieren, Nebennieren, Lungen, Lymphdrüsen und Geschlechtsorgane; Globi waren in solcher Masse vorhanden, daß sie nicht alle eingeimpft sein konnten; in vielen Fällen muß man also eine Vermehrung annehmen; je länger die Tiere am Leben bleiben, um so charakteristischer werden die Veränderungen; ihm gelang auch die Weiterverimpfung von anderen Mäusen und es bildeten sich Knötchen, Abscesse und Alopecie. Nojima erhielt mehr positive Ergebnisse, wenn er mehrfach impfte; nach 1—3 Monaten Dauer bildeten sich Knötchen, die identisch sind mit menschlicher Lepra. Kobayashi und Nojima impften Emulsion und gezüchtete Leprabacillen subcutan am Rücken positiv, dagegen mit Knotenemulsion negativ. Watanabe und Mitarbeiter, Sellards und Pinkerton hatten negative Ergebnisse. Row und Mitarbeiter: Wöchentlich wiederholte intraperitoneale Einspritzung bei weißen Mäusen macht kleine Knötchen im kleinen Netz mit Bacillen. Kobashi: Mäuse mit vitaminarmer Kost (erhitzte Gerste) haben in inneren Organen häufiger und länger Bacillen.

Meerschweinchen.

Drennowa impfte Emulsion in Leistengegend; bei der 1. Passage nach 6 Monaten tot, bei der 2. Passage nach 4 Monaten tot; innere Organe: Granulome, Nekrosen, Bacillen. Nojima bei Überimpfung von Maus positiv. Kobayashi und Nojima verimpften Emulsion von Kulturen in Testes. Souza-Araujo konnte Bacillen in inneren Organen nachweisen.

Fraglich sind die Ergebnisse von Ninni und Monaldi, die Nasenschleim in Nackendrüsen verimpften; es bildeten sich teils örtliche Abscesse, teils allgemeine Sepsis, nach 90—120 Tagen wieder normal. Ebenso fraglich sind die Impfungen von Ota und Sato. Watanabe und Mitarbeiter hatten ganz negative Ergebnisse.

Kaninchen.

Sabbadini impfte lepröse menschliche Iris in vordere Augenkammer und bekam örtlich ein Granulom, aber nur durch die Anwesenheit der Erreger bedingt. Ota und Sato hatten mit ihrem Orangestamm zweifelhafte Ergebnisse. Tanimura und Sakurane bekamen bei Impfung von Lepromen in Gehirn und Niere entzündliche Veränderungen, aber keine weitere Vermehrung der Erreger. Watanabe: Impfungen subcutan, intraperitoneal, intravenös und in vordere Augenkammer blieben negativ.

Ratten.

Cantacuzène und Longhin gelang es regelmäßig bei weißen Ratten eine im allgemeinen tödliche Infektion hervorzurufen, wenn man das Netz dieser Tiere ausschaltet, indem man in die Bauchhöhle Dijodphosphat und Chlorcalcium nach Deinse einimpft. Souza-Araujo fand Knötchen, Abscesse und Bacillen in den Organen. Watanabe und Mitarbeiter an der Leber Knötchen. Ota und Sato impften 2 Serien: 1. Serie mit ihrem Orangestamm unter die Bauchhaut; es bildeten sich Knötchen auf Wange, die mit glatter Narbe ausheilten; in den Organen fanden sich Knötchen besonders in der Lunge; bei 2 Ratten traten später wieder Knötchen auf der Wange auf; in einer 2. Serie mit Impfung von anderen Stämmen ähnliche Befunde. Ota und Sato impften ferner Leprome unter die Bauchhaut, fütterten die Ratten mit geschälter und erhitzter Gerste, bei zwei bildeten sich Knoten auf Wangen. Watanabe: Subcutane, intraperitoneale und intravenöse Impfungen negativ, durch Einspritzung von Kaliumjodid vorübergehende stärkere Entzündung und hin und wieder auch lepröse Veränderung; bei Wiederholung der Impfung wird die Reaktion stärker und dauert länger. Jordan: Intracutan bei 2 Zuchtratten positiv und weiter geimpft von 2. Passage. Nakamura und Mitarbeiter: R. norveg. norveg. nach Entfernung der Thyreoidea und der Epithelkörperchen subcutan, intraperitoneal, intratesticular oder durch Inhalation infiziert; Hoden und Bauchhöhle als Impfstellen am günstigsten; in Haut, Hoden und Lymphdrüsen Wucherung leprösen Granulationsgewebes, Bacillen, Globi und Riesenzellen; in einem Fall gelang die Infektion bis auf zweite Generation; Kontrollen, Thyreoidea und Epithelkörperchen nicht entfernt, völlig negativ. Bei jungen Hausratten hatten Nakamura und Kobashi positive Ergebnisse, wenn sie intranasal impften und die Schleimhaut vorher mit Schwefelsäure schädigten oder bei Impfungen in die Hoden, wenn vorher Schild- und Nebenschilddrüse exstirpiert waren. Souza-Araujo machte auch Versuche mit avirulentem Material, indem er Leprome mit Äthylalkohol 36 Stunden lang und mit 10proz. Formol behandelt; bei weißen Mäusen intraperitoneal gespritzt: verkäste Knötchen mit säurefesten Bacillen; Lepraemulsion und Wasserbad für 60 Minuten gekocht; Bacillen in Drüsen, Lungen usw. Zur Kontrolle untersuchte er normale Tiere und fand bei Ratten und Mäusen niemals ähnliche Veränderungen; außerdem Versuche mit Wachs von Kopernica cerifera und mit Bienenwachs: Das pflanzliche Wachs machte keine Veränderungen, durch Bienenwachs bildeten sich sogar ein Granulom und Verschleppung von Wachsklumpen in die Leber mit Verwachsung des Mesenteriums.

Impfungen auf Menschen.

Langen hat folgenden Fall beschrieben: Ein 48jähriger Europäer lebt seit 30 Jahren in den Tropen, und zwar in den europäischen Vierteln. Es konnten keinerlei Möglichkeiten einer Ansteckung mit Lepra bei ihm festgestellt werden, obgleich sonst in den betreffenden Ländern Lepra vorhanden war. Bei einem Anfall von Gallensteinkolik erhielt er von einem Arzt eine Morphiumeinspritzung, und zwar mit derselben Spritze und derselben Nadel, ohne daß sie sterilisiert wurden, mit welcher der Arzt eben bei einem Leprösen wegen starker Schmerzen in einer akuten Verschlimmerung von Lepra mit hohem Fieber eine gleiche Morphiumeinspritzung gemacht hatte. 6 Monate später entwickelte sich am Sitze dieser Einspritzung am Unterarm eine kleine schmerzlose Schwellung, vorher hatte die Stelle etwas gejuckt und ab und zu dunkelrot ausgesehen. Diese Schwellung breitete sich langsam weiter aus, der Ulnarnerv verdickte sich und wurde leicht fühlbar. Etwas später erschienen am Oberarm, an der Hand und am rechten Schenkel kleine anästhetische Herde mit Hautinfiltraten und einige Monate nachher entstanden ähnliche Infiltrate im Gesicht und besonders an der Stirn. Verf. sah den Patienten $1/2$ Jahr, nachdem sich die erste Schwellung gezeigt hatte und stellte sofort die Diagnose Lepra. Ein aus der Morphiumeinspritzungsstelle herausgeschnittenes Stückchen enthielt viel Leprabacillen. Die Behandlung wurde sofort nach der Diagnosenstellung in Form von Chaulmoograpillen in kleinen Dosen begonnen. Die anästhetischen Flecke am Unterarm breiteten sich weiter aus, Leprome entstanden auf dem Handrücken und das linke Ohrläppchen wurde infiltriert. Die milde Behandlung wurde ein Jahr fortgesetzt und dann eine sehr starke Kur begonnen mit großen Dosen von Chaulmoograpillen, Einspritzungen von E.C.C.O. und später mit Chaulmoograestern fortgesetzt. Die Dosen wurden bis an die Grenze der Verträglichkeit bei dem sehr kräftigen Patienten gesteigert, so daß er einmal 14 Tage lang täglich 10 ccm Chaulmoograester erhielt, auf welche Dosis er sehr stark reagierte, ohne daß Störungen zurückblieben. Mit dem Beginn der starken Behandlung hörte das Fortschreiten der Krankheit auf, die Leprome wurden allmählich kleiner und sorgfältige Untersuchungen ergaben, daß die Bacillen allmählich ganz verschwanden. Nach einigen Jahren Behandlung wandelte sich das lepröse Gewebe allmählich in typisches Bindegewebe um, die Haut heilte bis auf einige pigmentierte anästhetische Flecke vollständig aus. Patient ist nun seit 6 Jahren geheilt geblieben; in kleinen Hautausschnitten konnten Bacillen nicht mehr gefunden werden. Auf Grund dieses Falles wurden Impfversuche an Leprösen gemacht, und zwar an Fällen mit nur leichten Haut- und Nervenstörungen, bei denen der größte Teil der Haut ganz normal war und wo z. B. an Armen oder Beinen keine klinischen Erscheinungen bestanden. Zunächst wurde ein kleines Gewebsstück von diesem Leprösen mikroskopisch sorgfältig untersucht, um festzustellen, daß das subcutane Gewebe normal war. Dann erhielten diese Leprösen große Dosen von Jodkali oder kleine Dosen von Tuberkulin, um festzustellen, ob sie darauf reagierten oder sich Leprome in den durch frühere Untersuchungen leprafrei erkannten Hautbezirken entwickelten. An solchen Stellen wurden dann Impfungen mit den verschiedensten Substanzen und unter den verschiedensten Bedingungen gemacht. Anfangs nahm man zur Impfung kleine Stückchen aus Lepromen von anderen Leprösen oder von dem zu impfenden Fall. Durch Untersuchungen wurde Bacillenreichtum festgestellt. Die Stückchen wurden in feinste Schnitzel in einem Mörser zerkleinert und mit physiologischer NaCl eine Emulsion hergestellt. Verschiedene Mengen solcher Emulsion wurden intracutan und subcutan in die normalen Hautbezirke eingespritzt. An der Einspritzungsstelle entstand eine rote Schwellung, die teils in 48 Stunden ganz verschwand, bei anderen Fällen in der ersten Woche leicht verdickt blieb, dann stillstand und endlich manchmal schneller, manchmal langsamer verschwand. Nur in 2 Fällen blieb ein Infiltrat längere Zeit bestehen, und zwar in einem Fall $1^{1}/_{2}$ Monate und im anderen Fall etwa 3 Monate. Im letzteren Fall konnten von der 3. Woche durch Scarifikation Leprabacillen nicht mehr nachgewiesen werden. In einer anderen Versuchsserie wurden oberflächliche Scarifikationen gemacht mit einer Nadel und die Emulsion in das Gewebe eingerieben. Dabei gab es nur kurzdauernde Rötung, bei Fällen mit lang bestehender Lepra umschriebene Infiltrate, die etwas länger bemerkbar blieben, bei denen aber auch keine Bacillen gefunden wurden. Später wurde Impfmaterial zu neuen Versuchen dadurch gewonnen, daß man mit rotglühendem Metall Brandblasen setzte, in deren Inhalt meist sehr viel Leprabacillen zu finden waren. Diese Flüssigkeit wurde in gesunde Hautbezirke eingespritzt. Versuche dieser Art verliefen selbst bei mehrfachen Wiederholungen gänzlich negativ. Ebenso waren Impfungen mit Eiter und Gewebssaft von Leprawunden trotz reichlichen Bacillengehalts negativ, nur örtliche Rötung und Schwellung zeigt sich, in einem Fall eine Lymphangitis. Dagegen wurden positive Impfergebnisse erzielt, wenn Impfmaterial von Leprösen entnommen wurde, die sich in einem akuten schweren Reaktionszustand befanden mit starker Schwellung und Rötung der Leprome, hohem Fieber und sonstigen schweren Allgemeinerscheinungen. Von solchen Fällen wurden gleichfalls Emulsionen aus Lepromen hergestellt und anderen Leprösen subcutan eingespritzt. Am nächsten Tage entstand eine leichte Rötung, die nach einigen Tagen verschwand, aber ein kleines Infiltrat zurückließ. Ab und zu bemerkten die Patienten ein leichtes Jucken. In den ersten Wochen zeigte das Infiltrat keine weitere Veränderung. In der 4. Woche wurde der Herd größer, drang in die Haut vor und nahm dann eine schnelle Entwicklung, so daß am Ende des 4. Monats das Infiltrat 1 cm lang, $^{1}/_{2}$ cm breit und scharf von der Umgebung abgesetzt war. An der Stichstelle bestanden keine Gefühlsstörungen, aber am 15. Tage des 6. Monats war eine

Herabsetzung des Gefühls für Schmerz und Wärme nachweisbar, während das Berührungsgefühl unverändert blieb. Scarifikationen im 5. Monat ergaben noch Leprabacillen in der gewöhnlichen Anzahl. Im 8. Monat wurde ein kleines Stückchen Gewebe herausgeschnitten und in diesem fanden sich nicht nur Massen von Bacillen, sondern auch Leprazellen und lepröse Gewebsveränderungen. Der geimpfte Patient wurde 2 Jahre lang nach der Impfung beobachtet und die ersten 8 Monate nach der Impfung nicht behandelt. Dann bekam er Moogrol, das Wachstum des Leproms hörte allmählich auf, wurde oberflächlicher und in späteren Ausschnitten konnten Bacillen nur in geringer Menge gefunden werden. In einem Ausschnitt 7 Monate nach der Impfung waren noch Bacillen und typisches Lepragewebe nachweisbar. Diese Impfungen mit Material von reagierenden Leprösen wurde dann auch bei 12 anderen Fällen gemacht. 8 Fälle blieben negativ, 3 waren positiv nach der 1. und einer nach der 2. Einspritzung. Bei den negativen Fällen wurde die Einspritzung mehrere Male ohne Erfolg wiederholt. Aber schließlich wurde von diesen 8 Fällen nach der 4. Impfung einer positiv, nachdem der Fall 2 wochenlang täglich 2 g Jodkali erhalten hatte und eine große Menge Impfmaterial subcutan eingespritzt war. Kontrolluntersuchungen wurden ausgeführt mit Einspritzungen in oder unter die normale Haut von Leprösen mit verschiedenem Material, z. B. Emulsion von gesunder Haut, physiologische Kochsalzlösung, Haut von Malariakranken mit hohem Fieber, mit einigen Tropfen Terpentin, mit 1 ccm Blut von einem leprösen und von einem gesunden Menschen. Alle diese Kontrollversuche blieben negativ. Zu den Versuchen wurden möglichst jugendliche Lepröse herangezogen. Aus diesen Versuchen scheint ohne Zweifel hervorzugehen, daß eine Infektion mit Lepra durch die Haut möglich ist, ferner, daß eine Superinfektion bei Lepra vorkommt. Es ist also von größtem Wert, daß Übertragungen unter gewissen Bedingungen und Superinfektionen namentlich in den Orten, wo Lepröse sich auf engem Raum zusammenfinden, wie z. B. in Heimen, Asylen usw., vorkommen können, und daß also die äußere Behandlung und die Hygiene zu berücksichtigen sind.

Lagoudaky hat folgenden Versuch einer Selbstimpfung mit Lepramaterial an sich vorgenommen. Am 9. VI. 1934 intramuskuläre Einspritzung von 3 g Blut eines Leprösen, am 14. VI. desgleichen 3 g Blut von einem anderen Leprösen, am 16. VI. 3 g Blut intravenös von dem Fall der ersten Impfung. Am Abend der intravenösen Einspritzung fiebrig bis zum nächsten Morgen. 20. VII.: Schmerzen in der rechten großen Zehe, verschwanden nach kräftiger Massage 2 Tage lang mit Jodexsalbe. 30. VII.: Zwei kleine subcutane Leprome an der rechten Handwurzel und an der linken Hand am Grundgelenk des 3. Fingers. 6. VIII.: Nach Bad roter ovaler Fleck am linken Darmbeinkamm von der Größe eines Sechspennystücks. 8. VIII.: Verletzung an der rechten Wade mit starken Schmerzen. 11. VIII.: Schmerzen in der rechten großen Zehe mit dem Gefühl einer Einschnürung, keine Parästhesien. 19. VIII.: Dasselbe Gefühl der Einschnürung am rechten Oberschenkel. 20. VIII.: Äußerer Teil des Oberschenkels dunkler, für Berührung unempfindlich. 25. VIII.: Einschnürungsgefühl an der linken großen Zehe. 31. VIII.: Rosarot gefärbter Fleck an der äußeren Seite des 5. Metatarsus des linken Fußes an der Wade von der Größe eines Schillings, ein weiterer Fleck zwischen Kniescheibe und Kniehöhle und ein dritter von der Größe eines Sechspencestücks am Rand der Kniekehle. 10. IX.: Die Gegend der rechten Kniescheibe wurde dunkel, verhärtet, unempfindlich. 15. IX.: Ein roter Fleck auf Innenseite des rechten Oberschenkels. 18. IX.: Ein neuer Fleck an derselben Stelle. 25. IX.: Kleines Leprom an der Mittelphalanx des linken Zeigefingers, nicht subcutan, sondern cutan; gefühllos für Stich, Hitze und Kälte, aber auf Druck empfindlich. 30. IX.: Kleines cutanes Leprom in der Mitte des linken Unterarmes am Cubitalnerv, auf Druck schmerzhaft. 3. X.: Leprom an der Innenseite der linken Kniescheibe. 10. X.: Leprom in der Mitte des linken Gesäßes. 20. X.: Roter Fleck auf dem rechten Gesäß. 25. X.: Zwei kleine Leprome auf dem rechten Fuß, gefühllos, druckschmerzhaft. Auf Drängen seiner Kollegen wurde Behandlung am 9. XI. 1934 begonnen mit intravenösen Einspritzungen zweimal wöchentlich mit Roche Antilepra-Präparat, ein Ätherderivat von Hydnocarpusöl, und dasselbe Präparat auch innerlich. Die Weiterentwicklung der Krankheit wurde aufgehalten und die Behandlung fortgesetzt. Bericht über den weiteren Verlauf und über Reaktionen, welche nach der Behandlung auftraten. Die Behandlung bestand hauptsächlich in einem Präparat „Antilepra", einem Derivat der Chaulmoograsäure, nämlich eine esterähnliche Verbindung mit einem Alkohol, der Salzbildung besitzt und geeignet ist, für intravenöse oder intramuskuläre Einspritzungen. Da er dieses Präparat bei Leprösen als sehr wirksam gefunden hatte, wandte es der Verf. auch bei sich an. Die intramuskulären Einspritzungen wurden eine Zeitlang wegen Augenstörungen ausgesetzt; die Tabletten wurden weitergenommen. Außerdem bestand die Nahrung einige Monate lang hauptsächlich in Milch, Gemüse und Früchten aller Art, ferner einem Salbeitee. Im Januar 1936 waren alle Leprome verschwunden. Die Haut der rechten Hand wurde normal und ihre Anästhesie verschwand. Untersuchungen des Nasenschleims im März 1936 ergeben keine Leprabacillen, deshalb wurden die schmerzhaften intramuskulären Einspritzungen aufgegeben und nur die Tabletten innerlich weitergenommen. Bis zum März 1937 waren alle Erscheinungen verschwunden, nur an der rechten Wade bildete sich ein Herd sehr langsam zurück. Im ganzen wurden eingenommen 1053 Tabletten und 73 intramuskuläre und 24 intravenöse Einspritzungen gegeben. Zum Schluß konnten auch durch sorgfältigste Untersuchungen Bacillen nicht gefunden werden.

Marchoux beobachtete folgenden Fall: Ein Praktikant verletzte sich 1922 bei der Naht nach Entfernung eines leprösen Hautknotens leicht durch einen Nadelstich am Endgelenk des rechten Mittelfingers; sofortige Behandlung der Wunde durch Ausdrücken, Jodinjektion, Ausbrennen; 1930 bemerkte der Verletzte eine Nagelbettentzündung am Mittel- und Zeigefinger, die zum Verlust der Nägel führte, ferner Anästhesie beider Finger bei einer zufälligen Verbrennung; Untersuchung 1932 ergab einen blaßvioletten Fleck auf der Haut zwischen Daumen und Zeigefinger; Probeexcision und mikroskopische Untersuchung 1932 zeigte säurefeste Bacillen vom Hansen-Typ; Patient ging bald darauf an einer vereiterten kongenitalen Hydronephrose zugrunde.

Rao untersuchte, ob Knoten von nichtreagierenden Fällen dieselbe Ansteckungsfähigkeit haben wie die reagierender. Klinische Erfahrungen deuten auf die Möglichkeit, daß der Grad bei reagierenden Fällen höher ist. (Ein bemerkenswerter Unterschied ist durch diese Untersuchungen nicht festgestellt.) Nervöse Fälle sind ungeeignet, da die Gefahr besteht, daß sie in ein ansteckendes Stadium durch die Impfung mit Emulsionen bacillenhaltiger Knoten kommen können. Deshalb wurden cutane Fälle des 1. und 2. Grades entweder rein cutane oder im Übergang zum sekundären neuralen Stadium mit Deformation befindliche Fälle geimpft, welche keinerlei sichtbare Veränderungen irgendwelcher Art auf ihrem Rücken hatten. Gleichgroße Knoten von einem reagierenden und nichtreagierenden Fall wurden aseptisch herausgeschnitten und nach Entfernung der Epidermis in kleine Stückchen zerschnitten, mit sterilem Sand verrieben, NaCl zugefügt, Emulsion, filtriert durch eine einzelne Schicht eines sehr dünnen Papierfilters und das opalescierende Filtrat frei von Gewebsstückchen und Sand verimpft. Die Untersuchung ergab zahlreiche Bacillen, und zwar in beiden Fällen ungefähr gleiche Mengen. Impfung auf scheinbar gesunde Stellen am Rücken, mit Methylalkohol abgewaschen und dann mit steriler Salzlösung. Einspritzung intradermal 0,1 ccm links nichtreagierende und rechts reagierende Emulsion. Bei der Einspritzung Quaddel. Am nächsten Morgen wurde die Reaktion abgelesen und allgemeine Symptome, wenn vorhanden, notiert. 3 Serien an 3 verschiedenen Tagen geimpft, im ganzen 50 Fälle. Leichte Schwellung, Erythem und Schmerz an der Impfung waren die häufigsten Zeichen der Reaktion. In 26 von 50 Fällen war weder irgendeine örtliche Reaktion noch eine allgemeine nachweisbar, aber ein Fall war positiv. Allgemeinsymptome:

Kopfschmerzen, Hitze im Kopf, etwas fiebrig und Gelenkschmerzen, keine Temperatursteigerung. Unter den 8 Fällen, welche nur örtliche Reaktion zeigten, war ein positiver Fall vorhanden. Es ist sehr wahrscheinlich, daß die Gegenwart von großen Mengen Gewebsextrakt in der Emulsion die Infektiösität der Flüssigkeit herabgesetzt hat. Es sollen Untersuchungen mit Antiformin-Emulsion unternommen werden. In einem der zwei positiven Fälle war die Impfpapel auf der rechten Seite (Reaktionsfall) größer als auf der linken Seite. In dem ersten Fall traten $3^1/_2$ Monate später zwei kleine Papeln am Impfort auf beiden Seiten auf, in Größe nicht verschieden. Die Untersuchung auf Bacillen bei diesen beiden Papeln ergab massenhaft nicht solide Stäbchen ohne jeden Unterschied. Die zwei Kontrollstellen, 2 Zoll von diesen Papeln entfernt, waren negativ. Im zweiten Fall traten 2 Monate und 3 Wochen später am Impfort Papeln auf, von denen die rechte (Reaktionsfall) deutlich größer war als die linke. Auch hier war kein Unterschied in der Menge der Bacillen und in der Färbbarkeit. Die Kontrollen waren negativ.

Laigret impfte einen Fall von Lepra mixta, der vorher zweimal mit Rattenlepraextrakt geprüft war und beide Male keine Reaktionen zeigte, einen Monat später mit lebenden Rattenbacillen in das Ohrläppchen; er bekam an der Impfstelle eine sich langsam ausdehnende Reaktion mit Vermehrung der Erreger, Rückimpfung auf eine Ratte war positiv. Zinsser [s. Soule, Internat. J. Leprosy 3, 291 (1935)]: Bei einem Laboratoriumsarbeiter waren nach einer zufälligen Einspritzung in und unter die Haut von Rattenlepragewebsemulsion seit 20 Jahren keine Erscheinungen aufgetreten. Summent: Russische Rekruten, um sich der Einberufung zu entziehen, beschmierten Hautschnitte und Wunden mit dem Eiter besonders schwerkranker Lepröser, um sich zu infizieren; ein Fall ist bis jetzt, also nach 21 Jahren, noch nicht leprakrank geworden.

Lepra bei Tieren.

Maus.

Hemmert-Halswick fand bei Versuchsmäusen an inneren Organen und an der Haut histologisch lepraähnliche Veränderungen, massenhaft säurefeste Stäbchen, Kultur auf Glycerinkartoffel, schwer auf Meerschweinchen übertragbar, Mäuse starben 2 Wochen bis 3 Monate unter gleichen Bildern in den inneren Organen; es kann sich um Geflügeltuberkulosebacillen gehandelt haben. Ohtahara und Kawamura machen Unterschied zwischen Maus- und Menschenlepra, färberischer Unterschied zwischen Menschen- und Mäusebacillen; zwei Arten säurefester Bacillen gezüchtet.

Opossum: Boyé in Cayenne fand bei einem Opossum an den Zehen lepraähnliche Verstümmelungen. Jordan bei Sektion von Opossum keine verdächtigen Zeichen, keine säurefesten Stäbchen.

Ratte.

Über Verbreitung der Rattenlepra berichten Ota und Asami, Asami (Japan) aus den Präfekturen Tukushima, Gumma und in den nordöstlichen Teilen von Honsu; unter 2157 Haus- und Wanderratten 7,88% erkrankt, meist R. norveg., nur bei alten und erwachsenen, meist Drüsentyp, innere Organe frei, in Lymphknoten reichlich Erreger. Guerrieri (Italien) fand bei 450 wilden Ratten aus Bologna, Forli und Chieti keine kranken Tiere. Lampe und de Moor (Batavia): Unter 10000 Ratten 9% Lymphknotenfälle und 2% Hautfälle (R. concolor, R. r. diardii, R. norveg.); bei 63% der kranken Ratten eine beschränkte latente Lymphknoteninfektion, bei 37% fortschreitender Verlauf, bei 3% sichtbare Hautläsionen. Lepiné, Markianos und Bilfinger (Griechenland) bei wilden Ratten in Athen und Piräus seit 2 Jahren niemals Lepra. Majima (Formosa): In Tachoku-Formosa unter 25500 Ratten etwa 9% krank, alle ausgewachsen, davon männlich 46,15%, weiblich 53,85%; Lymphknoten in folgender Reihenfolge beteiligt: Leiste, Achsel, Nacken, Lungenhilus, Mesenterium; in Garten- und Ackergegend 2mal so häufig kranke Tiere als im Handels- und Residenzteil der

Stadt. North (Australien) in Rockhampton in Queensland bei 80 Ratten Lepra festgestellt. Ohtahara und Ishihara (Japan) in Kumamoto unter 1700 gefangenen Ratten 28% säurefeste Bacillen, R. decumanus, jüngere Ratten bei weitem weniger befallen.

Kultur.

Kultur in Honolulu auf Hühnerembryo-Tyrode-Nährlösung. Überimpfung auf Ratte gelang nicht, dagegen mehrere Passagen auf weiße Mäuse. (Annual Rep.Surgion Gen. publ. Health Serv. U. S. **1933**). Nach Asami wachsen die Erreger am besten auf Petragnani, nach 5—100 Tagen Beginn des Wachstums, peinlichste Sauberkeit erforderlich, unter 12 Stämmen 2 Typen, 1. grauweißlich oder gelbgrau M. Leprae murium cremeum, 2. tiefockerfarben bis orangerot. M. l. m. vitellinum, Übergang und Umwandlung der Typen, Überimpfung auf Wanderratten, Meerschweinchen und Kaninchen, mit natürlicher Rattenlepra identisch, Passage auf weiße Ratten gelungen. Gavrilow und Dubois: Auf Glycerinagar Denys, Eiernährboden, Kartoffel und Löwenstein statt Menschen- wurde Rattenserum verwendet, eben sichtbare Kolonien nach 2 Monaten und Weiterimpfung bis zur 3. Passage. Hashimoto und Honda: Nur Material aus infiziertem Muskel ergab Kultur, auch in Glycerinbouillon. Kahn und Schwarzkopf züchteten Rattenbacillus Nr. 368 auf Petroff und Löwenstein weiter, oft schon nach 8 Tagen sichtbare Kolonien, eine rauhe und eine glatte Form zu unterscheiden, aus der einen Form kann sich die andere entwickeln, isoliertes Aussäen der Bacillen nötig. Lampe und de Moor: Kulturversuche erfolglos, aber säurefeste Erreger. Lowe gelangen Kulturen trotz aller Versuche nicht, auch nicht mit dem Stamm von Uchida; er bezweifelt die Ergebnisse von Ota und Asami und von Cilento; ebenso Zweifel an der Filtrierbarkeit (Markianos); außerhalb des Körpers bleibt der Erreger für einige Monate pathogen. Marchoux: Kulturen nicht gelungen, Keime der Rattenlepra halten sich im Tierkörper 18 Monate lang, im Trockenschrank höchstens 12 Tage, auf Eis und in Glycerin noch 17 Monate infektiös, bleiben nicht geschädigt nach Behandlung mit 5proz. Acid. sulfur. oder 15proz. Antiformin. Ota und Asami halten die Kulturen von Uchida und von Ohtahara für echte Rattenlepra. Prudhomme: Stefanskybacillus hält sich 14 Tage lang am besten in einer 5proz. Glycerinbrühe bei 37° mit einem Gehalt von 6—7 am besten 6,4p_H. Sato und Sato: Kulturen leicht auf Petragnani und anderen Nährböden, vermutlich nicht echte Stefansky-Bacillen, weil Überimpfung auf weiße Ratten keine nennenswerten Hautsymptome erzeugen im Gegensatz zu Impfung mit R.-Lepraemulsion. Walker und Sweeney: Keine Vermehrung festzustellen. Afanador und Bernard spritzten Stefansky-Bacillen in Vena saphena, nach verschieden langer Zeit bis zu 173 Tagen Organe untersucht, lymphoides Gewebe blieb frei, aber Leber stark befallen und Lepraknoten in Muskulatur, Endothel des Herzens, Alveolarseptem der Lunge, Schilddrüse, Nebennierenrinde und Haut. Afanador, Bernard berichten über Veränderungen des Blutbildes. Bernard: Bacillen in Kupffer-Zellen der Leber, in Makrophagen der peripheren, venösen Sinus der Milz, aber nicht in Lunge, Niere und Gehirn. Berny: Bacillen bei Meerschweinchen eingespritzt bleiben bis zum 39. Tage für Ratten infektiös. Borrel und Larrousse fütterten Ratten mit Eiern von Taenia crassioola, weil hier einmal Lepraknötchen gefunden waren, 3 Monate später bei der Ratte Cysticercus in der Leber umgeben von fibröser Kapsel, darin Lepraknötchen. Chauchard und Chorine: Sensibilitätsstörungen sind bisher bei Rattenlepra nicht beobachtet. Choucrou und Peltier: Stäbchen können manchmal durch Filterkerzen hindurchgehen. Cowdry und Heimburger (Methode Gersh und Scott): Die Bacillen haben im Gewebe eine schärfere Begrenzung und sind viel weniger granuliert als bisher angenommen. Demanez: Mit Rattenlepra geimpftes Kaninchen (sonst refraktäres Tier) erhielt mehrere Male Acetonextrakt aus Tuberkelbacillen (Laigret) subcutan, an der Stelle bohnengroßes verkästes Knötchen, Überimpfung auf Ratten positiv. Hashimoto und Honda fütterten Wander- und weiße Ratten im Trinkwasser mit Emulsion von 11 Stämmen von säurefesten Wasserbacillen, bei 2 Wanderratten mit Haarausfall und Drüsenschwellung, nach 49 und 136 Tagen gestorben, fanden sich Bacillen in Drüsen, Infiltrate der Subcutis. Jaffé und Kahlau untersuchten 60 von Schlossberger mit Organbrei einer gestorbenen oder getöteten Ratte geimpfte Ratten und Meerschweinchen, bei den Meerschweinchen keine typischen Leprome, säurefeste Stäbchen nur sehr spärlich, in den Organen aber ausgedehnte Granulationsbildung mit Nekrose. Jingu: Histologische Befunde der Niere und Harnblase. Nach Kawamura und Uchida ist bei den Impfungen mit einer Emulsion von Lepromen auf Ratten eine Verdünnung von 10 bis zu 10000 möglich, aber schwächere Verdünnungen setzten um so geringere Veränderungen. Lampe und de Moor: Überimpfung auf weiße vitaminarm ernährte Ratten in 90% positiv. Le Guyon: Von leprösen Müttern stammende junge Ratten sterben innerhalb von 3—5 Wochen, werden aber nicht leprös, denn bei Ernährung durch gesunde Mütter bleiben die Jungen lebend, Junge von leprösen Müttern gesäugt, sterben vor der 5. Woche. Nach Lowe sind alle Ratten empfänglich auf Impfungen mit Rattenlepra, oft lange Inkubation, Krankheit oft nur bei der Sektion festzustellen. Marchoux und Chorine: Junge Ratten conjunctival infiziert; Primärläsionen bleiben aus; Bacillen von Leukocyten ins Gewebe verschleppt, weitere Verbreitung lymphogen. Markianos konnte mit Filtraten (Chamerlandkerze L 2, für Mäusetypus undurchgängig, kulturell auf Sterilität geprüft, keine Bacillen enthaltend) bei Ratten nach subcutaner Injektion typische Knoten erzielen, in denen säurefeste Bacillen in allmählich zunehmender Menge, bei jungen Ratten schnellerer Verlauf. Muir: Ratten- und Menschenlepra ist nicht dieselbe Krankheit. Nakamura und Kobashi: In Korea typische Haut- und Muskelform nur bei R. norveg., unter 1050 Hausratten 6,9% hauptsächlich Lymphknoten-, selten Hautmuskelform; auch bei Bacillenbefund keine nennenswerten Veränderungen. Ohtahara und Kawamura: Cutanreaktionen mit Emulsion aus Knoten von Mensch und Maus ergeben ausgesprochenen Unterschied zwischen den Bacillen der Mensch- und Mauslepra. Prudhomme: Hg-Dampflampe verhindert Überimpfung nach geeigneter Vorbereitung des Impfmaterials. Sakurai: Nach Einträufelung einer Emulsion in Conjunctivalsack dringen Bacillen ins Bindegewebe. Y. Sato: Lipoide in Haut bei Mensch- und Rattenlepra zeigen keinen Unterschied. M. Sato und Y. Sato: Mitsuda-Reaktionen ergeben, daß Mensch- und Rattenlepra verschieden sind. Soule: Verbreitung der Menschen- und Rattenlepra stimmt nicht überein; es sind zwei verschiedene Krankheiten. Sellards und Pinkerton: Infektion gelang bei Kaninchen und weißen Mäusen nach Impfung in Gehirn oder Milz. Schlossberger und Koch bekamen bei Verimpfung von Organen nur bei 2 Meerschweinchen, dagegen bei sämtlichen Mäusen positive Ergebnisse, bei Mäusen latente Form. Stimson: Ratten durch Einspritzung von Rattenlepramaterial zu immunisieren, gelang nicht. Thompson: Inkubation bei Impfung kann abgekürzt werden durch vorherige Vitamin B 1 freie Nahrung. Uchida: Vitamin A verhindert krankhafte Veränderungen, Vitamin B ist unfähig, Vitamin D hat sehr starke Wirkung. Urabe: Rattenbacillenemulsion durch Chamberlandkerzen filtriert kann infizieren. Watanabe: Impfungen subcutan, intravenös, intraperitoneal, peroral und subdural mit Stamm von Ohtahara, nach 2 Wochen bis 3 Monaten infiltrative Prozesse an der Haut, weniger an inneren Organen, am besten bei subcutaner Einverleibung; bei Mäusen weitgehende Schwankung, allgemein geringer als bei Ratten. Watanabe: Normales Kaninchen ist im allgemeinen nicht empfänglich; jap. Affen keine deutliche Infektion, bei genügender Menge örtliche Veränderungen; junge Ratten lepröser und nichtlepröser Eltern sind gleich empfänglich; natürliche Infektion junger Ratten nicht beobachtet; weiße Ratten widerstandsfähiger als Hausratten; Vererbung abgelehnt. Yamamoto und Sato (Tokyo): Unter 2573 Haus- und Wanderratten histologisch 34,4% Haut-Muskeltyp, 65,6% Drüsentyp; Bacillen im Hoden äußerst selten, niemals ein Krankheitsherd.

Uchida untersuchte 536 Augen von 277 leprösen Ratten gefangen in Kumamoto, in 10,4% krankhafte Veränderungen von den Lidern auf Conjunctiven übergehend,

Lepra des Augapfels nur in 1,3%, langsame und spärliche Verbreitung nach hinten, Haarausfall in 33,6%, die Bacillen dringen von vorn ins Auge, selten ins Augeninnere ein, also per continuitatem entstanden. Valtis und Markianos behandelten Rattenlepra mit BCG. in halbwöchigen Abständen 3—24 Dosen zu je 0,05 g subcutan, deutliche Neigung zur Vernarbung der Geschwüre und verzögerte Generalisierung des leprösen Prozesses. Tisseuil behandelte mit Extrakten, Äthylestern und Ammoniummmolbydat ohne durchgreifenden Einfluß. Kawamura und Uchida: Äthylester sind wirksamer als das reine Gynocardöl.

Unterschied. Bei der Ratte sind die Hoden stets frei, es fehlen Vakuolen in den Leprazellen, Bacillen nicht zigarrenbündelähnlich, sondern wirr durcheinander gelagert (Jaffé und Kahlau). Uchida: Die Bacillen sind bei Rattenlepra dünner, meist in Zellen, selten bündelartig, Vakuolen selten in den Leprazellen, Bacillen dringen selten in die Wand der Blutgefäße; Nervenveränderungen sehr mäßig, Auftreten von Gangrän, Bacillen liegen meistens in den Muskeln für sich, Veränderungen geringfügiger als bei menschlicher Lepra, Bacillen dringen selten in Hornhaut, kaum in die Uvea, weil sie nicht in den Blutstrom gelangen.

Literaturverzeichnis.

Adant, M., Ann. Soc. belge Méd. trop. **12**, 411 (1932). — Afanador, A., Bull. Soc. Path. exot. Paris **28**, 67 (1935). — Afanador, A., u. P. Bernard, C. r. Soc. Biol. Paris **116**, 1257 (1934). — Anderson, R. J., u. Nao Uyei, J. of biol. Chem. **97**, 617 (1932). — Ann. Rep. Dep. Publ. Health South-Africa Year ended 30. June **1931**, 25. — Ann. Rep. Surg. Gen. Publ. Health Serv. U.S. **1933**, 20. — Aoki, T., u. Y. Aoki, Acta dermato-vener. Stockh. **17**, 63 (1936). — Aoki, Y., Lepro (Osaka) **3**, 117 (55) (1932); **3**, 267 (91) (1932) — Mitt. Med. Ges. Nagasaki **7**, 1002 (1929). — Asami, Sh., Mitt. Path. (Sendai) **8**, 269 (1934) — Acta dermato-vener. (Stockh.) **15**, 83 (1934) — Lepro (Osaka) **3**, 243 (87) (1932); **4**, 81 (11) (1933). — Asami, S., M. Ota u. S. Sato, Jap. J. of Dermat. **32**, 60 (1932). — Benewolenskaja, S. W., Arch. exper. Zellforsch. **13**, 37 (1932). — Bernard, P., Bull. Soc. Path. exot. Paris **27**, 12, 117 (1935). — Berny, P., Bull. Soc. Path. exot. Paris **28**, 5 (1934). — Bertaccini, G., Boll. Sez. region. Soc. ital. Dermat. **1936**, Nr 2, 138. — Borrel, A., u. F. Larrousse, C. r. Soc. Biol. Paris **105**, 822 (1930). — Bosma, M. J., Geneesk. Tijdschr. Nederl. Indie **1936**, 2163, 2173. — Boyé, Bull. Soc. Path. exot. Paris **24**, 637 (1931). — Cantacuzène, J., et S. Longhin, C. r. Acad. Sci. Paris **195**, 533 (1932) — C. r. Soc. Biol. Paris **109**, 1003 (1932). — Chauchard, B., u. V. Chorine, Bull. Acad. Méd. Paris III. s. **115**, 954 (1936). — Chiyuto, S., Internat. J. Leprosy **3**, 411 (1935). — Choucrou, N. u. M. Peltier, C. r. Acad. Sci. Paris A. **200**, 785 (1935). — Cowdry, E. V., u. L. F. Heimburger, Proc. Soc. exper. Biol. a. Med. **32**, 1422 (1935). — Denney, O. E., Internat. J. Leprosy **2**, 275 (1934). — Denney, O. E., u. B. E. Eddy, Arch. of Dermat. **27**, 794 (1933). — Drennova, K. A., Virchows Arch. **274**, 247 (1929). — Dubois, A., W. Gavrilov u. R. van Breuseghem, Ann. Soc. belge Méd. trop. **16**, 1 (1936). — Duval, C. W., Proc. Soc. exper. Biol. a. Med. **32**, 498 (1934). — Duval, C. W., u. R. A. Holt, Proc. Soc. exper. Biol. a. Med. **31**, 453 (1934); **31**, 828 (1934). — Eddy, B. E., Internat. J. Leprosy **5**, 31 (1937). — Eichbaum, F., Z. Immun.forsch. **74**, 31 (1932). — Faure-Beaulieu, M., u. C. Brun, Presse méd. **1935 I**, 1003. — Gavrilov, W., u. A. Dubois, C. r. Soc. Biol. Paris **121**, 1384 (1936). — Gomes, J. M., Rev. Biol. e Hyg. **3**, 13 (1932). — Gravagna, M., Arch. ital. Dermat. **6**, 202 (1930). — Guerrieri, T., Arch. ital. Sci. med. colon. **15**, 801 (1934). — Hamel, Zbl. Hautkrkh. **36**, 541 (1931). — Hashimoto, T., u. S. Kinoshita, Jap. J. of Dermat. **33**, 133 (1933). — Hashimoto, C., u. Y. Honda, Jap. J. of Dermat. **35**, 452 (89) (1934); **36**, 81 (1934); **38**, 885 (141) (1935). — Hemmert-Halswick, Arch. Tierheilk. **67**, 534 (1934). — Henderson, J. M., Ind. J. med. Res. **19**, 145 (1931). — Hisamochi, Y., J. Oriental. Med. **22**, 69 (1935). — Holt, R. A., Proc. Soc. exper. Biol. a. Med. **31**, 567 (1934); **31**, 643 (1934); **31**, 645 (1934). — Ishibashi, T., Tohoku J. exper. Med. **30**, 287 (1937). — Jaffé, R., u. G. Kahlau, Frankf. Z. Path. **46**, 218 (1933). — Jingu, R., Jap. J. of Dermat. **38**, 877 (119) (1935). — Jordan, P., Arch. f. Dermat. **170**, 365 (1934) — Arch. Schiffs- u. Tropenhyg. **40**, 92 (1936) — Rev. Biol. São Paulo **1934**, 85 — Fol. clin. biol. **6**, 85 (1934). — Kahn, M. C., u. H. Schwarzkopf, Proc. Soc. exper. Biol. a. Med. **29**, 571 (1932). — Kawamura, M., u. M. Uchida, Lepro (Osaka) **4**, 39 (5) (1933); **5**, (17) (1934). — Kedrowsky, W., Arch. Path. Anat. Phys. (russisch) **1935 I**, 18 — Internat. J. Leprosy **3**, 443 (1935). — Kobashi u. Nojima, J. Chosen med. Assoc. **22**, Nr 5 u. 12 (1932). — Kobayashi, Y., u. Y. Nojima, Acta dermat. (Kyoto) **19**, 80 (1932). — Koch, Fr., Zbl. Hautkrkh. **40**, 433 (1932). — Koh, B., Arch. jap. Chir. (Kyoto) **9**, 610, 619, 760 (1932). — Kubota, R., u. S. Takashi, Jap. J. of Dermat. **31**, 1531 (1931).

— Lagoudaky, S., J. trop. Med. **39**, 81 (1936); **40**, 77 (1937) — Bull. Léproserie Cairo **1936**. — Laigret, J., Arch. Inst. Pasteur Tunis **21**, 290 (1932); **22**, 509 (1933). — Lampe, P. H. J., u. C. E. de Moor, Geneesk. Tijdschr. Nederl. Indie **1935**, 634, 2033; **1936**, 1619, 2147. — Langen, C. D. de, Trans. far east. Assoc. trop. Med. **2**, 499 (1932). — Le Guyon, R., C. r. Soc. Biol. Paris **108**, 792 (1931). — Lépine, P., u. J. Markianos, C. r. Soc. Biol. Paris **118**, 9 (1935). — Lépine, P., J. Markianos et F. Bilfinger, Bull. Soc. Path. exot. Paris **27**, 373 (1934). — Lie, H. P., Internat. J. Leprosy **3**, 473 (1935). — Löwenstein, E., Internat. J. Leprosy **1**, 39 (1933); **3**, 43 (1935) — Wien. med. Wschr. **1934**, 623. — Lombardo, C., Boll. Soc. ital. Biol. sper. **10**, 255 (1935). — Lowe, J., Indian. J. med. Res. **22**, 187 (1934); **22**, 313 (1934) — Internat. J. Leprosy **4**, 234 (1936). — Majima, Sh., Lepro (Osaka) **6**, Nr. 2 (5) (1935). — Manalang, Cr., Monthly Bull. Philipp. Health Serv. **11**, 639 (1931); **12**, 77, 308 (1932); **12**, 378 (1932). — Marchoux, E., Internat. J. Leprosy **2**, 1 (1934) — Paris méd. **1931 I**, 529. — Marchoux, E., u. V. Chorine, Bull. Soc. Path. exot. Paris **25**, 1025 (1933) — Ann. Inst. Pasteur **1935**, 632; **1936**, 583. — Marchoux, E., J. Markianos u. V. Chorine, C. r. Soc. Biol. Paris **106**, 1191 (1931). — Markianos, J., Ann. Inst. Pasteur **46**, 291 (1931) — Bull. Soc. Path. exot. Paris **22**, 537 (1929); **22**, 758 (1929); **22**, 896 (1929). — Marqueissac, H. de, u. H. Sohier, Bull. Soc. Path. exot. Paris **26**, 474 (1933). — McKinley, Earl B., Internat. J. Leprosy **4**, 235 (1936). — McKinley, E. B., u. M. H. Soule, J. amer. med. Assoc. **98**, 361 (1932). — McKinley, E. B., u. E. Verder, Proc. Soc. exper. Biol. a. Med. **30**, 659 (1933); **31**, 295 (1933). — Mei, A., Clinica chir. Milano **19**, 1462 (1911). — Muir, E., J. prevent. Med. **4**, 331 (1930) — J. med. Coll. Keijo **4**, 316 (1934) — Leprosy Rev. **2**, 47, 150 (1931); **5**, 83 (1934). — Nagasaki, T., u. T. Ishihara, Lepro (Osaka) **5**, 531 (31) (1935). — Nakamura, K., u. Sh. Kobashi, Keijo J. Med. **5**, 184 (1934). — Nakamura, K., S. Kobashi u. J. Matsumoto, Jap. J. of exper. Med. **13**, 619 (1935). — Narducci, F., Boll. Sez. region. Soc. ital. Dermat. Nr **2**, 166 (1934). — Nekačolav, V., Z. Mikrobiol. **9**, 273 (362) (1932). — Ninni, C., u. T. de Sanctis Monaldi, C. r. Soc. Biol. Paris **107**, 981 (1931). — Nishiyama, K., Jap. J. of Dermat. **37**, 140 (1935). — Nojima, T., Jap. J. of Dermat. **30**, 47 (1930); **35**, 83 (10) (1934); **36**, 367 (62) 1934). — Nojima, Y., Acta Dermat. (Kyoto) **19**, 79 (1932). — North, E. A., Health. Canberra **8**, 67 (1930). — Ohmichi, N., Okayama Igakwai Zasshi **40**, 1765. — Ohtawara, T., u. T. Ishihara, Lepro (Osaka) **3**, 77 (1931) — Zbl. Bakter. **134**, 316 (1935); I Orig. **123**, 495 (1932). — Ohtawara, T., u. M. Kawamura, Zbl. Bakter. I Orig. **134**, 312 (1935). — Oliver, W. W., W. de Leon u. A. P. de Roda, Philipp. J. Sci. **46**, 611 (1931). — Ota, M., u. Sch. Asami, C. r. Soc. Biol. Paris **111**, 287 (1932). — Ota, M., u. S. Sato, C. r. Soc. Biol. Paris **107**, 1062 (1931); **109**, 29 (1932) — Internat. J. Leprosy **2**, 175 (1934) — Jap. J. of Dermat. **30**, 46 (1930); **30**, 55 (1930). — Peschkowsky, G. W., Internat. J. Leprosy **2**, 129 (1934). — Peschkowsky, G. W., u. J. M. Malinin, Zbl. Bakter. I Orig. **126**, 137 (1932). — Piscane, C., Boll. Soc. ital. Biol. sper. **6**, 912 (1931). — Pooman, A., Arch. Schiffs- u. Tropenhyg. **40**, 112, 533 (1936). — Prudhomme, R., Bull. Soc. Path. exot. Paris **28**, 11 (1935) — C. r. Soc. Biol. Paris **119**, 1328 (1935). — Rao, G. R., Leprosy in India **4**, 71 (1932) — Leprosy Rev. **6**, 168 (1935). — Reed, G. B., J. Bacter. **21**, 12 (1931). — Reenstjerna, J., C. r. Acad. Sci. Paris **197**, 718 (1933). — Row, Dalal u. Gollerkeri, Ind. J. med. Res. **21**, 546 (1934). — Sabbadini, D., Rass. ital. Ottalm. **2**, 921 (1933). — Sakurai, H., Jap. J. of Dermat. **41**, 139 (1937). — Salle, A. J., J. inf. Dis. **54**, 347 (1934). — Sato, M., u. Y. Sato, Jap. J. of Dermat. **35**, 455 (90) (1934); **38**, (69) (1935). — Sato, Y., Jap. J. of Dermat. **38**, 129 (1935). — Sato, Y., u. M. Sato, Jap. J. of Dermat. **35**, 41 (1934). — Schlossberger, H., u. F. Koch, Srpski Arch. Lekarst. **34**, 364 (1932). — Schlossmann, K., Zbl. Bakter. I Orig. **115**, 474 (1930); **128**, 369 (1933). — Schneider, Otto, Arch. Schiffs- u. Tropenhyg. **35**, 145 (1931). — Sellards, M. A. W., u. H. Pinkerton, Bull. Soc. Path. exot. Paris **29**, 847 (1936). — Sézary, A., u. G. Lévy, Presse méd. **1935 II**, 1818. — Shiga, K., Kitasato Arch. exper. Med. **13**, 1 (1936). — Sonnenschein, C., Zbl. Bakter. I Orig. **117**, 284 (1937). — Soule, M. H., Internat. J. Leprosy **3**, 291 (1935) — Proc. Soc. exper. Biol. a. Med. **31**, 1197 (1934); **31**, 1200 (1934). — Soule, M. H., and Earl B. McKinley, Amer. J. trop. Med. **12**, 441 (1932). — Souza-Araujo, H. C. de, Brasil. Med. **47**, 80 (1933) — C. r. Soc. Biol. Paris **111**, 331 (1932) — Rev. argent. Dermato-Sifilol. **16**, 335 (1932) — Trans. roy. Soc. trop. Med. London **24**, 577 (1931). — Sprawson, C. A., Ann. Rep. BELRA. **1934**. — Stimson, A. M., Annual Rep. Surg. Gen. Publ. Health Serv. USA. **1930**, 30. — Summent, P., Dermat. Wschr. **1935 II**, 1002. — Talotta, G., Arch. ital. Sci. med. colon. **13**, 193 (1932). — Tanimura, Ch., u. Y. Sakurane, Lepro (Osaka) **1**, Nr **2**, 13 (137) (1930). — Terada, M., Y. Terada u. M. Nozaki, Kitasato Arch. of exper. Med. **13**, 333 (1936). — Thompson, L. R., Ann. Rep. Surg. Gen. Publ. Health Serv. US. **1936**, 25. — Tisseuil, J., Bull. Soc. Path. exot. Paris **26**, 579 (1933). — Tomikawa, R., Lepro (Osaka) **5**, 1 (1934). — Vaudremer, A., u. C. Brun, Bull. Acad. Méd. Paris **113**, 905 (1935) — Presse méd. **1935 II**, 1812. — Vaudremer, A., A. Sézary u. C. Brun, C. r. Soc. Biol. Paris **106**, 1225 (1931); **109**, 624 (1932). — Uchida, M., Lepro (Osaka) **3**, 181 (83) (1932); **4**, 35, 41, 47 (1933); **6**, (7) (1935). — Urabe, K., J. of orient. Med. **25**, (38) (1936). — Valtis, J., u. J. Markianos, C. r. Soc.

Biol. Paris **103**, 483 (1930). — Wald, A., Zbl. Hautkrkh. **36**, 541, 710 (1931). — Walker, E. L., J. prevent. Med. **4**, 335 (1930). — Walker, E. L., u. M. A. Sweeney, Amer. J. trop. Med. **15**, 507 (1935) — Proc. Soc. exper. Biol. a. Med. **31**, 1162 (1934). — Watanabe, Y., Kitasato Arch. **11**, 259 (1934); **12**, 139, 304, 355 (1935); **13**, 66, 158 (1936). — Watanabe, Y., J. Harasawa u. J. Ono, Kitasato Arch. of exper. Med. **8**, 303 (1931); **10**, 87 (1933). — Wherry, W. B., Philippine J. Sci. **43**, 577 (1930) — J. inf. Dis. **46**, 233 (1930). — Yamamoto, K., M. u. Y. Sato, Jap. J. of Dermat. **40**, (28) (1936).

Serologie.

Fernandez, Schujman und Campos stellen fest, daß mit der Schwere der Krankheit WaR. und Kahn häufiger positiv werden. Puente bestätigt das für WaR., Kahn und Besredka. Badger fand, daß bei klinischer Besserung die Reaktionen mehrmals negativ oder schwächer positiv werden; bei Frauen in Hawaii sind die Reaktionen 2mal häufiger positiv als bei Männern und bei allen Leprösen 3mal häufiger als bei der übrigen Bevölkerung. Macht: Das Serum Lepröser läßt sich von dem bei Tbc. und Syphilis sehr leicht unterscheiden, weil das lepröse Serum außerordentlich giftig ist für lebendes Pflanzenprotoplasma; die Giftigkeit steht im Verhältnis zur Stärke der Krankheit.

Syphilis.

Gillier: Zwischen Lepra und Syphilis mit Formolflockung kein Unterschied. Hazen und Mitarbeiter: Groß angelegte vergleichende, von verschiedenen Laboratorien an denselben Seren ausgeführte Untersuchungen. Eine Reihe Seren wurde gleichzeitig von 13 verschiedenen serologischen Instituten untersucht, und zwar: Unbehandelte Patienten mit primärer Syphilis, unbehandelte Patienten mit sekundärer Syphilis, verschieden behandelte oder unbehandelte Patienten mit Syphilis von mehr als 2 Jahre Dauer; ferner eine Reihe nichtsyphilitischer Menschen, normale Personen, normale Frauen während und zwischen der Menstruation, Schwangere, Kranke mit akutem oder künstlich erzeugtem Fieber, Fälle mit Gelbsucht, mit Malaria, mit Geschwülsten, mit Tuberkulose und mit Lepra. Es ist selbstverständlich, daß alle Vorsichtsmaßregeln bei der Verschickung und der Ausführung der Reaktionen beobachtet wurden. Sehr interessant ist, daß nach den einzelnen Untersuchern verschieden, doch eine Reihe positiver Reaktionen bei wahrscheinlich Nichtsyphilitischen vorkommen; relativ häufig bis zu 3,8% bei Schwangerschaft, bis zu 8,9% bei Fieber, bis zu 3,9% bei Gelbsucht, bis zu 9,7% bei Geschwülsten, bis zu 7,7% bei Tuberkulose. Bei Malaria sind im allgemeinen die Zahlen hoch, von 8,6—20,6%. Hier interessieren besonders die positiven Ergebnisse bei Lepra. Diese sind sogar noch einmal nachkontrolliert worden. Es handelt sich nur um Männer mit Lepra verschiedener Stadien. 59,3% der 50 untersuchten Sera ergaben positive Reaktionen, 53% mit Komplementfixation und 62% mit Flockungsreaktion. Durchschnittlich sind Fälle mit vorgeschrittener Lepra und mit zahlreichen Bacillen häufiger positiv. Eine Unterscheidung zwischen den einzelnen Formen der Lepra kann nicht gemacht werden, weil die Zahlen z. T. zu gering sind. Es scheint sicher zu sein, daß Framboesie in den USA. nicht die Ursache positiver Syphilisreaktionen ist. Zwischen den einzelnen Untersuchungsstellen gibt es erhebliche Unterschiede. Die ganze Frage der Ätiologie der Lepra müßte von neuem geprüft werden. Ishibashi: Auch ohne Syphilis ist im Serum Lepröser ein besonderer Antikörper nachweisbar. Lefrou: Bei Vernes positiv, soll man zunächst an Syphilis denken. Puente: Die Diagnose Syphilis kann bei Leprösen gestellt werden, wenn WaR., Kahn und Klinger-Hirschfeld positiv ausfallen. Brants: Wenn Meinicke (MTR.) und MBR. stark positiv, dann liegt um so eher Lepra vor; die Antigene der beiden Krankheiten sind verschieden, denn die verschiedenen Antigene reagieren bei Lues übereinstimmend, bei Lepra abweichend. Nojima: WaR., S.G.R., Meinicke und Murata können, ohne daß Syphilis vorliegt, positiv sein. Murata: Die verschiedenen Verfahren seiner Reaktion sind bei 932 Fällen von Lepra in 88,2 bis 97,1% negativ. Gillier: Bei Formolgelifikation des Serum (Technik angegeben) zeigen sich gewisse Unterschiede zwischen Lues und Lepra. Leger: Ist die Reaktion mit Peréthynol positiv, dann liegt Syphilis vor. Benetazzo: Die Komplementbindung wird bei Syphilis mit schwächerer Verdünnung eher negativ als bei Lepra. Bier und Arnold: Durch Absorption mit Tbc.-Antigen nach Witebsky, Klingenstein und Kuhn und durch Gomes-Extrakt lassen sich die Antikörper des Lepraserum von denen, die mit Syphilisantigen reagieren, trennen; im Lepraserum sind zwei verschiedene Reagine nachweisbar, ein gruppenspezifisches und ein dem Syphilisantigen verwandtes; auch mit der Flockungsreaktion nach Ninni und Blasio ergeben sich Unterschiede. Dubois und Degotte (Belg.-Kongo): Vergleich zwischen Meinicke (MTR.), Kahn und Antigen-Brüssel-Flockung (A.B.F.) ergibt positive Ausfälle ohne feststellbare Infektion mit Syphil und Framboesie.

Lepromantigene.

Sind nach Kornel ziemlich spezifisch, nach Nojima das aus leprösem Pankreas hergestellte am stärksten wirkend, nach Aoki und Murao nicht brauchbar für die Diagnose. Das Lepromantigen von Eitner ist nach Hombria auch bei Lues positiv, nach Medeiros besser zu verwerten als WaR. Bulkin: Antigen aus Testikeln ergibt 89%, aus Bakterien 96,4%, aus einem Gemisch beider 95,2% positive Reaktionen, Kontrollen negativ. Gomes: Seine Reaktionsmethode ist nicht unbedingt spezifisch, aber sie wurde positiv in 5 Fällen ohne vorherige Zeichen von Lepra.

Rattenlepraantigen.

Ogasawara und Amabashi: (Technik angegeben) 25 Fälle von Lepra, von denen 22 deutlich leprös, ergaben in 23 Fällen WaR. und S.G.R. negative Ausfälle, davon 13 Fälle mit dem Rattenantigen negativ; bei 37 Kontrollfällen, wo weder Lues noch Lepra nachweisbar und WaR. und S.G.R. negativ waren, Rattenantigen schwach positiv. Laigret (Technik angegeben): Zu wenig Versuche, ist auch bei Lues und Tbc. positiv; wenn negativ, dann gegen Lepra sprechend.

Säurefeste Bacillenextrakte.

Toyama und Tanaka: Bei Lepra mac. relativ empfindlich. Nojima: Aus selbstgezüchteten Erregern bei L. nod. 100% positiv, wirkt stärker als das aus Lepromen hergestellte. Ota und Ishibashi: Man muß die einzelnen Substanzen aus den Erregern isolieren, ätherlösliche scheinen eine Rolle zu spielen, und zwar am besten aus dem B.G.-Stamm, wenn die ätherlöslichen Substanzen entfernt sind. Bei 11 Fällen von Lepra nodul. 90,9% positiv, bei 12 Fällen von L. anästh. und L. macul. 83,3% positiv; Nichtlepröse (WaR. positiv) waren in 7,4% positiv und bei allen Nichtleprösen zusammen in 1,1% positiv. Nishiyama: Antigen aus Otas Bg- und Cd-Stämmen, Rattenlepra-, Tbc.- und Smegmabacillen positiv am häufigsten bei Lepra; bei einigen Fällen von Syphilis positiv, bei der Hälfte negativ.

Streptothrix Deycke.

Gomes (Technik angegeben) untersuchte 2000 Reaktionen bei 559 Fällen von Lepra verschiedener Stadien, 713 verdächtige Fälle, 154 andere Krankheiten und 5 gesunde Menschen; bei Lepra mixta 96,7%, bei L. nodul. 95,4% positiv, bei L. mac. anästh. 65,6%, bei L. nervos. 65,8%; bei verdächtigen Fällen 54,5—42,6% positiv; wenn Reaktion wiederholt positiv und durch JK verstärkt wird, so liegt wahrscheinlich ein latentes Stadium vor; wenn die Reaktion negativ wird, kann Immunität vorliegen; es gibt auch unspezifische Ausfälle und kann auch bei sicherer Lepra negativ ausfallen. Nach Bulkin und Gluchovzev ist dieses Antigen mit Antiformin versetzt zuverlässiger als Kahn, WaR., Hecht und Antiformin-Antigen aus Lepromen.

Kedrowsky.

Blanc, Jouannides und Pangalos: Das Methylantigen aus Kedrowsky-Kulturen ist häufiger positiv als andere Reaktionen, bei anderen Krankheiten und Gesunden negativ, für zweifelhafte Fälle wertvoll, aber damit ist nicht bewiesen, daß der Kedrowsky-Bacillus der Lepraerreger ist.

WaR.

Brants fand bei L. nerv. Original-WaR. selten, nur in 3,6—14,6% positiv. Cowan: Kolmer-Methode bei fortgeschrittener Lepra mehr positiver Ausfall. Soule: Nur Fälle ohne Anzeichen von Syphilis und Framboesie mit mehr oder weniger fortgeschrittener Lepra und mit Leprareaktion gleichzeitig untersucht nach Wassermann-Kollmer und Kahn, bei WaR.-Kollmer 18,5%, bei Kahn 31% positive, bei schwerer Leprareaktion 35,2 bzw. 33,4% positive Ausfälle.

Murata.

Die verschiedenen Formen der Murata-Reaktion (Technik angegeben) ergeben nach ihrer Stärke in Zahlen auf einer Kurve dargestellt, charakteristische Formen bei Lepra, Syphilis und Ca.

Takata-Jezler.

Hashimoto und Mitarbeiter: Häufiger positiv bei fortgeschrittener und alter Knotenlepra und mit der Dauer der Krankheit. Komatsu: Kein spezifischer Zusammenhang zwischen Reaktion und Krankheitstyp, aber ziemlich deutlich zur Blutsenkung. Postmus: Soll bei epidemiologischen Untersuchungen herangezogen werden. Yano und Asano: 154 Lepraseren wurden nach Takata-Jezler untersucht. Die Reaktion fiel in 67% positiv aus, bei Lepra nervosa in 50%, bei Lepra maculonervosa in 65%, bei Lepra tuberosa in 82% und bei Lepra mixta in 100%. Die Reaktion geht mit der Senkungsgeschwindigkeit der roten Blutkörperchen nicht immer parallel. Beziehungen zur Seroreaktion bei Syphilis bestehen nicht und ebenso nicht zu Tuberkulinproben.

Minami, Hikizi und Hayata-Reaktion (M.H.H.).

Hayata: Bei Lepra immer positiv, beste Methode im Frühstadium, bei Kontrollen stets negativ.

Miyoshi-Komplementbindung.

Toyama, Miyoshi und Kubokawa (Technik angegeben): Die Reaktion hat einen Wert zur serologischen Diagnose und der Unterscheidung zwischen Syphilis und Lepra.

Cholesterin-Lecithin.

Toyama und Tanaka stellten fest, daß der Zusatz von Cholesterin bei Komplementbindung- und Flockungsreaktionen den positiven Ausfall bei L. tub. und mixta verstärkt, aber auch bei Syphilis. Die gleiche Eigenschaft hat der Zusatz von Lecithin, der besonders bei Lepra den positiven Ausfall verstärkt.

Meinicke.

Brants: Wenn MTR. und MBR. stark positiv, dann liegt um so eher Syphilis vor. Toyama und Tanaka: Diese Reaktion zeigt von allen anderen die geringste Empfindlichkeit für Lepra. Gillier: Negativ bei Lepra; Technik angegeben. Ohmichi: MKR. II bei L. tub. 78,6%, bei L. nerv. 78,1%, bei L. mac. 76,9% positiv; inaktives Serum bei L. tub. am höchsten, bei L. mac. am niedrigsten, aktives Serum höher.

Rubino.

Rubino: Bei seiner alten Technik gibt es unspezifische Hemmungen, die neue Technik (Hammelblutk. mit 10% Formol) ist zuverlässiger. Adant bestätigt die Ergebnisse der neuen Technik, aber auch positive Ausschläge bei Lues, Tbc., anderen Krankheiten und normalen Menschen, auch bei der Technik von Marchoux-Caro. Alcivar Zevallos: Frühdiagnose ist möglich, positiver Ausfall sonst nur bei Malaria. Benetazzo: Der Ausfall der Reaktion stimmt überein mit der Blutsenkung, auch mit WaR. und Meinicke; auch Serum aus serösen Blasen ist benützbar. Hajasi: Bei L. tub. 71% positiv, bei L. nerv. und L. mac. stets negativ; man muß Blutkörperchen von Kaninchen, nicht von Ziegen nehmen. Montañes: Für Frühdiagnose nach der Technik Marchoux fraglich; bei Lepra von allen Reaktionen am häufigsten positiv, bei nichtleprösen Seren am häufigsten negativ. Ambrogio: Bei Lepra 82,3% positiv, bei 600 Kontrollen 0,8% positiv. Amies (Technik genau angegeben): Kann positiv sein bei Typhus, Gravidität u. a.; bei Behandlung wie die Blutsenkung zu verwerten; diagnostisch geringer Wert. Danilova (Technik angegeben): Alle Kontrollen negativ. Lépine, Markianos und Papayoannou: Bei L. tub. in 30% negativ, oft erst sehr spät positiv. McKenzie: Ganz brauchbar für die Diagnose. Hombria: Bei Nichtleprösen stets negativ, große Spezifität; ist Rubino und Eitner positiv, aber WaR. negativ, dann ziemlich sicher Lepra. Landeiro: 55 Fälle von Lepra, davon 54 positiv, 1 Fall mit alter L. nerv. negativ; wird Serum erhitzt (56° 1 Stunde) negativ, bei Zusatz von normalem oder aktivem Serum wieder positiv, Kontrolle bei Gesunden und Syphilitischen negativ. Bier und Arnold: L. tub. 66,6%, L. mixta 56,5%, L. mac. an. 41,7%, L. nerv. 29,3%, beginnende Fälle 13,8% positiv, nur 1 Fall mit Ikterus unter den Kontrollen positiv.

Botelho.

Adant (Technik nach Ishikawa und Baum): 138 Kontrollen negativ (Lues, Pian, Malaria, Würmer, Tbc., Trichophytie, Trypanosomiasis, Recurrens), Lepra mit Bacillen in 71,4% positiv. Negro: Völlig unbrauchbar. McKenzie: Zu selten positiv. Hombria: Bei Kontrollen oft positiv. Muneuchi: Bei Lepra oft positiv.

Flockung nach Kubokawa.

Toyama, Miyoshi und Kubokawa (Technik angegeben): Hat einen gewissen Wert für die serologische Diagnose und Unterscheidung zwischen Lues und Lepra. Sakakibara: L. tub. 47%, L. mac. 31,3%, L. nerv. 22%, Syphilis 27% positiv, Tbc. und Gesunde negativ.

Matefy.

Adant: Zu oft positiv bei Nichtleprösen.

Kahn.

Brants: L. tub. 56,6%, L. nerv. 14,5% positiv. Trincao: Zur Diagnose nicht zu empfehlen (Technik angegeben). Lipšic: Im 1. Jahr der Krankheit stets negativ, bei 100 Fällen von Lepra 68% positiv, bei fortgeschrittenen Stadien über 90% positiv, ausgeheilte Lepra 20% positiv.

Vernes.

Montestruc: Die Verschiebung der Eiweißformel fand sich nur bei Knotenlepra positiv, bei Nervenlepra mit Flecken negativ. Positiver Ausfall kann Umwandlung in Knotenlepra anzeigen. Putzu Doneddu: L. tub. am sensibelsten; je länger die L. tub. dauert, um so häufiger positiv, dagegen bei L. anaesth. in dieser Hinsicht keine Beziehung, Kontrollen negativ. Sanjurjo: Bei Nichtleprösen 34,82% positiv, bei Lepra 66,6% positiv. Trautmann: Bei Lepra 62% positiv, bei der Bevölkerung von Madagaskar 50—55% positiv. Lefrou und Bonnet: Die Reaktion zeigt keine Störung des Proteingleichgewichtes. Lefrou: Bei positivem Ausfall zunächst an Syphilis denken.

Besredka.

Brants: L. tub. 74,4% positiv, L. nerv. 27% positiv.

Tbc.-Bacillen.

Ishibashi: Geflügeltuberkelbacillen-Antigen gibt 90—94% positive Ausfälle. Toyama und Tanaka: Das neue Antigen besteht aus 3 Elementen, nämlich 1. Äther- und heißem Alkoholextrakt von menschlichen Tuberkelbacillen, dessen acetonlöslicher Teil ausgeschaltet wird, 2. gleicher Extrakt von menschlichen peripheren Nerven, wobei aceton- und kältealkohollösliche Teile ausgeschaltet sind, und 3. 1% alkoholische Lösung von Eierlecithin. Die Reaktion war bei gemischter Lepra in 100%, bei makulöser Lepra in 70,3% und bei nervöser Lepra in 72,2% positiv.

Witebsky, Klingenstein und Kuhn.

Brants: Bei L. tub. 100% positiv, L. nerv. 70% positiv. Kornel: Versagt bei Frühformen und verdächtigen Fällen, weil auch bei Lues und Tbc. positiv. Toyama und Tanaka: Aus Tbc.-Bacillen hergestellt, relativ oft positiv, besonders bei L. mac. Bier und Arnold: Bei Kontrollen keine unspezifischen Reaktionen; wertvolle Unterstützung der klinischen Diagnose. Pereira: Zur Zeit empfindlichste Reaktion.

Aktinomyces.

P. Jordan (Technik angegeben): 3 Stämme von Mycetoma dorsi und M. pedis, nicht säurefest, sichere fortgeschrittene Hautlepra positiv (dabei Luesantigen negativ), ferner positiv bei Aktinomykose, manchmal bei Tbc., dagegen negativ meist bei Tbc., normalen Menschen, Lues (seropositiv), Blastomykose und Sporotrichose.

Lipoidstoffe.

Schlossmann: Die Lipoidstoffe der untersuchten Bacillen (Lepra, Tbc.) verhalten sich sehr verschieden gegenüber chemischen Einflüssen, und die durch mikrochemische Analyse gewonnenen Resultate können nicht ausreichen für feinere Unterscheidungen der säurefesten Bacillen; die durch organische Lösungsmittel aus säurefesten Bacillen und tierischen Zellen gewonnenen Lipoidstoffe sind sehr nahe miteinander verwandt und lösen qualitativ sehr ähnliche biologische Reaktionen aus; für die latente Lepra sind die bisherigen Antigene zu wenig empfindlich und nicht genügend spezifisch. Rhee: Die Beziehungen zwischen positiver Seroreaktion und Lipoidkörpern in den Geweben ergeben, daß die Lipoidniederschläge in den leprösen Geweben mit dem Ausfall der WaR. bei Lepra eng verknüpft sind.

Agglutination.

Ishibashi: Antigen aus säurefesten Stämmen, aus leprösem Blut, aus Leitungswasser, humane und Geflügeltbc., Rattenlepra, Stamm Asami, Smegma und Timothee-Bacillen ergaben bei Lepraseren negative Reaktionen. Benetazzo: Blaseninhalt (Cantharidenpflaster) und Serum zeigen keinen Unterschied in der Stärke der Komplementablenkung.

Immunität.

T. und Y. Aoki: Wie sich bei der Syphilis schon zur Zeit des Primäraffektes eine allmählich steigende Immunität entwickelt, die nach dem sekundären Stadium ihren höchsten Grad erreicht, ohne absolut zu werden, so verhält es sich ähnlich bei der Lepra; das verschiedenartige Vorkommen der verschiedenen Formen scheint auf Immunisierung zu beruhen.

Cochrane: Immunität scheint es bei Lepra nicht zu geben, wenigstens konnte das Vorkommen von Antigen-Antikörperreaktionen nicht bewiesen werden; nur gegen Proteine, Chaulmoograöle und Emulsionen von säurefesten Stäbchen sind Antigenreaktionen bekannt; Toxine im klassischen Sinne der Bakteriologie sind hypothetisch; Leprakranke mit zahlreichen offenen und eine Unmasse von Leprabacillen beherbergenden Herden brauchen keinerlei toxische Reaktionen zu zeigen; der als „Leprareaktion" bezeichnete Zustand imponiert zwar toxisch, aber es scheint, daß dabei Bakterientoxine keine auslösende Rolle spielen, somit gibt es keine Immunität gegen Lepra im üblichen Sinne des Wortes.

Gomes: Bei Menschen, die unter Leprösen leben, aber frei von Symptomen sind, scheint der positive Ausfall der Gomes-Reaktion Immunität anzuzeigen, diese Immunität braucht nicht dauernd bestehen zu bleiben und kann verschwinden unter Umständen, welche noch untersucht werden müssen; schwindet die Immunität, so wird die Reaktion wegen Mangel von Antikörpern im Blut negativ und dann entwickelt sich Lepra.

Allergie.

Loewenstein: Die Reaktionslosigkeit des Leprösen scheint darauf zu beruhen, daß sein Organismus zur Allergieentstehung unfähig ist, dafür sprächen die lange Inkubationszeit, das reaktionslose Weiterwuchern der Bacillen, so daß man annehmen kann, daß die Leprabacillen kein Toxin bilden; ferner entwickelt sich trotz langen Bestehens der Infektion erst sehr spät eine Gewebsveränderung, und die Bacillen wachsen schrankenlos weiter, weil eben keine Allergie entsteht; vielleicht sind lepraimmune Menschen Euergiker im Gegensatz zu den Leprösen, welche Dysergiker sind.

Literaturverzeichnis.

Adant, M., C. r. Soc. Biol. Paris 107, 907 (1931); 107, 909 (1931); 110, 119 (1932). — Ahuja, M. L., u. S. M. K. Mallick, Indian J. med. Res. 18, 707 (1930). — Alcivar, Zevallos, Cl., Archivos Lepra 4, 22 (1932). — Ambrogio, A., Boll. Sez. region. Soc. ital. Dermat. 1931, 215 — Giorn. ital. Dermat. 71, 1292 (1930). — Amies, C. R., Bull. Inst. Med. Res. Federat. Malay States 1929, Nr 4, 16. — Aoki, T. u. Y., Jap. J. of Dermat. 1930, Erg.-H. — Aoki, Y., u. K. Murao, Nagasaki Igakkai Zassi 11, 572, (579) (1933) — Z. Immun.forsch. 79, 365 (1933). — Badger, L. F., Publ. Health. Rep. 1931 I, 957. — Benetazzo, G., Boll. Sez. region. Soc. ital. Dermat. 13, 5, 51 (1934/35) — Giorn. ital. Dermat. 76, 143 (1935) — Il Dermosifilogr. 8, 241 (1933). — Bier, O. G., u. K. Arnold, Arch. Schiffs- u. Tropenhyg. 39, 231 ,236, 238, 516 (1935); 40, 25 (1936). — Blanc, G., G. Joannidès u. G. C. Pangalos, Bull. Soc. Path. exot. Paris 23, 568 (1930). — Brants, J., Dermat. Wschr. 95, 1688 (1932) — Eesti Arst 11, 136 (1932). — Bulkin, A. K., Med. Parasitol. 4, 36 (1935). — Bulkin, A., u. B. Gluchovcev, Sovet Vestn. Venerol. i Dermat. 1, Nr 3, 38 (1932). — Cochrane, R. G., J. State Med. 39, 583 (1931). — Cowan, T. A., Malayan med. J. 7, 46 (1932). — Danilova, A., Trop. Med. i Vet. 9, 150 (1931). — Dubois, A., u. J. Degotte, Ann. Soc. belge Méd. trop. 15, 201 (1935). — Fernandez, J. M., S. Schujman u. Sr. Raul Macchi Campos, Rev. argent. Dermato-Sifilol. 16, 561 (1932). — Gillier, R., Bull. Soc. Path. exot. Paris 27, 709, 915 (1934). — Gomes, J. M., Brasil. Medico 43, 1223 (1929) — Rev. Biol. Hyg. S. Paulo 2, 49 (1929) — Internat. J. Leprosy 3, 283 (1935). — Gomes, J. M., u. P. C. de Azevedo Antunes, C. r. Soc. Biol. Paris 103, 1317 (1930) — Rev. Biol. e. Hyg. 4, 100 (1933). — Hajaši, F., Lepro (Osaka) 3, 83 (17) (1932). — Hashimoto, T., H. Komatsu u. S. Nitto, Lepro (Osaka) 7, Nr 3 (11) (1936). — Hayata, H., Lepro (Osaka) 5, 543 (33) (1935). — Hazen, H. H., H. S. Cumming, A. H. Sanford, F. E. Senear, W. H. Simpson u. R. A. Vonderlehr, Internat. J. Leprosy 4, 315 (1936). — Hombria, M., Actas dermosifiliogr. 25, 193 (1932). — Ishibashi, T., Jap. J. of Dermat. 36, 488 (82) (1934); 37, 118 (1935) — Tohoku J. exper. Med. 30, 287 (1937). — Jordan, P., Rev. Biol. São Paulo 1934, 81 — Fol. clin. biol. 6, 81 (1934). — Komatsu, H., Jap. J. of Dermat. 38, 884 (140) (1935). — Kornel, G., Eesti Arst 11, Beih., 145 (1932) — Z. Immun.forsch. 78, 207 (1933). — Laigret, J., Arch. Inst. Pasteur Tunis 22, 509 (1933). — Landeiro, F., C. r. Soc. Biol. Paris 116, 174 (1934). — Lefron, G., Bull. Soc. Path. exot. Paris 29, 464 (1936). — Lefrou, G., u. P. Bonnet, Bull. Soc. Path. exot. Paris 27, 631 (1934). — Leger, M., Bull. Soc. Path. exot. Paris 25, 128 (1932). — Lépine, P., J. Markianos et A. Papayoannou, Bull. Soc. Path. exot. Paris 25, 543 (1932). — Lipšic, L., Trop. Med. i Vet. (russ.) 9, 147 (1931). — Loewenstein, E., Wien. klin. Wschr. 1935 I, 519. — Macht, D. J., Acta dermat. (Kyoto) 18, 126 (1932). — McKenzie, A., Leprosy Rev. 4, 49, 99 (1933). — Medeiros, L., An. brasil. Dermat. 8, 65 (1933). — Montañes, P., Actas dermo-sifiliogr. 24, 98, 241 (1931). — Montestruc, E., Bull. Soc. Path. exot. Paris 27, 713 (1934). — Munenchi, T., Jap. J. of Dermat. 38, 878 (119) (1935). — Murata, M., Lepro (Osaka) 2, 72 (1931). — Murata, M., u. T. Tamiya, La Iji-Simbun (La jurnalo medicina) 1927, Nr 1226; 1928, Nr 1228. — Negro Vázquez, E., Archivos Cardiol. 13, 545 (1932). — Nishiyama, K., Lepro (Osaka) 5, Nr 4 (39) (1934). — Nojima, T., Lepro (Osaka) 1, 1 (181) (1930). — Ogasawara, N., u. M. Amawashi, Lues (Jap.) 10, (deutsch 9) (1933). — Ohmichi, M., Lepro (Osaka) 6, 275 (13) (1935). — Ohtawara, T., T. Rokutanda u. T. Ishihara, J. Kumamoto med. Soc. 11, 1225 (1935);

11, 1241 (1935). — Ota, M., u. T. Ishibashi, Internat. J. Leprosy **2,** 413 (1934) — Jap. J. of Dermat. **37,** 247 (64), 688 (118) (1935). — Pereira, P. C. R., Internat. J. Leprosy **4,** 207 (1936). — Postmus, S., Geneesk. Tijdschr. Nederl. Indïe **1936,** 2154. — Puente, J. J., Rev. argent. Dermato-Sifilol. **16,** 53 (1932). — Putzu Doneddu, F., Arch. di Biol. **7,** 5 (1930). — Rhee, Y. C., Jap. J. of Dermat. **32,** 784 (101, 126) (1932). — Rubino, M. C., Ann. Inst. Pasteur **48,** 147 (1931) — Bull. Soc. Path. exot. Paris **24,** 519 (1931) — C. r. Soc. Biol. Paris **117,** 894 (1934). — Sakakibara, J., Lepro (Osaka) **6,** 533 (41) (1935). — Sanjurjo, D., u. M. Sanjurjo, Bull. Soc. Path. exot. Paris **25,** 127 (1932). — Schlossmann, K., Z. Immun.forsch. **62,** 447 (1929). — Soule, M. H., Internat. J. Leprosy **3,** 181 (1935). — Tôyama, J., S. Miyoshi u. K. Kubokawa, Jap. J. of Dermat. **30,** 887 (1930). — Toyama, J., u. K. Tanaka, Jap. J. of Dermat. **34,** 91 (1933); **35,** 456 (90) (1934); **38,** 133 (70) (1935). — Trautmann, R., Arch. Inst. Prophyl. **3,** 531 (1931). — Trincao, C., C. r. Soc. Biol. Paris **105,** 160 (1930). — Yano, M., u. Sh. Asano, Lepro (Osaka) **7,** Nr 3, 13 (1936).

Ätiologie.

Brown (Nigeria): Sorgfältige Untersuchungen an 41 Kindern und 25 Erwachsenen in bezug auf genauere Feststellung der Vorgeschichte, Familienbeziehung und die Art des Beginns wurden durchgeführt; nur in 51,5% konnte die Ansteckungsquelle ermittelt werden, bei den übrigen 48,5% keine Beziehung zu einer Ansteckungsquelle. Cochrane: Die Lepra hat viel Ähnlichkeit mit der Tuberkulose, ist aber viel weniger ansteckend; eine Übertragung findet nur durch offene (wunde) Stellen statt, meist im Kindesalter, seltener bei Erwachsenen. Chiyuto: Infektionsquellen sind sowohl positive wie negative Lepröse, d. h. offene und geschlossene Fälle; ferner die geheilten oder parolierten Fälle; eine Untersuchung von Leprösen und deren Kindern ergab, daß von 56 untersuchten Kindern von 23 negativen Eltern 48 schon klinisch und 14 schon bakteriologisch positiv waren. Muir: Ein Viertel der Leprösen in Indien sind „offene" Fälle. Spindler (Kupffer): Lepra wird nur durch Ansteckung erworben; niemals entsteht Lepra, wenn nicht eine Möglichkeit der Ansteckung durch einen Leprösen gegeben ist, und wenn sie nicht in eine leprafreie Umgebung ein Lepröser eingeschleppt hat.

Insel-Epidemie.

S. unter Nauru, S. 13. Cayman-Insel, S. 13. Rodriguez-Insel, S. 9. Oster-Insel, S. 14.

Familie.

Austin (Fidschiinseln): Übertragung findet in der Familie am häufigsten durch Schwester, dann Bruder, Sohn, Tochter, Mutter, Vater statt. Berny: Beispiele aus Cayenne über Lepra in der Familie. Clouston (Nauru, Südsee): Kinder infektiöser Mütter stecken sich häufiger an. Leprosy Rev. (Cayman-Inseln, Antillen): Einschleppung der Lepra durch afrikanische Frau und familiäre Ausbreitung. Malinin (Kubangebiet, Kaukasus): Die genealogischen Tabellen der Kosaken sprechen für Ansteckung durch Familie. Simons (Ambon): Die Lepra ist eine „Familien"-Krankheit. Spindler (Kupffer) (Estland): Unter Blutsverwandten kommen öfter schwerere Formen, wie L. tuberosa und weniger leichte Formen, wie L. maculosa, als unter Nichtverwandten vor. Wayson und Rhea (Hawai): Aus 122 Familien mit 996 Mitgliedern, wo jede Familie mehr als 1 Kind hatte, wurden während der letzten 20 Jahre 302 Leprafälle aufgenommen, das ist mehr als 30% der gesamten Familienmitglieder, von 14 Familien mit 4 oder mehr Kindern wurden 137 Mitglieder = 43% aufgenommen; wenn Lepra in der Familie vorhanden war, wurden von den übrigbleibenden Kindern im Alter von 0—4 Jahre schließlich 44,4%, im Alter von 5—9 Jahren 32,8%, im Alter von 10—14 Jahren 22% und von 15—19 Jahren 11,1% mit der Zeit als leprös aufgenommen; etwa 40% werden leprös, bevor sie das 15. Lebensjahr erreicht haben.

Ehegatten.

Aleixo (Bello Horizonte, Minas Geraes): 4% Ansteckung durch Ehegatten. Austin (Fidschiinseln): 3 konjugale Fälle. Fidanza, Schujman und Fernandez

(Argentinien): 15% Ansteckungen zwischen Ehegatten. Gomes (Brasilien): Das seltene Vorkommen von ehelicher Lepra spricht für eine gewisse Immunität bei den Frauen; entstanden durch häufigere Infektion mit kleinen Dosen von Erregern. Haddad (Belgisch-Kongo): 6% unter Ehegatten. Lodder (Holl.-Indien): Nur 1 Fall unter 150 Ehepaaren. Lowe (Indien): Unter 400 Fällen nur 1mal eheliche Ansteckung. Paneth hat in 5 Jahren in Niederl.-Indien nur 1 Fall von konjugaler Ansteckung gesehen.

Kinder.

Ann. Rep. Surg. Gen. P. H. S. U. S.: Bei 100 Kindern in Honolulu kein Zusammenhang zwischen Dauer des Kontaktes und späterer Erkrankung. Austin (Fidschi): Unter 10 Jahren beide Geschlechter gleichmäßig. Balina: Bei Ehegatten überträgt der „Bacillenausscheider" die Lepra auf das Kind. Christian (Indien): Kinder lepröser Eltern erkranken in mehr als 90%; je jünger um so häufiger; Mädchen und Knaben gleich empfänglich; sehr oft Ansteckung durch Hausgenossen, wie Verwandte, Diener. Cochrane: Wenn Kinder unter günstigen Bedingungen leben, entwickelt sich in etwa 80% die Krankheit nicht weiter. Cochrane: Auf Barbados und Grenada, wo die Lepra ausstirbt und es fortgeschrittene schlimmste Knotenfälle gibt, ist Ansteckung der Kinder selten. Cochrane u. Mitarb. (Ceylon): Wiederholte systematische Durchuntersuchung der Kinder ergibt: Die Durchseuchung der Kinder ist in bezug auf das Geschlecht etwa gleich; bis zum Alter von 12 Jahren, in welcher Altersgruppe viel leichter der ganze Körper zu besichtigen ist, ergibt sich nur ein Unterschied von 2% mehr bei den männlichen; im späteren Lebensalter ist es sehr schwierig, den ganzen Körper bei den Mädchen zu untersuchen; eine Erklärung, daß die Männer später mehr Lepra aufweisen, ist vielleicht die, daß die männliche Bevölkerung schwereren Lebensbedingungen ausgesetzt ist und mehr in Gefahr kommt, chronische Krankheiten, wie z. B. Syphilis usw., zu erwerben; im Dezember 1935 wurden 279 Kinder wieder untersucht; wenn die frühen Erscheinungen unter 13 Jahren fortschreiten, so müßte man unter den älteren Kindern ebenso starken Befall finden als unter den jüngeren; lepröse Veränderungen wurden nämlich bei Kindern unter 13 Jahren häufiger gefunden; dafür sind 2 Erklärungen möglich: 1. wenn die Erscheinungen deutlicher werden, werden die Kinder eher von der Schule ferngehalten und man bekommt sie nicht zn sehen; 2. in einer großen Anzahl von Fällen verschwinden die Erscheinungen und, wenn die Kinder älter geworden sind, so sind Zeichen der Krankheit nicht mehr zu entdecken; die letztere Auffassung ist wahrscheinlicher, daß also viele frühe Veränderungen verschwinden, bevor die Kinder erwachsen sind; das jüngste Kind war zweijährig; Typen der Krankheit: im Lebensalter bis zu 12 Jahren betragen die neuralen Fälle für NI 81,0, für N II und N III 18,0%, für cutanen Typ 0,9%; diese Zahlen verschieben sich im Alter von 13—18 Jahren und betragen 60,7—21,1—15,2%; im Alter über 18 Jahre 32,2—54,3—22,5%; mit zunehmendem Alter steigt also die Zahl der fortgeschritteneren und schwereren Fälle, und aus den neuralen Fällen werden mehr und mehr cutane Fälle; besonders scheinen die N I-Fälle bei Kindern stationär zu bleiben oder auszuheilen; von den 41 Kindern, welche gebessert oder stationär geblieben waren, waren nur 4 N II-Fälle, der Rest waren alle N I-Fälle; die Behandlung spielt wahrscheinlich nur eine geringe Rolle, um den Übergang in fortgeschrittene Fälle zu verhüten; sicher ist aber, daß die Kinder möglichst von der Berührung mit infektiösen Fällen ausgeschlossen werden und unter bessere Lebensbedingungen kommen müssen; erst dann sollen die Kinder mit den Hydnocarpus-Präparaten behandelt werden. Haddad (Belg.-Kongo): Ist ein Eheteil leprös, dann 2,3% Kinder leprös, sind beide Eheteile leprös 21,0%. Hashimoto und Komatsu (Japan): Die in Japan mitgeteilten Fälle von Kinderlepra unter 15 Jahren beliefen sich auf 393, davon 258 Knaben und 135 Mädchen, Lepra maculosa 41,47%, Lepra nervosa 24,42%, Lepra tuberosa 23,15%; das jüngste Kind war 35 Monate alt mit L. maculosa, Flecken an beiden Unterschenkeln, Vorderarmen und Knien; Bacillen im Nasensekret, aber nicht in den Flecken; bei

21 Leprakindern konnte in 8 Fällen kein Kontakt mit Lepra nachgewiesen werden. Holland (Neuguinea): Ansteckung nicht nur bei Kindern. Huizenga: Leben die Kinder 1 Jahr mit den Eltern zusammen, so werden 5%, bei 4—5 Jahren 65% leprös. Lampe (Groot Chatillon, Surinam): Im Asyl wurden 1896—1928 105 Kinder geboren, 101 von denen wurden bis 8 Jahre nach dem 1. Lebensjahr weiter beobachtet, davon 26% leprös. Lodder (Insel Ambon): Von 157 Kindern lepröser Mütter 7,6%, von 185 Kindern lepröser Väter 3,2% leprös. Manalang (Philippinen): In erster Linie ist die lepröse Mutter die Infektionsquelle; von den in Culion Geborenen, die 7 Jahre beobachtet sind, wurden 64,5% verdächtig oder positiv, von den nicht von den leprösen Eltern getrennten Kindern 11,5% leprös, von den abgesonderten 23% leprös; der Widerspruch wird dadurch erklärt, daß die bei den Eltern aufgezogenen Kinder besser versorgt und verpflegt werden; die Erfahrungen in Indien, Hawai und Philippinen ergaben, daß Kinder, bei der Geburt sofort von den Eltern getrennt, frei bleiben. Marchoux und Chorine: Ziehen aus Beobachtungen bei Rattenlepra folgende Schlüsse: daß Kinder nicht empfindlicher sind für die Infektion als Erwachsene, aber daß ihre Unkenntnis sie viel leichter anstecken läßt; die jungen Tiere, welche sich mit derselben Menge von Bacillen anstecken, werden natürlich viel ausgedehnter von der Infektion befallen, weil bei ihnen im Verhältnis zur kleineren Körperoberfläche viel größere Flächen ergriffen werden. Moiser (Südrhodesia): 3 mal mehr Kinder lepröser Mütter als lepröser Väter. Muir: In den ersten Lebensjahren sind die Kinder besonders empfänglich, weil sie erstens in nahe Berührung mit leprösen Eltern und Verwandten kommen, und weil die Widerstandskraft gegen Lepra in diesem Lebensalter besonders niedrig ist; in Westeuropa breitet sich die Krankheit deswegen selten aus, weil ansteckende Fälle wenig oder keine Berührung mit jungen Kindern haben; bei infektiösem Kontakt erkranken 40% der Kinder. Sakurai (Japan): $2^1/_2$ Jahr alter, gut gebauter Knabe, Infektionsart ganz unbekannt, Maculae auf Wange, Handgelenk, Unterarm und Unterschenkel, Nerv. auricul. magn. sin. und N. ulnar. dext. verdickt, Bacillen in Maculae und Nasensekret. Sharp (Bunyouyi Colonie, Uganda): Wenn in der Kolonie die Kinder nicht abgesondert werden, werden vor dem 5. Lebensjahr wahrscheinlich 75% angesteckt. Simons (Ambon, Ostindien): Eltern mit rein nervöser Form scheinen die Lepra auf Kinder nicht zu übertragen. Tisseuil (Cayenne): Fast 1 jähriges Kind einer Mutter mit fortgeschrittener tuberöser Lepra, Fleck an Wade wurde allmählich Knötchen, im Gewebssaft Bacillen positiv.

Kinder-Sterblichkeit.

Lampe (Asyl Groot Chatillon-Surinam): In 30 Jahren Beobachtung 40% etwa wie in Culion, bei 18 Jahren Beobachtung 46% Sterblichkeit, die Sterblichkeit im 1. Lebensjahr und die Totgeburten betragen im Asyl 26—28%, sonst in Surinam 15%; besonders hoch ist die Sterblichkeit, wenn die Mutter eine positive Seroreaktion hat (WaR., S. G., M.R.); das bedeutet Lues und Frambösie der Mutter.

Bei den von den leprösen Eltern getrennten Kindern ist die Sterblichkeit sehr groß, da die künstliche Ernährung in den tropischen Lepraländern so schwierig ist, wie aus vielen Berichten hervorgeht.

Geschlechtsverkehr.

Haddad (Belg.-Kongo): nimmt an, daß durch Geschlechtsverkehr 36% angesteckt werden.

Vererbung

T. Aoki glaubt, daß eine gewisse Disposition vererbt wird, denn Blutsverwandte erkranken häufiger (in Japan etwa 12 mal) als Nicht-Blutsverwandte; Blutgruppe und Konstitution scheinen wichtige Faktoren zu sein. Nach Cochrane spielt die intrauterine Infektion keine Rolle. Gomes: Die transplanzentare Übertragung von Erregern ist häufig, aber diese erste Aussaat bleibt ruhig in den Lymphknoten, bis sie durch irgendeinen Zustand sensibilisiert wird und in Krankheit übergeht. P. Jordan (Brasilien): Disposition kann vererbt werden; regt Zwillingsforschung an. Labernadie: Die Verbreitung der Lepra bei den Sträflingen in Franz.-Guyana läßt nichts von Vererbung erkennen. Milian: Vererbung mag manchmal vorkommen. Muir: Der beste Beweis gegen Vererbung ist die Tatsache, daß Kinder, die sofort nach der Geburt von den leprösen Eltern in leprafreier Umgebung abgesondert werden, gesund bleiben. Ogasawara (Japan): In der Vorgeschichte der Mütter lepröser Kinder spielt Rachitis eine gewisse Rolle.

Fetale Lepra.

Kobayashi: Von 8 leprösen Feten fanden sich bei 7 lepraidentische Bacillen in Leber, Milz, Lunge, Gefäßen.

Fruchtbarkeit.

Haddad (Belg.-Kongo): In leprösen Ehen 16,2%, bei gesunden nichtleprösen Ehen 12%. Lampe (Groot Chatillon, Suriname): Die Fruchtbarkeit der Frau im Asyl beträgt 7,3%, also höher als bei Nichtleprösen mit 6,3%. Roger: In der Republik Columbia nicht herabgesetzt. Vigne und Guérin-Valmale berichten von einer französischen Beamtenfrau, die in den Tropen angesteckt war; trotz schwerer Krankheit innerhalb von 16 Monaten 2 gesunde Kinder.

Pfleger.

Bargehr: In der Leprakolonie Molokai-Hawai sind von 66 Pflegern 22 sicher leprös und weitere 11 lepraverdächtig geworden. Bujwid: Gesunde Polin heiratet in Brasilien einen Leprösen und pflegt ihn 10 Jahre lang, ohne angesteckt zu werden. Canaan (Jerusalem): 3 von den Wärterinnen arbeiten bereits seit 33, 28 oder 27 Jahren in dem Heim, stehen in dauerndem nahen Verkehr mit den Patienten, verbinden sie, waschen ihre Kleider und leben mit ihnen zusammen und bei keiner dieser 3 Frauen können Spuren von Lepra gefunden werden; außerdem befinden sich im Heim 4 nicht-lepröse Kranke, die aus Mitleid aufgenommen worden sind und sich seit 48, 27, 17 und 14 Jahren dort befinden, ohne leprös geworden zu sein. Gushue-Taylor hat auf seinen Reisen über ein Dutzend Helfer gefunden, die sich in den letzten 15 Jahren angesteckt haben. Laquièze: Missionarin gibt seit 11 Jahren in Neukaledonien Unterricht, wird leprös trotz Vermeidung jeder Berührung. Bourguignon: Katholischer Missionar, seit 30 Jahren ohne Urlaub in Zentralafrika in enger Berührung mit Leprösen, angesteckt.

Personal.

Braul: Im Holm-Leprosorium (Kaukasus) ist eine Krankenschwester gesund geblieben, stammt von leprösem Vater, ist an leprösen Mann verheiratet, lebte 20 Jahre in Leprosorium und gebar ein gesundes Kind. Mitchell: Ein Arzt in Südafrika, seit 10 Jahren in der Leprabekämpfung tätig, sticht sich bei einer Operation einer stark infektiösen Leprösen durch den Gummihandschuh in den linken Zeigefinger, hier erste Symptome, sehr rasch auftretend, aber später langsamer bei aktiver Behandlung. Olpp: Der Nachfolger von Pater Damian, der Bruder Josef Tutton, hat unter den Aussätzigen 40 Jahre gearbeitet und ist gesund geblieben. Nach Roger ist in Agua de Dios (Columbia) das Personal gesund geblieben, darunter eine Oberin seit 40 Jahren in Leproserie tätig; die Kolonie beherbergt etwa 3500 Kranke, daneben wohnen 4500 Gesunde, in allen möglichen Berufen, darunter auch Verwandte und gesunde Kinder der Leprösen, keine Ansteckung beobachtet.

Lepröse in endemischer Umgebung.

S. N. Chatterji: Wer in Lepraland lebt, kann kaum mit einiger Sicherheit der Berührung mit unverdächtigen Leprösen entgehen. Haddad (Belg.-Kongo): In lepröser Umgebung bei endemischer Durchseuchung wurden 58% angesteckt. Lampe (Groot Chatillon Suriname): In lepröser Umgebung werden 17%, in leprafreier Umgebung

11% angesteckt, im Asyl 20% und 60% erst später angesteckt oder wiederangesteckt.
Malinin (Kaukasus): Unter 231 Angehörigen fanden sich bei 21 Fällen Bacillen ohne
Zeichen von Lepra, ferner Bacillen auch in seinem eigenen Nasenschleim 1 Woche
lang. **Schreiber** (Provinz Santa Fé in Argentinien): Von einem Fall aus, der 25 Jahre
vorher einwanderte, werden Schwiegertochter, Nachbar, Verkehrsgast im Hause, dessen
Töchter und der Knecht einer der Pächter, Verwandte, deren Kinder usw., im ganzen
15 Menschen leprös.

Schule.

Joseph (Madras, Indien): Systematische Durchuntersuchung der Schulen.
Plantilla (Cebu): Unter 13586 Schulkindern 2,6$^0/_{00}$, bei Berührung mit sicher Leprösen
3,2$^0/_{00}$.

Hausgenossen.

Nach **Cochrane** gehen 60% aller Lepraansteckungen auf Hausinfektion zurück.
Fidanza, Schujman und **Fernandez**: In Argentinien fanden sich unter 200 Hausgenossen 5% Ansteckungen, fast alle im Beginn der Krankheit. **Tisseuil** (Cayenne):
3 Kinder von einem Kindermädchen angesteckt.

Wohnung.

Rodriguez und **Plantilla** untersuchten in der Stadt Cebu 98 Haushaltungen
von Leprösen mit 649 Personen und zur Kontrolle 95 Haushaltungen ohne Lepröse
mit 498 Personen und ferner in dem Landbezirk Maktan als Land gegenüber der
Stadt Cebu 115 Haushaltungen von Leprösen mit 1328 Personen und 215 nichtlepröse
Haushaltungen mit 1319 Personen und fanden keinerlei Beziehungen zur Lepra-
ansteckung. **Spindler** (**Kupffer**): Auf der Insel Ösel, wo die Menschen viel dichter
zusammen wohnen, werden bis zum 30. Lebensjahre 40%, dagegen in Nord-Estland
nur 32% infiziert.

Hygiene.

Im allgemeinen machen schlechte hygienische Bedingungen einen wesentlichen
Faktor aus bei der Ansteckung, so z. B. **Mayer** für Nigeria, **Lampe** für Suriname,
Muir und **Santra** für Indien usw. **Roger** meint, daß selbst in dem durchseuchten
Columbia die notwendige Hygiene, wie sie bei den gesunden Menschen in Agua de Dios
ausgeübt wird, genügt, um vor Ansteckung zu schützen.

Ernährung.

Atkey (Sudan): Salzmangel spielt keine Rolle; als einziger Zustand, welcher mit
der Häufigkeit der Lepra unter den verschiedenen Völkern des Sudans, die unter den
verschiedensten Bedingungen in bezug auf Höhe, Feuchtigkeit und Temperatur leben,
ist die Menge oder das Fehlen von Rindvieh, Schafen oder Ziegen und der Gebrauch
von Milch als Ernährung und Getränk anzusehen. **Bargehr** (Holl.-Indien): Die Durchseuchung selbst bei ganz gegensätzlichsten Ernährungsformen gleich. **Kusnetzov**
(im Kubangebiet): Unterernährung besteht in 56%, Überernährung in 34%, normale
Ernährung in 9,5%. **Lampe** (Suriname): Ungenügende Ernährung, vielleicht auch
Vitaminarmut, begünstigt die Ansteckung. **Lowe**: Wo in Indien und China eine
proteinarme Ernährung mit wenig Fett und Vitaminen herrscht, scheint sich Lepra
leichter auszubreiten; Menschen werden leprös, die niemals Fisch essen. **Muir** (Indien):
Hungersnot begünstigt die Ausbreitung. **Muir** und **Santra**: Desgleichen unsichere
Ernten, Entbehrungen in Berggegenden. **Ogasawara** (Japan): Ungenügende Er-
nährung schafft eine Bereitschaft, auch bei Rachitis.

Klima.

Atkey (Sudan): Trockenheit, Regenfall, Höhenlage und Salzmangel spielen keine
Rolle. **Bargehr** (Ostindien): Die tieferen Gegenden sind stärker verseucht; es müsse

geophysikalische Verhältnisse geben, die einen ortsgebundenen Einfluß haben. Coch-rane (Westindien): Klima scheint wenig Einfluß zu haben. Gomes (Brasilien): Die klimatischen Verhältnisse spielen eine recht große Rolle; er macht auch die Ultraviolett-strahlen verantwortlich; die Lepra herrscht endemisch in Küstengebieten, Flußtälern und anderen feuchten Gegenden, dagegen sei sie auf trockenen heißen Bezirken seltener. Gonzalez Urueña (Mexiko): Die Lepra ist von der Meeresküste durch die rein tropischen Gegenden bis in die kalten Bezirke der Hochebene so verbreitet, daß tellurische Einflüsse für die Ansteckung und Verbreitung nicht maßgebend zu sein scheinen. Hollenbeck (Angola): Lepra in Niederungen des Kongobeckens und auf Hochebene Benguela; plötzliche Vermehrung wahrscheinlich bedingt durch mehrere regenarme Jahre teilweise mit Hungersnot. Lowe (Indien): Möglicherweise spielt die Feuchtigkeit der Luft eine gewisse Rolle. Maxwell (China): Verbreitung ganz unabhängig von Feuchtigkeit, Hitze, Trockenheit, Höhenlage. Mills: Über die Beziehungen zum „Stimulations-Index“. Muir (Indien): Eine Rolle spielen die häufigen Hungersnöte, die bei dem trockenen sandigen Boden und bei den Südweststürmen durch starke Austrocknung des Landes und Vernichtung der Reisernte entstehen. Muir und Santra (Indien): Ansteckung wird begünstigt in Deltagegenden und an Flüssen, wo Filariainfektion häufig ist. Rodriguez (Cebu): Hat die Insel sorgfältig untersucht; klimatische Verhältnisse spielen eine untergeordnete Rolle, denn sie sind so verschieden und dabei ist die Durchseuchung verhältnismäßig gleich. Stein (Rußland): Über das Auftreten von Exacerbationen durch atmosphärische Bedingungen.

Disposition.

T. Aoki: Bei Infektionsbedingungen, die das Freibleiben und das Erkranken einzelner Menschen erklären können, spielen prädisponierende Faktoren eine Rolle. Dieselbe Ansicht vertreten Asuruta, nach Erfahrungen in Kusatsu (Japan), und Spindler (Kupffer) für Estland: Aus den Untersuchungen ergibt sich, daß unter Blutsverwandten die tuberöse Form viel öfter nachzuweisen ist als unter nichtleprösen Verwandten; dieser Unterschied kann nur darauf beruhen, daß es eine vererbbare Disposition für Lepra gibt. Marchoux und Chorine (in Analogie zu Beobachtungen bei Rattenlepra): Eine starke Dosis, also massive Infektion mit viel Bacillen, ruft eine viel deutlichere und stärkere Infektion als eine schwache Dosis hervor; die Infektion ist um so ausgedehnter, je mehr Impfungen und Ausstreuungen auf eine große Fläche stattfinden; der Leprabacillus verhält sich am Anfang und während langer Zeit wie ein Samenkorn, welches an der Stelle, wo es eingepflanzt ist, langsam wächst.

Formen.

Die Verteilung der verschiedenen Formen der Lepra in der Welt habe ich versucht, in einer Tabelle zusammenzustellen. Es zeigte sich aber, daß eine übersichtliche Ordnung Schwierigkeiten machte. In den Mitteilungen schwanken die genauen Bezeichnungen, z. B. Lepra „mixta“, aus denselben Bezirken sind verschiedene Zahlen berichtet, die Bezeichnung „cutan“ und „nervös“ ist verschieden, namentlich bei frühen Fällen, die Bezeichnung „maculosa“ und „maculo-anaesthetica“ ist kaum zu unterscheiden. Ich verzichte deshalb auf eine Veröffentlichung der Tabelle. Folgende Angaben sind aber zuverlässig. Die nervöse Form herrscht vor in: Schweden (Kissmeyer 1933); Marokko (Sainte Marie 1935); Ägypten (Lepr. Rev. 1936); Südrhodesia (Moiser 1934); Franz.-Sudan (Gouvril 1935); Goldküste (Dixey 1932); Swasiland (Jamison 1934); Japan (Ito, Uchida, Tashiro, Kitasata, Hirose, Kobayashi und Amagasaki, Sawada); Formosa (Arisumi 1931); Philippinen (Heiser); China, Schantung (Heimburger 1932); Korea (Kang und Wilson 1934); Neuguinea (Holland 1936); Indien (Muir und Lowe 1933), Bombay (Ann. Rep. Berla 1934); Fidjiinseln (Austin 1936); Brasilien, Bello Horizonte (Aleixo) 1929).

Lebensalter.

Carillo Fernandez und Schujman (Rosario, Argentinien): Unter 20 Jahren 18%, 20—50 Jahren 55%, über 50 Jahren 27%. Chiyuto (Philippinen): Verdächtige Erscheinungen treten durchschnittlich im 4,92. Lebensjahr, frühe klinische Lepra im 6,45. und fortgeschrittene klinische Lepra im 9,15. auf. Hirose (Kyushu, Japan): Die Zahl der Leprösen steigt im Pubertätsalter, besonders aber im 21.—25. Lebensjahr, bei Frauen im Alter von 15—55 Jahren eine kleine Vermehrung. Kobayashi und Amagasaki (Klinik in Tokio): Beginn der Krankheit am häufigsten zwischen 21. bis 30. Lebensjahr; im einzelnen zwischen 11.—20. Jahr 18,96%, zwischen 21.—30. Jahr 39,34%, 31.—40. Jahr 19,75%, 41.—50. Jahr 10,31%. Lampe (Suriname): Die Erkrankungsziffer steigt bis zum 20. Lebensjahre, dann auffallendes Absinken. Lampe: In Lepraländern erkranken die Jugendlichen im Alter von 5—14 Jahren. Lampe und Simons (Surinam): Bei 34% aller Fälle Beginn zwischen dem 10. und 14. Jahre. Lee (Taiku Hospital, Japan): Frühe Erscheinungen im Alter von 10—20 Jahren, selten vor 8 und nach 30 Jahren. Manalang (Philippinen): Das Lebensalter ist von überragender Bedeutung, denn die Krankheit wird erworben durch häufige und wiederholte Berührung von Haut zu Haut mit einem Aussätzigen während des Säuglings- und frühesten Kindesalters. Moiser (Südrhodesia): Erste Symptome in der Regel im 1. oder 2. Jahrzehnt bemerkbar. Muir spricht sich für frühzeitige Ansteckung aus; sie entwickelt sich aber meist zu schwereren Formen von Hautlepra; Ansteckungen im Erwachsenenalter zum milderen, nichtansteckenden Typ. Pavlov (Leprosorium Dalne Vostock, Kaukasus): 2 Säuglinge leprös, Sektion ohne Befund, keine mikroskopische Untersuchung. Pierini (Argentinien): Ein 4 Monate altes Kind mit Bacillen im Nasenschleim; ein Mädchen von 3 Jahren mit miliaren bacillenhaltigen Lepromen auf Wangen und Unterarmen; ein Mädchen von 2 Jahren und ein Knabe von 4 Monaten mit Bacillen im Nasenschleim. Publ. Health Rep. Hawai: Etwa 40% werden leprös, ehe sie das 15. Lebensjahr erreicht haben; wenn Lepra in der Familie vorhanden war, wurden von den Kindern im Alter von 0—4 Jahren schließlich 44,4%, im Alter von 5—9 Jahren 32,9%, im Alter von 10—14 Jahren 22% und von 15—19 Jahren 11,1% mit der Zeit als leprös aufgenommen. Sawada (Kanazawa, Japan): Am häufigsten im Pubertätsalter bemerkbar, aber die meisten Fälle erst im Alter vom 21—25. Lebensjahr. Sharp (Uganda): 1—4 Jahre: 8%, 5—15 Jahre: 24%, 16—30 Jahre: 31%, 30—40 Jahre: 37%. Spindler (Estland und Oesel): Bis zum 5. Lebensjahr 1,8%; bis zum 30. Lebensjahr auf der Insel Oesel, wo die Menschen viel dichter wohnen, 40%, dagegen in Nordestland nur 32%; Lepra kann auch im späteren Leben erworben werden. Yamamoto, Hiroshi und Harada (Hautklinik in Osaka): Am stärksten ist das Lebensalter von 21—30 Jahren vertreten.

Geschlecht.

Das Verhältnis der Geschlechter beträgt in der ganzen Welt 2—3 Männer zu 1 Frau. Davon sind folgende Ausnahmen berichtet:

	Männer %	Frauen %	
Insel Oesel, Korge 1934	41,7	58,3	
Krutye-Rutschji-Leningrad, Andrusson 1929	50	50	
Belovidov 1931	59	41	
Süd-Rußland, Bulkin 1928	48	52	
Kuban-Kaukasus, Malinin 1929	43	57	
Tersk (Kaukasus). Ivanov 1929	50	50	
Basutoland (Südafrika), Strachan 1934	46	54	(einschl. der Kinder)
Philippinen, Manalang 1932	50	50	(einschl. der Kinder)
Korea, Kang und Wilson 1934	59	41	
St. Croix (Antillen), Fox 1933	41	59	
Brasilien (Bello Horizonte), Aleixo 1929	50	50	
Colombia, Roger 1931	51	49	

Lowe: Ob anatomische, physiologische und cytologische Unterschiede zwischen den Geschlechtern irgendeinen Einfluß auf die geschlechtliche Verteilung der Krankheit haben, ist unsicher; Männer werden stärker befallen und zeigen eine schwerere Form der Krankheit; sind in Indien Frauen denselben Ansteckungsbedingungen ausgesetzt wie Männer, z. B. als Industriearbeiter, so wird die Zahl der Frauen so hoch oder noch höher wie die der Männer. Lara (Culion): Die meisten der aufgenommenen Leprösen sind im Alter von 16—50 Jahren, und zwar von allen Frauen 77,1%, von den Männern 81,4%. Tolentino: Das Überwiegen des männlichen Geschlechtes bei den erwachsenen Leprakranken sei eine Folge des Fehlens von Ovarienhormonen, die beim Weib der Entwicklung der Lepra entgegenwirken.

Soziale Bedingungen.

Bargehr: Auf Java, Bali und Lombo sind Arme und Wohlhabende gleichmäßig infiziert. Cochrane (Westindien): Wo die wirtschaftlichen Bedingungen günstig und der Ackerboden gut, spielt Lepra keine Rolle; wo diese Bedingungen schlecht, wie in St. Kitts, Dominica und Antigna, ist Lepra häufig. Lowe: Es ist nicht leicht, Beziehungen aufzudecken, denn z. B. in Westbengal, einem der ärmsten Bezirke Indiens, sind hohe Zahlen, aber nicht höher als in Madras, wo die Lebensbedingungen sehr viel besser sind; die Verschiebung der Bevölkerung vom Land, das bisher abgeschlossen war, in Industriebezirke, wo sie sich anstecken, und die Rückwanderung in die Heimat bringt auch eine Verschleppung der Lepra mit sich. Malinin (Kubangebiet): Die Armen bevorzugt. Nach Muir erkranken in Indien in erster Linie diejenigen, die ihre naturgemäße Lebensweise aufgeben und „Halbwilde" werden, niedrige Kasten der Hindus und tiefstehende Muselmänner, ferner diejenigen, die in industrielle Betriebe gehen, in den öffentlichen Verkehr hineingezogen werden, so daß Lepra jetzt in Gegenden auftaucht, wo sie vorher unbekannt war, das Aufgeben der natürlichen Lebensweise vergesellschaftet sich mit komplizierenden Krankheiten, Hungersnöten, überfüllten Wohnräumen und ähnlichen Bedingungen.

Beruf.

Nach Malinin (Kubangebiet): Landleute sind hauptsächlich durchseucht, aber nicht an besondere Berufe gebunden. Kobayashi und Amagasaki (Japan): In der Tokyo-Klinik Landbewohner mit 48,69%, Handel mit 15,6%, Industrie mit 13,07% beteiligt. Hirose (Insel Kyushu): Bauern am häufigsten erkrankt. Ogasawara (Japan): Landbewohner erkranken nicht häufiger; dagegen Sawada (Japan): Bauern am zahlreichsten. Muir macht besonders darauf aufmerksam, daß gewisse Berufe gefährlich sind, wie z. B. Barbiere, die mit demselben Messer nacheinander Lepröse und Nichtlepröse rasieren, ferner Lepröse, welche die Kühe von Besitzern aus höheren Kasten melken und damit also auch die Krankheit in höhere Kasten verschleppen können; Bettler (s. auch Leprosy India): In 2 Distrikten von Kalkutta waren von 1438 Bettlern 224 leprös, meist vom Lande eingewandert, einige infektiös, die anderen meist verkrüppelt. Gonzalez Urueña (Mexiko): Landleute am stärksten durchseucht. Summent (Riga): Aus den letzten 60 Jahren ergibt sich, daß Fischer nicht mehr erkrankt sind wie Leute aus anderen Berufen.

Rasse.

Olpp (Kuala Lumpur, Hinterindien): Bei den Chinesen andere Formen und Verlauf als bei den Indern. Molesworth vertritt die Auffassung, daß das Verschwinden der Lepra in den europäischen Staaten im Mittelalter und in der neueren Zeit durch erworbene Rassenimmunität in Form von erhöhter Rassenwiderstandskraft erklärt werden kann. Muir: s. die Auseinandersetzungen mit Molesworth. Nach Cochrane hat sich in Gegenden, wo die Lepra jahrhundertelang herrscht, ein gewisser Rassenwiderstand herausgebildet; in Westindien spielt die Rasse eine größere Rolle als andere Umstände; die Indianer haben die indische, die Afrikaner die meist viel schwerere afrikanische Form. Leprosy Rev.: Fidji- und Salomon-Inseln neuraler Typ, 50% bei den Eingeborenen, 36,4% bei Indern, aber bei den letzteren milderer Verlauf und bessere Behandlungsresultate. Publ. Health Rep. Hawai: Verteilung unter den verschiedenen Rassen verschieden, aber irgendwelche Schlüsse lassen sich nicht daraus ziehen. Lowe: Eine Rassenimmunität scheint es kaum zu geben; Westeuropäer bekommen Lepra in endemischen Lepraländern, trotzdem sie gewöhnlich das empfänglichste Alter überschritten haben; in Indien verläuft die Lepra milder als sonst in Ostasien, auf den Philippinen, in Japan und Siam; dieser Unterschied bleibt auch bestehen, wenn an demselben Ort diese verschiedenen Rassen nebeneinander wohnen und wo ungefähr die gleichen Lebensbedingungen sind; auch die Inder aus dem Nordwesten (Punjab), die in ihrer Heimat wenig Lepra haben, erkranken, sobald sie in endemischen Herden, wie in Bengal, leben.

Konstitution.

Kusnetzow (Kuban, Don, Asow): Untersuchung von 105 Leprösen (Bauern, Arbeiter, Fischer) mit auffallend ähnlichen Lebensbedingungen, 56 Männer, 49 Frauen, 18—53 Jahre alt, nach dem Verfahren von Tschernorutzky mit dem Index von Pignet; der normosthenische Typ herrscht vor 59%, dann hypersthenischer Typ 27,6%, asthenischer Typ 13,4%; die Ursachen der Lepraerkrankung liegen in den äußeren Lebensbedingungen und nicht in der Konstitution. Malinin und Strukov (Kubangebiet, Kaukasus): untersuchten im Cholm-Leprosorium nach dem System von Sigaud über die konstitutionellen und morphologischen Merkmale; unter den Leprösen sind fast ausschließlich der gastrische, der muskuläre und teilweise auch der gemischte Typus verbreitet; dagegen fehlen fast vollständig der respiratorische und cerebrospinale Typ. Ogasawara (Japan) hat ausführliche Untersuchungen über den Zusammenhang zwischen Rachitis und Lepra gemacht. Sääsk (Estland): Für die Vermehrung der Erreger im Körper des Menschen bedarf es einer noch unbestimmten Konstitution, die nicht immer übertragbar auf die Kinder, sondern häufig auf den Enkel ist. Suzue und Kawamura (Japan): Das konstitutionelle Moment ist bei Leprakranken und Tuberkulosekranken nicht selten das gleiche.

Bacillenausscheidung.

Nase (Nasenschleimausstrich, Schleimhaut abgekratzt, Schleimhaut mikroskopisch untersucht): Hu, Ch'nan-Ku'ei und Jui-Wu Mu (China) fanden bei 3 Fällen von L. nodul. und 10 Fällen von L. mac. anaesth. Bacillen im Nasenschleim 30%, im Drüsenpunktat 46%, in Cantharidenblasen 46%, in CO_2-Schneeblasen 70%, im Gewebeausstrich 70%, in Gewebsschnitten 77% positiv; praktisch und am schnellsten ist die Untersuchung des Inhalts von CO_2-Schneeblasen. Malinin (Kubangebiet): 152 Fälle, 52 Nasenschleimhaut negativ; spärlich bei 7 Gesunden aus Leprafamilien; bei sich selbst im Nasenschleim eine Woche lang säurefeste Bacillen. Midana: In einem Fall Nasenschleim negativ, nach Jodkali negativ, Schleimhaut abgeschabt und Jodkali positiv. Roy und Chatterji (Indien): 929 Fälle, 140 Abstriche positiv. Yasuda (Japan): 370 Fälle, 74,9% im Nasenschleim positiv; L. tub. häufiger als L. nerv. Nojima bemerkt dazu, daß die Nasenschleimhaut eine Ausscheidungsstelle und nicht ein Ansteckungsort sei; Aoki bestätigt das und ist der Ansicht, daß die mikroskopische Untersuchung der Haut häufiger positiv ist. Gaté, Pétouraud und Michel: Bei armenischem Arbeiter, seit 7 Jahren in Frankreich, im Nasenschleim massenhaft Leprabacillen. T. und Y. Aoki (Japan): Bei normaler Nasenschleimhaut unter 22 Fällen in 8 nur die Nase positiv, bei frühen Fällen in Haut sicherer als in Nasenschleim, Haut 81%, Nase 19% positiv. Girard und Hérivaux (Madagascar): Bei 19 Fällen von L. tub. und mixta mit Lepromen im Gesicht 100% positiv in Nasenschleim, bei 25 Fällen mit diffusen Erythemen und Flecken im Gesicht 8% positiv; Nasenschleim von beiden Seiten des Septums ergab bei L. tub. 100% positiv, L. mixta 71%, L. nerv. 18%; mit Cürette von der Nasenschleimhaut abgekratzt, ergab bei L. tub. 100%, im Ausstrich 92% positiv; bei L. mixta bei beiden Verfahren 71% positiv, bei L. nerv. mit Cürette 15% positiv, bei einfachem Abstrich 8%. Gougerot und Carteaud: In 1 Fall von gesunder Nasenschleimhaut Nasenschleim positiv. Gougerot und Aubin: In 3 Fällen bei gesunder Nasenschleimhaut positiv; Bacillen können durch das gesunde Epithel hindurchdringen. Jeanselme fand anfangs im Nasenschleim 60%, später 66% und Eliascheff 80% positiv; am besten: Novocain und Cürette; die Bacillen dringen durch die gesunde Schleimhaut. Pavloff (Kaukasus): 20 gesunde Personen, die von leprösen Eltern geboren, und die mit Leprösen 3 Monate bis 21 Jahre zusammengelebt, untersucht: In der Nase niemals Bacillen gefunden, in 1 Fall im Punktat der Lymphdrüsen, die Ansteckung durch Nase kann also nur ausnahmsweise vorkommen. Herrera: Bei größerer Zahl von Leprösen im Urin nie Bacillen. Asami (Japan) sammelte 310 Fliegenlarven aus Kotgruben lepröser Familien; 16 davon hatten leprabacillenähnliche Erreger. In Hautschuppen vom Ohr bei L. tub. fand Conzemius reichlich Bacillen. Markianos: In 2 Fällen maculöser Lepra keine Bacillen im Nasenschleim, Punktat der Leistendrüsen und im dicken Blutstropfen, dagegen im Blut aus Verrucae vulgares. Stein und Steperin (Krytye Rutschji, Leningrad): In CO_2-Schneeblasen auf gesunder Haut und in Gewebsflüssigkeit bei unblutigem Einschnitt in gesunde Haut Bacillen positiv und gleichzeitig bei 97 Leprösen und 49 Personen des Krankenhauspersonals in Nasenschleim; die Nasenschleimhaut spielt die Hauptrolle bei der Ausscheidung, Lepraerreger dringen aber auch durch die anscheinend gesunde Haut. Muir und S. N. Chatterji: Bei 1 Fall mit ichthyosisartigen Hautveränderungen an verschiedenen Stellen des Körpers zahllose Hansenbacillen; auch reichlich in Hautschnitten und besonders in den obersten Schichten in und um Capillaren, Capillargefäße ausgestopft mit Bacillen, große Haufen in Malphghischicht und längliche Häufchen zwischen den oberen Epithelzellen und Schuppen; Bacillen dringen also durch makroskopisch normale Haut hindurch.

Bacillenträger.

Malinin: Bei einem 64jährigen Greis nur eine langwierige Lymphadenitis mit Bacillen im Serum; solche abortiven Fälle mit okkulten Formen können Bacillenträger sein. Sakurai: Leprabacillen dringen in die Haut durch das Stratum corneum oder durch Haarfollikel in tiefere Hautschichten. Kerr (Dichpali, Indien): Bei 80 Fällen in Vulva positiver Befund. Burgos: Bei Frau, 24 Jahre, mit nodulärer Lepra im frischen Stadium Bacillen in Milch, aber nicht im Nasenschleim. Muir: Ein Viertel der Leprösen in Indien sind als sog. offene Fälle anzusehen, welche die Krankheit übertragen können; wenn man die hohe Zahl in Indien und z. B. auch in Nigeria berücksichtigt, so ergeben sich daraus allein schon die ungeheuren Schwierigkeiten der Bekämpfung der Krankheit. Wayson: Ein Bacillenträger kann ganz gesund erscheinen. Soetomo: Bacillenträger, besonders unter den Kindern, sind z. B. auch in der Schule wahrscheinlich die Überträger. Baliña (Argentinien): In 8 Fällen von 60 Ehepaaren, in denen beide Partner krank waren, war derjenige Teil, von dem die Ansteckung ausgegangen war, regelmäßig ein Bacillenausscheider; in schätzungsweise der Hälfte der übrigen 52 Ehepaare handelte es sich dagegen um „bacillenfreie" Lepra; eine Ansteckung war aber nicht erfolgt.

Zwischenträger.

Vigne, Fournier und Vidal: Bei einer Französin, nie mit Leprösen in Berührung gekommen, 16 Jahre lang als Zimmerfrau auf Dampfern bis Madagaskar und Ostasien, mit Flecken auf Wange, Kinn und Nacken, später wie Boecksches Sarkoid aussehend; Übertragung durch Insektenstiche hier möglich. Asami (Japan): 4339 Fliegen, hauptsächlich Musca domestica, aus Krankenzimmern des Leprosoriums Aomori, aus Privathäusern Lepröser und aus Häusern, die weniger als 20 m von Leprahäusern entfernt waren; bei 5% Bacillen in ihrem Leib; Fliegen aus Zimmern schwerer Kranker 26,4%, aus Zimmern leichter Kranker 4,58%; in Krankenzimmern von

Leprafamilien 2,3%; auch hier ist die Zahl abhängig von der Schwere und Form der Krankheit; auch in nichtinfizierten Häusern der Nachbarschaft positive Befunde; die Zahl ist verschieden, in einem Gesichtsfeld ein paar Stäbchen bis zu massigen Häufchen; Fliegen wurden mit Wasser ausgewaschen und Bodensatz untersucht: Bei schwerkranken 5,41%, bei leichtkranken 1,11% positiv; Fütterungsversuche; in den Faeces bis zum Ende des zweiten Tages nachzuweisen; die außen an den Fliegen haftenden Bacillen verschwinden nach 3 Tagen; die mit Lepramaterial gefütterten Larven beherbergen Bacillen bis zu 144 Stunden, auch Larven von infizierten Fliegen können Bacillen enthalten; im Gegensatz zu Sugai und Mononobe, die bei Flöhen und Läusen von Leprösen niemals Bacillen fanden, hatte Asami bei Flöhen im Krankenzimmer des Leprosoriums gefangen in 1,12% und aus Privatwohnungen 1,69% positiv; bei Pediculi corporis 42 Läuse von 8 Leprösen negativ. Atkey (Sudan): Wo es Fliegen in Unmassen, aber kein Vieh gibt, ist Lepra außerordentlich stark verbreitet. Demanez: Versuche mit Rattenlepra: 1. Fische mit Organen von Rattenlepra gefüttert; vom 3. Monat ab bei Sektion der Fische Bacillen nicht mehr zu finden; 2. Läuse von leprösen Ratten auf gesunde Ratte übersiedelt, infizieren nicht. Lutz kommt in ausführlicher Besprechung zum Schluß, daß die Übertragung durch Stechmücken zur Zeit die einzige plausible Erklärung für die Tatsache ist, daß Lepra sich in manchen Orten rasch ausbreitet und an anderen Orten nicht übertragen wird. Thierfelder: Auf Grund endemiologischer Beobachtung kann man schließen, daß die Lepra nicht von Mensch zu Mensch, sondern durch einen Zwischenwirt übertragen wird; Untersuchungen haben ergeben, daß die Kleiderlaus nur in solchen Dörfern gefunden wird, wo sich Lepra ausbreitet; vielleicht ist also dieses Insekt der Überträger der Krankheit; Untersuchungen zeigen, daß der Leprabacillus in experimentell infizierten Läusen nur eine kurze Zeit säurefest ist, aber mit Carbol-Thionin gefärbt, bleibt er längere Zeit säurefest; es ist nicht unmöglich, daß der Leprabacillus in den menschlichen Körper nur in einem nichtsäurefesten Zustand eindringen kann. Arizumi (Japan, auf Grund zahlreicher Untersuchungen): Wegen der allmählichen Abnahme der Bacillen in Fliegen und aus morphologischen Veränderungen kann man schließen, daß der Erreger sich im Körper der Fliegen nicht vermehrt, noch daß er durch bactericide Wirkung ihrer Sekrete angegriffen wird; bei Schaben sind die ausgeschiedenen Bacillen normal; also keine Schwächung beim Durchgang durch den Darmkanal; Schaben sind also geeignet für die Ausbreitung der Bacillen, wo sie ihre Faeces niederlegen.

Eintrittspforte.

Muir: Die Nasenschleimhaut ist weniger die Eintrittspforte als Hautverletzungen, wie z. B. auch durch Insektenstiche; Lunge und Verdauungskanal kommen nicht in Betracht. Giordano: Im Anschluß an tropische Geschwüre an den Beinen kann sich Lepra entwickeln. Langen: Aus den Versuchen, Impfungen an Leprösen mit Lepramaterial, scheint ohne Zweifel hervorzugehen, daß eine Infektion mit Lepra durch die Haut möglich ist, ferner daß eine Superinfektion bei Lepra vorkommt. Marchoux und Chorine: Durch histologische Untersuchungen ist nachgewiesen, daß tatsächlich bei der Rattenlepra eine Übertragung durch die Conjunctiva stattfindet. Lépine und Markianos: Junge Ratten, gefüttert mit menschlichen Leprabacillen (Leprommaterial) in Milch, nach 48 Stunden große Mengen in Faeces; Bacillen in den Lymphknoten bei 2—3 Wochen alten Ratten, aber nur bei jungen, nicht bei erwachsenen, Durchtritt nur im oberen Drittel des Darms; danach wäre der Darm bei Säuglingen durchgängig und eine Übertragung durch den Darm wäre also in den ersten Lebensjahren möglich.

Literaturverzeichnis.

Aleixo, A., Ann. brasil. Dermat. **5**, Nr 1/2, 13 (1929). — Ann. Rep. BELRA. **1934.** — Ann. Rep. Surg. Gen. Publ. Health Serv. US. **1933**, 20. — Aoki, T., Jap. J. of Dermat. **32**, 528 (66) (1932). — Aoki, T., u. Y. Aoki, Jap. J. of Dermat. **29**, 64 (1929). — Arizumi, S., Internat. J. Leprosy **2**, 470 (1934). — Asami, Sh., Lepro (Osaka) **3**, 17 (5) (1932). —

Atkey, O. F. H., Bull. mens. Offic. internat. Hyg. publ. 26, 490 (1934). — Austin, C. J., Fiji Ann. Med. Health Rep. for 1932 — J. trop. Med. 35, 113 (1932). — Baliña, P. L., Rev. argent. Dermat. 18, 141 (1935). — Bargehr, P., Münch. med. Wschr. 1935 I, 56. — Berny, P., Bull. Soc. Path. exot. Paris 29, 469 (1936). — Bourguignon, G. C., Ann. Soc. belge trop. Med. 14, 389 (1934). — Braul, J., Vrač. Delo 12, 650 (1929). — Brown, J. A. K., Leprosy Rev. 7, 54 (1936). — Bujwid, O., Med. došwiadz. i. spol. 14, 848 (1932). — Burgos, C., São Paulo Med. 1, 291 (1933). — Cedercreutz, A., Internat. J. Leprosy 1, 195 (1933). — Chatterji, S. N., Indian med. Gaz. 66, 79, 129 (1931). — Christian, E. B., Leprosy India 7, 161 (1935). — Čistoserdov, J. P., 1. Bundes-Kongr. Mikrobiol. Leningrad 1928, 137. — Clouston, T. M., Internat. J. Leprosy 4, 437 (1936). — Cochrane, R. G., Internat. J. Leprosy 2, 385 (1934); 3, 228 (1935) — Leprosy India 8, 147 (1936) — J. State Med. 39, 583 (1931). — Cochrane, R. G., D. S. de Simon u. A. C. Fernando, Internat. J. Leprosy 5, 61 (1937). — Conzemius, Ann. Soc. belge Méd. trop. 13, 1 (1933). — Demanez, M. L., Ann. Soc. belge Méd. trop. 15, 31 (1935). — Fidanza, E. P., S. Schujman u. J. M. Fernandez, Rev. argent. Dermat. 16, 177, 585 (1932). — Fox, H., Internat. J. Leprosy 1, 321 (1933). — Gaté, Massia, Pétouraud et P. Michel, Bull. Réunion. Dermat. Lyon 1930, 750. — Giordano, M., Arch. ital. Sci. Med. colon. 16, 265 (1935). — Girard, G., u. A. Hérivaux, Bull. Soc. Path. exot. Paris 24, 68 (1931). — Gomes, J. M., Mem. Inst. Cruz 28, 317 (1934) — Rev. Biol. Hyg. 3, 45 (1932). — González Urueña, J., Int. Kongr. dermat. Kopenhagen 1930, 845. — Gougerot u. Aubin, Bull. Soc. franç. Dermat. 37, 1154 (1930). — Gougerot, H., u. A. Carteaud, Bull. Soc. franç. Dermat. 1931, 1465. — Gouvril, E., Bull. Soc. Path. exot. Paris 28, 7 (1935). — Grant, A. M. B., Internat. J. Leprosy 2, 305 (1934). — Gushue-Taylor, G., Leprosy Rev. 1, Nr 3, 21 (1930). — Haddad, E., Ann. Soc. belge Méd. trop. 11, 311 (1931). — Hashimoto, T., u. H. Komatsu, Lepro (Osaka) 6, Nr 6 (85) (1935). — Hernando, E., u. Angel Alomia, Monthly Bull. Bur. Health 14, 35, 67 (1934). — Herrera Reyes, M., Arch. med. cir. y espec. 37, 212 (1934) — Actas dermosifiliogr. 26, 482 (1934). — Hirose, Y., Jap. J. of Dermat. 30, 1138 (120) (1930). — Holland, E. M., Internat. J. Leprosy 4, 171 (1936). — Hollenbeck, H. S., Trans. roy. Soc. trop. Med. London 28, 655 (1935). — Hu, Ch'uan-Ku'ei u. Jui-Wu Mu, Nat. med. J. China 16, 177 (1930). — Huizenga, L. S., Leper Quart. 4, Nr 1, 15 (1930). — Jeanselme, Bull. Soc. franç. Dermat. 37, 1272 (1930). — Jordan, P., Arch. f. Dermat. 170, 365 (1934). — Joseph, J. J., Leprosy India 7, 114 (1935). — Kang, T. J., u. R. M. Wilson, Internat. J. Leprosy 2, 447 (1934). — Kerr, J., Leprosy Rev. 3, 165 (1932). — Kissmeyer, A., Rev. franç. Dermat. 9, 331 (1933) — Hosp.tid. 1933, 929. — Kobayashi, W., Acta dermat. (Kyoto) 18, 101 (1931) — Jap. J. of Dermat. 29, 26 (1929). — Kobayashi u. Amagasaki, Jap. J. of Dermat. 30, Nr 5 (1930). — Korge, K., Eesti Arst 13, 668 (1934). — Kuznecov, N. N., Arch. Schiffs- u. Tropenhyg. 34, 231 (1930). — Kusnezow, W., Russk. Vestn. Dermat. 1929, 583. — Labernadie, V., Rev. Méd. trop. 22, 114 (1930). — Lampe, P. H. J., Geneesk. Tijdschr. Nederl. Indie 72, 946 (1932); 74, 486 (1934) — Internat. J. Leprosy 1, 5 (1933). — Langen, C. D. de, Trans. far east Assoc. trop. Med. 2, 499 (1932). — Laquièze, E., Bull. Soc. Path. exot. Paris 25, 123, 479 (1932). — Lara, C. B., Internat. J. Leprosy 3, 423 (1935). — Lara, C. B., u. B. de Vera, Trans. far east Assoc. trop. Med. 2, 548 (1932). — Lee, H. S., Jap. J. of Dermat. 36, 651 (113) (1934). — Lépine, P., u. J. Markianos, C. r. Soc. Biol. Paris 112, 19 (1933) — Leprosy India 5, 154 (1933) — Leprosy Rev. 7, 111, 116 (1936). — Lodder, J., Meded. Dienst Volksgezdh. Nederl. Indie 21, 41 (1932). — Lowe, J., Indian med. Gaz. 72, 160 (1937). — Lowe, John, Internat. J. Leprosy 1, 17 (1933); 2, 57 (1934). — Lutz, A., Ann. Acad. brasil. Sci. 8, 87 (1936) — Mem. Inst. Cruz 31, 383 (1936). — Malinin, J. M., Arb. Nord-Kaukas. Verb. wiss. Erforschgs. Institute Rostow 1929, Nr 48, 21 — 1. Bundes-Kongr. Mikrobiol. Leningrad 1928, 88 — Kuban. Nautschno-Med. Vestnik 12/13 (1930) — Kuban. wiss. med. Vestn. 12/13, 249 (1932). — Malinin, J., u. S. Strukov, Bjul. Komiss. Vivcán Krovjan. Ugrup. 4, 97 (1930). — Manalang, Cr., Monthly Bull. Philipp. Health Serv. 12, 5 (1932); 12, 363 (1932); 12, 452 (1932). — Marchoux, E., u. V. Chorine, Ann. Inst. Pasteur 1936, 583. — Markianos, J., Bull. Soc. Path. exot. Paris 25, 302 (1932). — Maxwell, J. L., Internat. J. Leprosy 5, 92, 96 (1937). — Mayer, T. F. G., Ann. med. San. Rep. Nigeria 1929, 95 App. H. — McKinley, Earl B., Medicine 13, 377 (1934). — Midana, A., Giorn. ital. Dermat. Suppl. 5, 308 (1931). — Milian, Paris méd. 1932. — Mills, C. A., Internat. J. Leprosy 4, 295 (1936). — Mitchell, J. A., Ann. Rep. Dep. Publ. Health South Africa for 1930. — Moiser, B., Internat. J. Leprosy 2, 423 (1934). — Molesworth, E. H., Acta dermato-vener. (Stockh.) 13, 201 (1932); 13, 735 (1933) — Internat. J. Leprosy 1, 265 (1933) — Leprosy India 5, 172 (1933). — Muir, E., Amer. J. trop. Med. 17, 51 (1937) — Indian J. Pediatr. 3, 15 (1936) — Leprosy Rev. 2, 47, 150 (1931); 8, 85 (1937) — Trans. roy. Soc. trop. Med. Lond. 25, 87, 173 (1931); 29, 547 (1936). — Muir, E., u. S. N. Chatterji, Indian J. med. Res. 19, 1163 (1932). — Muir, E., u. J. Santra, Indian J. med. Res. 20, 421 (1932). — Ogasawara, N., Acta dermat. (Kyoto) 22, 51 (1933). — Olpp, Verh. dtsch. Ges. inn. Med. 1929, 257. — Paneth, O., Seuchenbekämpfg 7, 139 (1930). — Pavlov, N. R., 1. Bundes-Kongr. Mikrobiol. Leningrad 1928, 80. — Pavloff, Leprosy Rev.

1, 21 (1930). — Pierini, L. E., Rev. Especial méd. 4, 754 (1929) — Semana méd. 1929 II, 488.
— Plantilla, F. C., Monthly Bull. Bur. Health 15, 3 (1935) — Publ. Health Rep. Hawai
1935, 442. — Rodriguez, J., Leprosy Rev. 2, 96 (1931) — Philippine J. Sci. 47, 245 (1932).
— Rodriguez, J., u. F. C. Plantilla, Philippine J. Sci. 53, 1 (1934). — Roger, H., Presse
méd. 1931 I, 499. — Roy, T. N., u. S. N. Chatterji, Leprosy India 2, 89 (1930). — Sääsk, R.,
Eesti Arst 10, 307 (1931). — Sakurai, H., Jap. J. of Dermat. 37, 902 (141) (1935) — Lepro
(Osaka) 6, Nr 2 (3) (1935). — Sawada, H., Jap. J. of Dermat. 37, 247 (64) (1935) — Lepro
(Osaka) 5, Nr 4, 21 (1934). — Schreiber, F., Erfahrungen und Beobachtungen über Lepra
in Argentinien. Inaug.-Diss. Freiburg 1930. — Sharp, L. E. S., Leprosy Rev. 6, 72 (1935).
— Simons, L. H., Meded. Dienst Volksgezdh. Nederl. Indie 22, 197 (1933). — Soetomo, R.,
Geneesk. Tijdschr. Nederl. Indie 1936, 2129. — Spindler, A., Internat. J. Leprosy 3, 265
(1935). — Stein, A. A., Internat. J. Leprosy 4, 295 (1936). — Stein, A. A., u. M. J. Steperin,
Norsk. Mag. Laegevidensk. 1934, 278 — Urologic. Rev. 38, 776 (1934). — Suzue, K., u.
Kawamura, Trans. jap. path. Soc. 19, 451 (1929). — Thierfelder, M. U., Geneesk. Tijdschr.
Nederl. Indie 1936, 2133. — Thompson, L. R., Ann. Rep. Surg. Gen. Publ. Health Serv.
US. 1936, 25. — Tisseuil, J., Bull. Soc. Path. exot. Paris 28, 60 (1935); 29, 549 (1935). —
Tolentino, J. G., J. Phil. Isl. Med. Assoc. 15, 374 (1935). — Trafimenko, J. P., 1. Bundes-
Kongr. Mikrobiol. Leningrad 1928, 35. — Vigne, P., A. Fournier u. Vidal, Bull. Soc.
franç. Dermat. 39, 346 (1932). — Vigne, P., u. Guérin-Valmale, Bull. Soc. Obstétr. Paris
23, 75 (1934). — Wayson, N. E., Internat. J. Leprosy 4, 177 (1936). — Wayson, N. E., u.
Th. R. Rhea, Publ. Health Bull. 212, 1 (1935) — Publ. Health Rep. 1935, 442. — Yamamoto
u. S. Harada, Lepro (Osaka) 4, 431 (39) (1933). — Yasuda, C., Lepro (Osaka) 2, 74 (1931).

Inkubation.

Baliña (Argentinien): Inkubation mindestens 8 Jahre: Junges Mädchen mit
Lepra mac. anaesth., lepröser Vater hat vor 8 Jahren das Heim verlassen. Gaté,
Massia, Pétoraud und Michel (Frankreich): Armenier, 22 Jahr, Heimat vor 7 Jahren
verlassen, typische Lepra tub., 6 Jahre Inkubation. Kaiser (Celebes): Lepra tub.
mit größter Wahrscheinlichkeit 5 Jahre. Lacassagne und Friess: 22jähriger französi-
scher Soldat, in Mexiko geboren, bekommt 9 Jahre nach Verlassen Mexikos die ersten
Erscheinungen. Strachan (Basutoland): Wahrscheinlich kürzt die Unterernährung
die Inkubationszeit ab. Vialard, Verliac und Berge: 21jährige Kranke, Lepra
mixta, Tochter eines Beamten aus Noumea, hat 8 Jahre in der Nähe einer Leproserie
gewohnt, ohne Berührung mit den Eingeborenen, 10 Jahre, nachdem sie Noumea verlassen hat, Beginn der Krankheit. Lampe (Groot Chatillon, Surinam): Bei Kindern
etwa 2 Jahre. Cochrane: Autochthone Fälle in England; im 1. Fall 14, im 2. Fall
20 Jahre Inkubation. Gonzalez Medina: Bei einem 2½jährigen Kind nicht ganz
2 Jahre. Maxwell (China): Bis zur wirklichen Entwicklung der Krankheit können
viele Jahre vergehen. Tisseuil: Bei einem beinahe einjährigen Kind und bei 3 Kindern
aus einer kleinen Familienepidemie in Cayenne 3 Monate. Flandin und Roger:
8 Monate bis 25 Jahre: Bei einem einfachen Aufenthalt in lepröser Umgebung lange
Inkubationen, dagegen bei Geschlechtsverkehr, alo bei längerer und intimerer Berührung, kurze Inkubationen von 6—8 Monaten. Chiyuto: Inkubationszeit gewöhnlich länger als bei den meisten Krankheiten; allerdings ist die Latenzperiode länger
als die Inkubationszeit. Rogers: Wenn die Fälle früh genug entdeckt werden, beträgt die durchschnittliche Inkubationsperiode nur 3 Jahre und überschreitet nicht
5 Jahre in etwa 80%.

Einteilung in Formen.

Verschiedene Versuche, die Lepraformen einzuteilen.

Cochrane 1930: Frühe Nervenfälle zeigen einzelne depigmentierte Flecken mit
Verlust des leichten Berührungsgefühls entlang dem Verteilungsgebiet wichtiger
Nerven, wie z. B. des Ulnaris oder Peroneus; sind erhabene Flecken oder erythematöse
Herde vorhanden, so handelt es sich um einen Hautfall, sind bereits Knötchen vorhanden, ist ein solcher Fall späte Hautlepra. Nach Cochrane ist die Frage noch ungeklärt, warum in einem Teil eines Lepralandes die eine Form und wenig weit davon
entfernt die andere Form der Krankheit vorherrscht: Ähnlichkeit mit Tuberkulose.

Hayashi: Der Übergang vom neuro-macular-Typ zum nodular-Typ zeigt sich an durch das Negativwerden der Mitsuda-Reaktion, gleichzeitig verschwinden Lymphocytose, und es bildet sich Komplementbindung und Präzipitationsreaktion. Lindberg versucht eine Einteilung in nervöse und Hautfälle und Fälle mit Mutilationen; diese Einteilung ist viel zu kompliziert, um allgemein Anerkennung zu finden. McKenzie wendet sich gegen die Einteilung von Muir. Muir: Die Einteilung in cutane und neurale Typen hat nur begrenzten Wert, weil sie die Zahl der Bacillen und die Gewebereaktion auf die Bacillen nicht genügend berücksichtigt. Pavlov teilt die Lepra vom Standpunkt der Dynamik ein in 3 Perioden: 1. Primäre Lepra oder latente Periode; 2. sekundäre Lepra mit ersten Hauterscheinungen; 3. tertiäre Lepra, sog. standhafte oder relative Periode und manchmal noch eine 4. Periode als rezidivlosen Abschnitt. Tisseuil schlägt 4 Perioden vor: primär, sekundär, tertiär und quarternär. Leger wendet sich gegen diese Ansicht, weil sie keine Vereinfachung darstellt. Auf der Manila-Konferenz (s. Rep.) sind zum besseren Verständnis folgende Vorschläge gemacht worden, um eine einheitliche Bezeichnung durchzuführen und Mißverständnisse möglichst zu beseitigen. 1. Bezeichnung des einzelnen Falles. Es soll nicht der Ausdruck gebraucht werden „case of leprosy", sondern die genauere Bezeichnung des augenblicklichen Zustandes. „Suspect" bedeutet einen Fall, wo auf Lepra verdächtige Zeichen vorhanden sind, diese aber noch nicht Lepra beweisen. „Clinical" bedeutet, daß klinisch die Diagnose sicher ist, aber noch nicht bakteriologisch bewiesen. Es sollen aber die Ausdrücke clinical und incipiens möglichst nur gebraucht werden mit genauerer Angabe der Form der Krankheit. „Infektiös" ist eigentlich nur als verwaltungstechnischer Ausdruck zu benützen. Der Ausdruck „bourned-out" soll vermieden werden und dafür die Bezeichnung „arrested with deformity" gewählt werden. Was nun die einzelnen Typen anbelangt, so lassen sich die Veränderungen bei der Erkrankung „peripherer" Narben einteilen in zwei Gruppen: 1. „macular", gekennzeichnet durch Störungen der Pigmentierung, der Zirkulation und der Gefühlsempfindung in umschriebenen Herden; 2. „acroteric"; hierbei beginnen die Veränderungen an den Gliedern und haben die Neigung, sich nach dem Zentrum auszubreiten, in Form von Gefühlsstörungen, trophischen Veränderungen an Knochen und Muskeln und Lähmungen. Die Zeichen beider Gruppen können nebeneinander bestehen und eine oder die andere kann vorherrschen. Veränderungen in der Haut können funktionell, strukturell und zirkulatorisch sein. Zu den „funktionellen" gehören Hyperästhesie, Hypoästhesie, Parästhesie, Anästhesie, Hyperhydrosis, Anhidrosis. Zu den „strukturellen" gehören: Keratosis, Hypopigmentation, Hyperpigmentation, Depilation, Atrophie, Infiltration, Suppuration, Ulceration (leprös, trophisch, traumatisch), Narben. „Zirkulatorische" Störungen sind: Hyperämie, Dyschämie, Ödem (umschrieben oder diffus), Blasen, „Leprotic" soll angewandt werden für diejenigen Veränderungen, welche klinisch oder mikroskopisch Entzündung zeigen, typische Granulombildung, die durch den Bacillus verursacht ist. „Leprom" soll im allgemeinen für jede Veränderung lepröser Natur angewandt werden. „Geschwüre" sind entweder leprös, trophisch oder traumatisch. „Infiltration" bezeichnet diffuse Verdickung lepröser Art an Haut und Schleimhaut, welche weder nodular noch papulär noch maculös ist. „Nodule" bezeichnet einen deutlich verdickten rundlichen, umschriebenen, leprösen Herd, gewöhnlich in Haut, Unterhaut oder Schleimhaut. „Papule" ist eine kleine derbe Erhebung der Haut lepröser Natur, nicht mehr als 5 mm im Durchmesser. „Macule" ist ein umschriebener Hautherd mit Farbveränderungen, manchmal etwas erhaben oder eingesunken und besonders gekennzeichnet als hypo-, hyperpigmentiert, erythematös, circinata, marginata, zonal, raiset, atrophic. Der Ausdruck Bacillus ist zu vermeiden und dafür „Micobacterium leprae" zu setzen, da die säurefesten Erreger unter dieser gemeinsamen Bezeichnung zusammengefaßt werden. „Toxine" sind nicht nachgewiesen und deshalb soll dieser Ausdruck vermieden werden. Bei der „Leprareaktion" handelt es sich wahrscheinlich um nichtbakterielle Toxine.

Klinische Einteilung der Fälle in „neurale" und „cutane".

Erstere kommen einwandfrei häufig vor ohne andersartige Veränderungen. Die cutane Lepra ist häufig oder fast immer mit Gefühlsstörungen verbunden; es sind also meist gemischte Fälle. Man soll aber zunächst alle Fälle mit leprösen Veränderungen der Haut als cutane bezeichnen. Damit fällt der Ausdruck „mixta" weg, wenn man sich entschließt, von primär oder sekundär neuralen Fällen zu sprechen. „Neurale Fälle" sind also solche, welche entweder zur Zeit oder früher die Beteiligung der Nerven zeigen, also Störungen im Gefühl, in Pigmentierung und in Zirkulation, trophische Störungen oder Lähmungen und ihre Folgen. „Cutane Lepra" sind Fälle mit leprösen Veränderungen der Haut, welche klinische Veränderungen an den Nerven oder nicht zeigen können. Man kann die Fälle noch teilen in „neural I", leichte neurale, „neural II", mäßig fortgeschrittene und „neural III", fortgeschrittene neurale Fälle und ebensolche Einteilung läßt sich für die cutanen Fälle anwenden. Aus Verwaltungszwecken kann man von „offenen" oder „geschlossenen" Fällen, also nicht von bakteriologisch negativen Fällen sprechen. Die „akuten Excacerbationen" sind als „Leprareaktionen" zu bezeichnen. Bei der „Frühdiagnose" soll möglichst schon eine Einteilung in die einzelnen Gruppen angegeben werden. Die Untersuchung soll so sorgfältig wie möglich gemacht werden. Für die Behandlung sind allgemeine und besondere Vorschriften gegeben. „Aktive Fälle" sind solche, bei denen klinisch oder mikroskopisch Zeichen von Fortschritt oder Rückgang mit oder ohne allgemeine Störungen nachweisbar sind. „Quiescent"-Fälle sind Fälle, wo weder klinisch noch mikroskopisch Veränderungen nachweisbar sind. „Arrested" sind diejenigen, welche für eine Zeit von mindestens 2 Jahren ruhig bleiben. Die Ausdrücke „Heilung" und mit Heilung verbundene Bezeichnungen sind zu vermeiden. Es folgen weitere Richtlinien über die weitere Beobachtung der Kranken, über Ansteckung, über Prophylaxe und Untersuchungen, über Epidemiologie, klinische und therapeutische Versuche, Diät, Ätiologie und Pathogenese, über Biochemie, Pharmakologie. Im Anhang sind genaue Vorschriften für klinische und bakteriologische Untersuchungen gegeben, ferner ein Behandlungsschema und ein Formular für epidemiologische Fragen.

Germond: Die klinische Klassifikation der Lepra in neurale und cutane Formen muß aufrechterhalten bleiben, aber die maculösen Erscheinungen bei der neuralen Lepra müssen doch als ein cutanes Element angesehen werden; wie bei der cutanen Lepra die Hauterscheinungen die neuralen Veränderungen überdecken, so ist dasselbe umgekehrt der Fall, wenn bei der neuralen Lepra die gleichzeitig bestehenden maculösen, also cutanen Veränderungen, nicht berücksichtigt werden.

Lie kann sich der von der Manila-Konferenz vorgeschlagenen Einteilung der Lepra in neurale und cutane Form nicht anschließen, sondern macht folgende Vorschläge: Die neurale Form wird bezeichnet mit N. Da aber nach seinen Erfahrungen Maculae so häufig bei dieser Form auftreten, der sog. Lepra maculo-anaesthetica, so will er M hinzugefügt haben. Sind Maculae nicht vorhanden, so bleibt es bei der Bezeichnung N ohne den Buchstaben M und bei der Einteilung N 1, wenn die peripheren Nerven befallen sind; N 2, wenn die größeren Nervenstämme befallen sind; N 3 bei den fortgeschrittenen Fällen mit neurotrophischen Erscheinungen, wie Geschwüren, Nekrosen, schweren Mutilationen usw. Bei M werden gleichfalls verschiedene Grade unterschieden, M 1 etwa 2—5 Flecken im frühen Stadium, M 2 viele Flecke mit ausgesprochener Anästhesie und Atrophie in der Mitte, aber mit infiltrierten Rändern, wo der Prozeß noch aktiv ist, M 3 für atrophische Flecke ohne irgendeine Gewebsreaktion. Werden Flecke nicht nachgewiesen, so kann die Bezeichnung M 0 (0 = Null) gelten, z. B. wird ein alter Patient mit beträchtlichen Mutilationen, der früher Flecke gehabt hat, die aber verschwunden sind, bezeichnet mit N 3 M 0. Dagegen erhebt er Einspruch gegen die Bezeichnung „C", d. h. „cutaneous", weil dadurch Verwirrung und Mißverständnisse entstehen. Denn bei der anästhetischen Form sind Hauterscheinungen außerordentlich häufig, wenn nicht immer vorhanden. Deshalb will er den

Begriff „tuber" = Knoten erhalten wissen und lieber „T" für diese früher tuberöse Lepra benannte Form erhalten. T. kann gleichfalls wieder graduell mit 1, 2 und 3 bezeichnet werden. Die tuberkuloide Abart soll mit „t" bezeichnet werden, also z. B. N M t. Ebenso kann zu N „t" hinzugefügt werden, wenn nur in den Nerven tuberkuloide Formen vorhanden sind. Finden sich tuberkuloide Veränderungen in den Maculae und in den Nerven, so wird das Mt Nt bezeichnet. Die Lepra mixta heißt dann TN oder TNM. Ferner soll der Buchstabe B für bakteriologischen Befund eingeführt werden. B+ heißt bacillenpositiv und B— bacillenminus, und man kann noch hinzufügen B+ in der Nase oder in Flecken.

Muir (Ind. J. m. R.): Ausführliche Bemerkungen über die Beziehungen zwischen Haut- und Nervenlepra, die die ganze Frage von einem umfassenden klinischen Standpunkt aus besprechen.

Klinik der Lepra.

Primäre Lepra.

Die frühen Erscheinungen sind eingehend untersucht von Chiyuto bei 40 Kindern lepröser Eltern im Leprosorium Welfareville, Philippinen-Inseln; alle 40 Kinder hatten lepröse Eltern, nur ein Fall nur leprösen Vater, $2^1/_2$—20 Jahre alt, darunter 32 nichtlepröse und klinisch verdächtige Fälle; depigmentierte Flecke treten nicht einzeln auf, sondern gleichzeitig und vielfach und zeigen einen histologischen Befund; ein kleinpapulöser Bläschenausschlag (Gänsehaut) wurde bei 16 Fällen gefunden und ist histologisch als leprös anzusehen; nervöse Symptome sind nicht die ersten klinischen Zeichen, sondern nur das erste vom Kranken bemerkte Symptom; obgleich einige Beziehungen zwischen klinischem Befund und pathologischen Veränderungen bestehen, können unähnliche klinische Zeichen ähnliche pathologische Veränderungen verursachen; ebenso wird die Umkehrung beobachtet; der Sitz der depigmentierten Flecke bei den Kindern entspricht der dauernden Berührung von Haut zu Haut mit leprösen Eltern und bestätigt, daß Lepra in früher Kindheit erworben wird. Coret Palay beobachtete bei einem 18jährigen Kranken, der sich vor 5 Jahren während einer Typhusrekonvaleszenz einen Splitter in die Spitze des linken Mittelfingers gestoßen hatte, ein langsam fortschreitendes Geschwür mit Gangrän, vor 5 Jahren anästhetischer Vitiligofleck an Innenseite des linken Armes. Pisacane untersuchte die primären Atrophien in 5 Fällen von nervöser Lepra.

Weitere Entwicklung der Frühformen.

Nach T. und Y. Aoki sind in Japan Gefühlsstörungen am häufigsten die ersten Erscheinungen, 28—94%; häufig ist ein Erythem im Gesicht und unteren Gliedern, das schnell auftritt und schnell verschwindet; zu den Früherscheinungen gehören die Flecken, vergrößern sich ganz allmählich und zeigen schon frühzeitig Gefühlsstörungen; auch Pemphigus kann früh auftreten, plötzlicher Ausbruch linsen- bis hühnereigroßer Blasen auf gesunder Haut; häufigster Sitz sind in 31% die Beine, in 29% die Arme, in 26% das Gesicht; sehr selten sind Knötchen, Knoten und Infiltrate und dann weniger symmetrisch als später. Arisumi (Japan): Erste Symptome im Gesicht, dann an Armen, Beinen, selten am Rumpf. Austin (Fidji-Inseln): Der größte Teil beginnt mit nervösen Symptomen. Chiyuto (Philippinen): Untersuchte 40 Kinder, ob nicht die früh auftretenden Flecke in Beziehung zu den fortgeschrittenen Hauterscheinungen bei den positiv leprösen Erwachsenen stehen und fand, daß die topographische Beteiligung sich auf größere Hautflächen bezieht, die Zahl der Veränderungen bei beiden Gruppen praktisch gleich ist, nur bei Erwachsenen in einem fortgeschritteneren Stadium; bei beiden Gruppen symmetrische Verteilung deutlich. Cochrane: Die frühesten Zeichen äußern sich in nervösen Störungen, zuerst bei oberflächlicher Berührung, später auch bei Druck, depigmentierte Flecke auf Wangen, Außenseiten der

Glieder, über Schulterblatt und Gesäß. Gaté, Michel und Charpy beobachteten
einen Fall von Lepra tuberosa, der 2 Jahre vorher mit isolierten und rückfälligen
Bläschen ohne Gefühlsstörungen begonnen hatte. Gougerot, Meyer und Carteaud
beschreiben als Frühsymptome eine Roseola leprosa, die sich von Lues nicht unterscheiden ließ und depigmentierte Flecke hinterließ. Kobayashi und Amagasaki
(Klinik Tokyo): Als erste Krankheitszeichen werden angegeben Anästhesie und Hyp-
ästhesie in 36,61%, Parästhesie in 7,07%, Jucken in 0,36%, Maculae in 27,85%, Exanthem in 7,32%, Knoten in 4,4% und Blasen in 4,01%. Lee (Keijo-Japan): Anästhesie
oder Parästhesie 86,7%, Anhidrosis 18,7%, Pemphigus leprosus 32,8%, Depigmentation
21,7%; am häufigsten befallen sind Wangen, Unterarme, Streck- und Beugeseiten,
Finger, Zehen und Kniescheiben, im Alter von 10—20 Jahren, häufig im Frühjahr.
Montañes und Negro (Spanien): Flecke 30,21%, Knötchen 16,06%, meist zuerst
im Gesicht, dann auf oberen, unteren Gliedern und am Rumpf; Neuritis 12%, Pemphigus 9,5% hauptsächlich an unteren, dann an oberen Gliedern; Rhinitis 8,5%,
akuter Anfall 5,03%, Ausfall der Augenbrauen 4,07%; Rabello filho (Brasilien):
Die polymorphen Erytheme sind Teilerscheinungen der akuten exanthematischen
Periode und folgen stets einem Primärkomplex. Hernado und Alomia (San Lazaro
Manila): Erste Zeichen am häufigsten am Kopf, bes. auf Wangen, dann Glieder (Unterarm), Rumpf (Gesäß), rechte Seite häufiger befallen. S. N. Chatterji (Indien): Bei
den poliklinischen Patienten am Tropeninstitut in Kalkutta waren Frühzeichen von
Lepra in erster Linie Gefühlsstörungen wie Taubheit, Brennen, Nervenschmerzen,
Prickeln im Nervenbezirk, Gefühlslosigkeit und das Gefühl der Schwere; dann Pig-
mentveränderungen, Muskelstörungen und weiterhin andere Zeichen wie Blasen,
Geschwüre, Schwellungen usw.; oft wird angegeben, daß sich die ersten Erscheinungen
an irgendein Trauma angeschlossen haben, die Frage des Zusammenhanges ist meist
sehr schwer zu entscheiden. Chiyuto (Philippinen): Oft seien die frühen Herde nur
bei genauester Beobachtung unter bestimmtem Gesichtswinkel und Beleuchtung zu
erkennen, oft auch leicht schuppend und wie mit Mehl bestäubt aussehend (histologische Untersuchung!). Anästhesie in Frühherden selten; Rückbildung der Herde
nicht beobachtet; 27,5% blieben stationär, 20% schritten langsam und 35% mittel-
mäßig fort, während 17,5% deutlich verschlimmert waren; nur 1 Fall war bacillen-
positiv geworden. Internat. J. Leprosy 3, 359: Die Erfahrungen auf Nauru und
Loyalitäts-Inseln zeigen, daß beim Neuauftreten von Lepra zuerst nicht der Hauttyp,
sondern der Nerventyp vorherrschen kann; auf Nauru: 90% Lepra mac. anaesth.
(Bray) und von den isolierten bakteriologisch positiven Fällen 68% makulös und 32%
nodular oder gemischt (Grant). Wayson (Hawai): Von selbst oft ein Ruhezustand
und Stillstand. Cochrane: Nachuntersuchungen bei Kindern in Ceylon; viele frühe
Veränderungen verschwinden, bevor die Kinder erwachsen sind; das jüngste Kind war
2jährig; was nun die Typen der Krankheit anbelangt, so ergibt sich, daß im Lebensalter bis zu 12 Jahren die neuralen Fälle für N I 81,0%, für N II und N III 18,0%,
für cutanen Typ 0,9% betragen. Diese Zahlen verschieben sich im Alter von 13—18 Jahren und betragen 60,7—21,1—15,2%, im Alter über 18 Jahren 32,2—54,3—22,5%;
mit zunehmendem Alter steigt also die Zahl der fortgeschritteneren und schwereren
Fälle, und aus den neuralen Fällen werden mehr und mehr cutane Fälle; besonders
scheinen die N I-Fälle bei Kindern stationär zu bleiben oder auszuheilen; von den
41 Kindern, welche gebessert oder stationär geblieben waren, waren nur 4 N II-Fälle,
der Rest waren alle N I-Fälle. Santra (Salem-Indien): $^3/_4$ der Fälle sind vom neuralen
Typ, aber verhältnismäßig oft werden Übergänge zum cutanen Typ beobachtet.
Lowe: Der Verlauf der Lepra ist in China und Indien sehr verschieden; in Indien ist
der gewöhnlichste Typ neural oder neuro-macular, bei den Chinesen in Malaya der
cutane Typ; beide Typen sind bei den Chinesen schwerer als bei den Indern und wahrscheinlich ist der Verlauf bei den Chinesen schneller als bei den Indern; in Malaya
gibt es eine große Zahl chinesischer Kinder mit sehr schweren Hauterscheinungen mit

Knoten und verhältnismäßig wenig milde Fälle bei Kindern; daraus geht hervor, wie rasch sich die Krankheit in China ausbreiten kann; in Indien sind die milden Fälle bei Kindern gewöhnlich und schwere Knotenformen verhältnismäßig selten; diese treten erst im späteren Leben auf und dann auch milder als bei den Chinesen. Rose: In Britisch-Guyana geht ein rein nervöser Fall selten in einen cutanen oder gemischten über. Rodriguez und Plantilla (Philippinen): Von 225 Patienten mit beginnender Lepra, die mindestens 2mal nachuntersucht werden konnten, wurden nur 31 oder 13,8% als endgültig leprös mit verschlimmerten Herden gefunden; das Geschlecht spielte dabei keine Rolle; unter den verschiedenen dermatologischen Efflorescenzen neigten die roten, maculären Herde am meisten dazu, zur ausgeprägten Lepra fortzuschreiten. Lara und de Vera (Philippinen): Chiyuto hatte behauptet, daß die undeutlich depigmentierten Maculae oder die undeutlich blassen Herde, die gänsehautähnlichen Veränderungen und die ringwurmähnlichen circinären Herde lepröser Natur sind; diese Behauptung hat sich nicht bestätigen lassen, denn nicht alle diese Veränderungen sind lepröser Natur; dagegen ließ sich feststellen, daß in bisher unbekannter Häufigkeit bestimmte Veränderungen bei leprösen Kindern auftreten; diese Häufigkeit und das frühe charakteristische Auftreten solcher Veränderung, die gewöhnlich bacillen-positiv sind, ferner der Umstand, daß sie leicht sich zurückbilden und nur eine gewöhnlich aussehende Narbe hinterlassen, und daß sie ferner auftreten können, ohne daß andere lepröse Veränderungen nachweisbar sind, ist der Hauptgrund für diese Veröffentlichung; es folgt eine genaue Beschreibung. Gaté, Michel und Charpy: Israelitin aus Konstantinopel, 28 Jahre, Erkrankung beginnt mit Pemphigus, isolierte und rückfällige Bläschen ohne charakteristische Gefühlsstörungen gleichzeitig akuter Anfall von erysipelartigen Schwellungen im Gesicht und zahlreichen stark blutreichen und entzündlichen Lepromen an den Beinen, Fieber bis 40°, in einigen Tagen wieder verschwunden. Gougerot, Barthélemy und Arnaudet stellen erneut fest, daß Gefühlsstörungen bei frischen Ausbrüchen an den Knoten fehlen können. Nicolas, Gaté und Lebeuf bestätigen diese Befunde. Gougerot und Blum: Provokation einer typischen Neuritis des 1. Cubitales mit Muskelschwund und Unterdrückung der Schweißabsonderung nach Knochenbruch des linken Radius. Muir (Ind. J. med. R.) schildert 4 Typen im Verlauf, mit sehr wertvollen Beobachtungen. Vespoli (Brasilien): 3 Fälle primär nervös, nach einigen Jahren nodular. Nicolas und Rousset: 2 Fälle mit ausgeprägter trophoneurotischer Form und Lepromen an den hauptsächlichsten Nervenstämmen, der ausgeprägtere Fall zeigt weniger starke anästhetische Störungen. Sakurai (Japan) untersucht bei 60 Leprösen, L. tub. 39 Fälle, L. nerv. 21 Fälle, die Ausbreitung der anästhetischen Bezirke; sie kommen hauptsächlich an den Gliedern vor und sind in ihrer Häufigkeit folgendermaßen beteiligt: N. antibrachii 80%, N. peroneus sup. 76,7%, N. saphenus 71,7%, N. gastrocnemius 71,7%, N. femoralis 68,3%, N. ulnaris 66,7%, N. brachialis 60,0%, N. intercostalis 8,3%, N. scapularis 6,7%, N. lumboinguinalis 1,6%. Wayson (Hawai): Neurologische Symptome als Frühzeichen; nervöse Zeichen: meist multiple periphere Neuritis mit hauptsächlich sensiblen und trophischen Störungen; oft Sympathicus beteiligt; Charakteristica der Neuritis; neurologische Störungen manchmal, aber meist nur für kurze Zeit verschwindend; trotz der Schnelligkeit der Entwicklung und der Ausdehnung in frühen Krankheitsstadien ist es häufiger, daß sie nur auf einzelne Teile der Nervenäste beschränkt bleiben; so sind z. B. die Muskeln des Augenlidschlusses und die des Elevators im oberen Mundwinkel nur allein paretisch und paralytisch oder einzelne oder mehrere Muskeln der Interossei des Hypothenar oder Thenar befallen. Rodriguez (Philippinen): Ein Fall von sog. „Lepra lazarina" mit Bildung von Blasen, die im Gegensatz zu den bei Nervenlepra mit trophischen Störungen einhergehenden Blasenbildungen zahlreiche Leprabacillen enthalten; histologisch tuberkuloid. Milian: Lepra mixta, anfangs schwerer und schneller Verlauf, bessert sich ganz auffallend.

Tuberkuloide Lepra.

Internat. J. Leprosy 4, 364—373 (1936) wird die tuberkuloide Lepra besprochen. Lowe: Umwandlung von tuberkuloiden Herden in cutanen Typ, aber nicht umgekehrt. Austin und Gougerot: Beide Typen kommen nebeneinander vor. Schujman: Keine Umwandlung. Rodriguez: 1. Was heißt „tuberkuloide Lepra"? Es gibt Fälle, wo beides vorhanden: tuberkuloider Bau und Rundzellinfiltrate; 2. bis zu einem gewissen Grade auch tuberkuloide Struktur, auch in Rundzelleninfiltraten; 1 Fall cutan geworden; 3. einige Fälle: tuberkuloide Veränderungen mit scheinbar vorher bestehender Atrophie und Kontraktur; 4. tuberkuloide Fälle werden gewöhnlich weder cutan noch neural, sondern abortiv oder frustran; atrophische Narbe ganz uncharakteristisch; 5. Behandlungserfolg unsicher, dazu gehört sehr lange Zeit der Beobachtung; in Cebu gehören die meisten diagnostizierbaren beginnenden oder bakteriologischen negativen Fälle zum tuberkuloiden Typ; die dauernd positiven Fälle sind nicht oft tuberkuloid, meist cutan; spontaner Rückgang selten, meist progressiv; aber im frühen und mittleren Stadium gute Erfolge mit Chaulmoogra. Austin (Makogai): Tuberkuloide Veränderungen bei N I- und C 2-Fällen. Rose (Guyana): Tuberkuloid selten; Übergang in cutane Form. Gougerot: Tuberkuloide Lepra ist keine „nervöse Lepra", sondern eine cutane, verursacht durch Hansen-Bacillen; eine besondere Form. Jadassohn und Gougerot: Verursacht durch eine kleine Zahl von Bacillen und durch ihre isolierte oder fast isolierte Verteilung bei klassischen Lepromen in Haufen. 2. Tuberkuloide und Leprome nebeneinander aber keine Umwandlung. Combes: 54jähriger Mann, seit 3 Jahren erythematöser Herd im Nacken, histologisch wie Sarkoid. Fidanza: Tuberkuloide Form unterscheidet sich in Klinik, Histologie und Bakteriologie und besonders im Verlauf deutlich von der nervösen Form. Gougerot, Lortat-Jacob und Eliascheff: Grieche, seit 2 Jahren circinäre Herde an Arm und Beinen, Mitte gefühllos, Rand überempfindlich, sonst keinerlei Befund. Hayashi: Tuberkuloid bezieht sich auf klinische Veränderungen und wird in Japan tuberkuloide Macula genannt; kommt bei makulöser und neuraler Lepra vor. Lefrou und Quérangal: Tuberkuloide Lepra in Guadeloupe in der Form dyschromischer (achromischer oder hyperchromischer) ringförmiger und lichenoider Flecken; Bacillen selten; gewöhnlich Gefühlsstörungen, aber nicht immer; auch bei Jugendlichen; Übergangsformen von primärer perivasculärer Infiltration zu Lepromen oder zu narbiger Sklerose. Lie hat in 4 Fällen von tuberkuloider Lepra (Le Roux-Prätoria) überall Bacillen gefunden; Schnitte müssen sehr dünn sein, Entfärbung vorsichtig (Gabbet) und lange suchen bei den oft wenigen Bacillen. Lowe: In Kalkutta außerordentlich viel tuberkuloide Abarten; praktisch finden sich in allen Maculae, die aktive Zeichen zeigen, Bacillen; Neigung zu spontaner Heilung; die verschiedenen Typen von Maculae bei nervöser Lepra sind verschiedene Äußerungen eines entzündlichen Prozesses tuberkuloider Natur in den verschiedenen Stadien der Aktivität und Ruhe; alle aktiven Maculae der L. nervosa sind tuberkuloider Natur; die Ursache der tuberkuloiden Veränderungen ist verknüpft mit ausgesprochener Reaktionsfähigkeit der Gewebe des betreffenden Kranken und nicht verursacht durch einen besonderen Erreger oder Toxine oder ultravisible Erreger oder durch trophische Nervenstörungen; bei tuberkuloider Form finden sich akute und subakute entzündliche Veränderungen in den tuberkuloiden Herden; die tuberkuloiden Veränderungen sind zu dem Typ der Lepra gehörig, welcher als neural oder maculo-anästhetisch bezeichnet wird. Manalang: Die tuberkuloiden Gewebsveränderungen sind echte Lepride, wohl eine Frühform, kommen aber auch wieder, wenn die typischen mit Bacillen überladenen Leprome zum Verschwinden gebracht sind. Moiser (Süd-Rhodesia): Unter 700 Leprösen nur 6 Fälle von tuberkuloider Form. Mottat (Brasilien): 12jähriges Mädchen mit erythematösen Herden, später Fieber mit zahlreichen Knoten, wiederholte Anfälle, Erythema nodosum-ähnliche Knoten mit Hyperästhesie, symmetrische Ausbreitung auf Gliedern, Rücken und Rumpf, leichte Herabsetzung des Gefühls, keine Bacillen, serologisch negativ; Meerschweinchen negativ; histologisch tuberkuloid mit Wucheratrophie. Ota und Sato (Japan): 16 makulöse Leprafälle der Haut, z. T. mit verdickten peripheren Nerven- veränderungen, histologisch untersucht; klinisch scharf begrenzte, leicht schuppende, von normaler Haut kaum unterscheidbare Flecke mit vollkommener Sensibilitäts- störung; bräunlichgelbe bis rote Flecke mit nicht auffallend starker Sensibilitäts- störung; trichophytieähnliche Herde mit leichter Depigmentation; Tuberculosis verrucosa cutisähnliche Efflorescenzen, gummöse ulcerierte Erscheinung, die für die makulöse Lepra als selten gelten; und dem Lupus erythematodesähnliche Flecke; säurefeste Bacillen in 5 Fällen; Inokulationsversuche an Meerschweinchen und Ratten ergebnislos; histologisch in typischen Fällen kaum von echter Tuberkulose unterscheid- bar; da die tuberkuloide Lepra an Hautherden mit Nervenbeteiligung sehr häufig ist, so kann die tuberkuloide Lepra nicht als Sonderform betrachtet werden. Pautrier (Kongoneger): Histologischer Befund eines tiefen Knoteninfiltrates, mikroskopisch wie Sarkoid aussehend, Tierimpfung negativ. Quérangal des Essarts und Lefrou: Unter 148 Leprösen von den Antillen mit makulösen oder papulösen Lepraformen in 11 Fällen mikroskopische Veränderungen vom sarkoiden Typ; in 5 Fällen in den Infiltraten Hansenbacillen, zerstreut über die ganze Schnittfläche, im Bindegewebe und sogar in der Epidermis; 5 Erwachsene und 5 Kinder im Alter von 7—14 Jahren. 6 Fälle zeigten einfache entfärbte Flecke, die anderen Papeln oder Leprome; Verände- rungen verschieden alt, von 3 Monaten bis 7 Jahren; bei den papulösen Formen immer Erreger, in 4 Fällen zahlreich; der sarkoide Typ also unabhängig vom Alter, von der Form der Krankheit und dem Alter der Veränderungen; er kommt bei allen Formen der Lepra vor, und es bestehen vielfache Übergänge. Reiss: Die oft gefundene tuber- kuloide Struktur lepröser Hautherde ist eine besondere allergische Antwort der Gewebe; Vergleich mit identischen Befunden bei allen chronischen infektiösen Granulomen und nach Einspritzungen von Tuberkulin, Luetin und Freis Antigen; die allerverschie- densten Lepraherde können gelegentlich „tuberkuloide" Struktur zeigen. Reiss: Das klinische Bild der tuberkuloiden Lepra ist in China nicht einheitlich; 3 Formen, 1. diskoide, solitäre Läsionen, 2. solitäre aber häufiger multiple annuläre Läsionen mit erhabenem körnigem Rande und mit einem atrophischen depigmentierten Zentrum; 3. diskontinuierliche serpiginöse Läsionen, ähnlich dem annulären Typus. Schujman: Die tuberkuloiden Fälle bilden eine besondere Gruppe: klinisch gewisse charakteristi- sche Unterschiede zwischen neural und tuberkuloid; denn diese sind infiltriert und mit Randwall; histologisch typische Herde mit Riesenzellen und Leprolintest immer positiv; an 25 sorgsam beobachteten Fällen kein Übergang von typisch tuberkuloider in cutane Form oder umgekehrt; die tuberkuloide Form sei also zu trennen von neuraler und cutaner Form. Seminario und Gavina Alvarado (Chaco): Gelblich-rötliche Herde, Glasdruck gelbbraunes Infiltrat, Wärmegefühl herabgesetzt, A.T. an einem Herd positiv, Bacillen negativ. Strachan: Die Schwierigkeit in der Beurteilung der Zugehörigkeit der tuberkuloiden Lepra besteht darin, daß die Frühfälle zwischen C I und N I so außerordentlich schwer zu unterscheiden sind. Tisseuil (Neu-Kale- donien): Europäer, 46 Jahre, auf Rumpf und Gesäß im Verlauf kleine rote, leicht erhabene Flecke, reichlich Riesenzellen, Anästhesie nur an einzelnen Stellen; 2. Fall: (Japaner, Neu-Kaledonien) 25 Jahre, zahlreiche kleine gelbliche Flecke am ganzen Körper, histologisch tuberkuloid; 3. Fall: (Tonkinese, 15 Jahr) im Verlauf geht das tuberkuloide Stadium zurück mit der Besserung des Allgemeinzustandes und Rück- bildung des Infiltrates, Bacillen immer positiv. Tisseuil: Auf der Insel Maré (Loyali- tätsinseln) wurden 16,3% tuberkuloide Lepra gefunden; Diagnose klinisch gestellt und histologisch gesichert; Unterschiede auch in der tuberkuloiden Form z. B. in Guyana und Neu-Kaledonien; in Neu-Kaledonien fast nur primitive Tuberkuloide, allerdings von sehr mangelhaftem Typ und fast nur bei Erwachsenen; dagegen in Guyana tuberkuloide Typen in jedem Alter, aber besonders bei Kindern, und zwar besonders im Alter von 5—10 Jahren. Vigne, Fournier und Vidal: (Französin,

64 Jahre, Zimmerfrau auf Dampfern nach Madagaskar und Ostasien, im Verlauf an Kinn und Nacken Veränderungen wie Boecksches Sarkoid oder Mycosis fungoides, Gefühlsstörungen, Bacillen reichlich. Wade: Nodulare Umbildung durch Leprareaktion scheint bei schwereren Fällen besonders im Gesicht aufzutreten. Wade: Der Erreger ist in irgendeiner Art oder Form die unmittelbare Ursache, histologisch zwei Klassen bei den Lepriden, einfache chronische Entzündungen und tuberkuloide Veränderungen, beide Klassen können sich mehr oder weniger ähneln, eingehendere Besprechung der klinischen Befunde; tuberkuloide Lepra wird in verschiedenen Ländern verschieden eingeteilt; genauere Klassifizierung jedoch auf Grund einiger Punkte möglich; und zwar gutartiger klinischer Verlauf und günstige Prognose. Entwicklung der tuberkuloiden Form bei neuralen Fällen; bakteriologisch negative Befunde; histologischer Befund; immunologischer Befund, diese Fälle sind eigentlich als neurale Lepra zu klassifizieren; die Aufstellung eines besonderen Typus nicht gerechtfertigt; als Untertyp der neuralen Lepra aufzufassen. Wade und Lowe: Die tuberkuloide Lepra läßt sich in 3 Unterarten teilen; „major" gewöhnlich deutlich und tiefer infiltriert, auch in den oberflächlichen cutanen die Haut versorgenden Nerven; 2. „minor" weniger infiltriert, weniger tief und weniger Nervenbeteiligung, rauhe Oberfläche wie mit Sand bestreut, mikro-papulös; 3. „simple" nicht deutlich infiltriert oder höchstens sehr wenig und nur am fortschreitenden Rand, makroskopisch keine Andeutung auf ihre Struktur; beachtenswert die relative Häufigkeit des cutanen Types mit diffuser Beteiligung der Körperoberfläche; Bacillen zahlreich an Stellen, wo wenig oder keine Infiltration nachweisbar; leichtes diffuses Erythem; oft verdeckt durch Pigmentierung; gewöhnlich leichter und besonderer Glanz der Epidermis; in fortgeschritteneren Fällen an einzelnen Stellen wie am Kopf und Gliedern infiltrierte Herde, aber der Rumpf bleibt lange diffus; die Untersuchungen im Vergleich in Kalkutta und Purulia in Bihar ergeben:

	Kalkutta	Purulia
Neural	82%	51%
Cutan	18%	48%

In Kalkutta mehr maculäre und tuberkuloide Zeichen und mehr Nervenabscesse, dagegen in Purulia Anästhesie an Gliedern mit nicht sichtbaren Maculae; in Purulia nur einen Fall von Nervenabsceß; die diffuse Form an beiden Orten.

Mitsuda: Die Lepra beginnt in Japan gewöhnlich mit Flecken, wird dann zur nervösen Form und einige Jahre später zum tuberösen Hauttyp; es gibt aber so viele Verschiedenheiten: Nervöse Fälle bleiben rein nervös ihr ganzes Leben, andere Fälle gehen in den Hauttyp über einige Monate nach dem Erscheinen von Flecken oder gefühllosen Herden; was den nervösen Typ anbelangt, so sind sehr lange Beobachtungszeiten nötig; die fleckige Form kann mit oder ohne Behandlung verschwinden, aber das sagt nichts aus, wenn solche Fälle nicht mehr als 10 Jahre beobachtet sind; Lepra ist eine so außerordentlich chronisch verlaufende Krankheit, daß eine Beobachtung von 3 oder 4 Jahren nicht genügt. Y. Hayashi hat bei 1284 Leprösen des Zensei-Hospitals (265 neurale und 1019 cutane) nur insgesamt bei 5,7% Hauterscheinungen und bei den späteren Hautfällen nur 7,1% Hautveränderungen als Anfangszeichen feststellen können; es haben also 92,9% Fälle einen nervösen Beginn; die primär nervösen Fälle heilen entweder ohne Rückfall — einige Beobachtungen dieser Art sind gemacht — oder sie werden später schwerer nervös, oder sie gehen in den Hauttyp über; genauere Angaben lassen sich nicht machen, weil die Beobachtungszeit zu kurz ist.

Lepra einzelner Organe.

Seröse Häute (s. auch unter Lunge). Ying: 1 Fall von Pickscher Krankheit bei fortgeschrittener Lepra; Ergüsse in alle 3 serösen Höhlen, deutliche Vergrößerung der Leber; Transsudate; Meerschweinchenimpfung mit Pleuraexsudat positiv; zahlreiche Bacillen in Perikard, Meerschweinchen negativ.

Blutgefäße: Moria (Japan): 100 Sektionsfälle, das Herz in jedem Fall an 11 verschiedenen Stellen untersucht, von diesen sind die beiden Kammern, der linke

Vorhof, die Mitral- und Tricuspidalklappen und ferner der Anfangsteil der Aorta, insbesondere der Muskel der linken Kammer und die Mitralklappen am auffallendsten ergriffen; dagegen sind der rechte Vorhof, die Pulmonalklappen, die Arterien und Venen des Herzens und das Foramen ovale frei. Moriya (Japan): 96 Herzen aus Lepraleichen (80 männlich, 16 weiblich) histologisch untersucht; bei 48 Fällen lepröse Veränderung, Kollagen und Elastica oft affiziert, Leprabacillen bei wenigen Fällen. Watson: 1 Fall von leprösen Infiltraten an den Venen des Unterarmes und Unterschenkels.

Nase, Mund, Rachen, Zunge, Kehlkopf: Belowidow (Krutye Rutschji bei Leningrad): Bei 86 Fällen von Lepra tuberosa lepröse Veränderungen der Nase in 100%, des Kehlkopfes in 65%, des Rachens in 40%, der Mundhöhle in 40% und der Ohren in 40%; nur bei 12% in der Nasenhöhle nichts außer einer mäßigen Schleimhautatrophie; die Nasenscheidewand bildet eine Lieblingsstelle für lepröse Veränderungen, bei 40% Infiltrate, Geschwüre, Perforationen meist im Gebiete des viereckigen Knorpels; Gaumenveränderungen erinnerten bei 4 Fällen durchaus an tuberkulöse Affekte; Schleimhaut wie bedeckt von feinen Körnchen, lange Risse, die sich fast über die ganze Fläche des Gaumens ausdehnten; Zunge: Geschwüre, Knoten und narbige Veränderungen bei 21%; Schwierigkeiten bei der Nahrungsaufnahme nur in den Fällen ganz schwerer allgemeiner Lepra; Rachenreflex fehlte in 20%; Stenosen kommen häufig vor, im Verlauf eines Jahres waren die Todesursachen bei 17 Fällen 2mal eine Stenose des Larynx; im ganzen hatten 19 Fälle von Lepra tuberosa Stenoseerscheinungen; bei 4 von ihnen Tracheotomie in extremis; bei 2 Fällen prophylaktisch; Erkrankungen des Ohrknorpels nur in 8 Fällen; bei vielen Kranken fehlte das Ohrwachs; Defekte am Trommelfell (Narben, Perforationen) und chronische eitrige Prozesse im Mittelohr bei 5 Fällen, in einem Fall akute eitrige Mastoiditis; degenerative Veränderungen des inneren Ohres 6%; Lepra mixta (31 Fälle) Veränderungen der oberen Luftwege und der Ohren weniger häufig als bei Lepra tuberosa; Veränderungen der Nase in 80%, des Rachens in 50%, der Mundhöhle in 40%, der Ohren in 40%, Veränderungen die gleichen wie bei Lepra tuberosa; es gibt Fälle, die 2—3 Jahrzehnte bestehen und bei denen die Veränderungen der oberen Luftwege ganz unbedeutend waren, während in anderen Fällen von relativ junger Lepra bereits nach 2—3 Jahren Invalidität eintreten kann; Larynxstenose in 19%, ähnlich wie bei der Lepra tuberosa. Lepra nervorum (34 Fälle): Lepröse Veränderungen der Nase in 40%, des Rachens in 66%, der Ohren in 50%; die Haut der Nase erkrankt selten oder nur zufällig; bei 12 Fällen geringe Atrophie der Nasenschleimhaut, wobei das Muskelskelet in 2 Fällen beteiligt war; Geschwüre oder Infiltrate in der Nasenhöhle nicht beobachtet; im Rachen, Kehlkopf und Mund konnten lepröse Veränderungen nicht gefunden werden; in 66% fehlte der Rachenreflex; in 6 Fällen bestand eine Perichondritis der Ohrmuschel; die Dauer der Lepra steht in keinem unmittelbaren Verhältnis zu den Veränderungen der oberen Luftwege und des Gehörorganes; einerseits finden sich frische Fälle mit schwersten Veränderungen und andererseits alte Fälle mit ganz unbedeutenden Störungen; ausgezeichnete Abbildungen sind beigegeben. Fouquet: Bespricht lepröse Rhinitis, Untersuchung, Diagnostik, Ansteckung. Pavloff (Kaukasus): 200 Lepröse; Hauptrolle spielt die Perforation des Septums bei L. tub. in 41%, bei L. mixta in 42,5%, bei L. neural in 46% und L. mac. anaesthetica in 0,1%; Verengerungen der Nase bei L. tub. in 43%, bei L. mixta in 35%, bei L. mac.-an. in 0,1%; Hypertrophie der Nasenhöhlen bei L. tub. in 31%, bei L. mixta in 27%, bei L. mac.-an. in 0,2%; Geschwüre, Knoten, Knötchen oder Krusten bei L. tub. in 22%, bei L. mixta in 18%, bei L. mac.-an. in 0,4%, bei L. neural in 15%, Verkrümmungen des Nasenseptums bei L. tub. in 6%, bei L. mixta in 15,5%, bei L. mac.-an. in 0,1%, bei L. neural in 18%; bei Lepra mixta wurden Bacillen nachgewiesen in 58,7%, bei L. nodular in 58%, bei Nervenlepra in 36% und bei L. mac. anaesth. in 40%; 20 gesunde Personen wurden untersucht, die von leprösen Eltern geboren waren und die mit Leprösen 3 Monate bis 21 Jahre zusammengelebt hatten; in der Nase niemals

Bacillen gefunden; in einem Fall im Punktat der Lymphdrüsen; es kann also die Ansteckung durch die Nase nur ausnahmsweise geschehen; von Munderscheinungen wurden beobachtet Knötchen oder Geschwüre bei Lepra mixta in 42,5%, bei L. nodular in 31%, bei L. mac.-anaesth. nur in 0,1%. Segre: 11 Fälle (Hautklinik Turin): In 75% Perforation an einer bestimmten Stelle des Septums, manchmal sogar einzige spezifische Erscheinung; Epidermisierung des Vestibulum, bekommt wachsähnliche Farbe; Bacillen in allen Fällen von L. tub. und L. mixta; 1 Fall von Makro- und 1 Fall von Mikrostomie. Sechi und Giunti: 4 Fälle, Sektionsmaterial, Kehlkopf, L. macht im Larynx typische Veränderungen, mikroskopischer Befund unterscheidet zwischen Tbc., Lues und Sklerom; Epithel an der Hinterfläche der Epiglottis, oft erste Lokalisation, wie bei Tbc. und Lues chondritische und perichondritische Prozesse. Lie: Lepröse Tracheitis und Bronchitis bei L. nodosa, seit langem Trachealkanüle, 2 Fälle makroskopischer, 1 Fall nur mikroskopischer Befund.

Lunge (s. auch unter seröse Häute): Arndt: Lepra der Lunge. 1. Echte lepröse Erkrankung reine Lungenlepra, 2. Lepra der Lunge in Verbindung mit Tuberkulose, auch mit Pneumonie, 3. keine spezifisch leprösen, sondern nur andersartige Lungenveränderungen; das morphologische Bild der Lungenlepra ist uneinheitlich und verwischt; nach sorgfältiger Sichtung bleibt ein gutes Drittel sicherer Lungen-Tbc. bei Sektionen; reine Lungen-Tbc. häufiger als reine Lungenlepra, beide Formen kommen aber häufig nebeneinander vor; gegenseitige Beziehungen wenig geklärt; Lunge aber nicht so selten leprös, andere Organe häufiger; Entstehung bronchogen, hämatogen oder lymphogen; ob es eine primäre Lungenlepra gibt, ist bisher nicht erwiesen; Pleuritis leprosa miliaris kann sicher spezifisch sein. Kiyono, Sakurai und Nishikawa (Japan): Bei 124 Leprösen Brust röntgenologisch untersucht, kein sicherer Unterschied zwischen Lepra und Tbc.; in 17 Fällen interstitielle Gewebswucherungen (strahlender Schatten um einen kleinen Herd) die für Lepra sprechen, wenn Pirquet negativ. Tajiri (Japan): 5 Fälle von Lepra nodularis; Mantoux-Reaktion vor dem Tode war negativ; tuberkulöse Veränderungen wurden makroskopisch nicht gefunden; die Bacillen dringen in die Lunge hauptsächlich auf den Blutwege ein und bringen kleine Leprome in den Alveolarsepten hervor; diese bleiben klein, so daß sie makroskopisch nicht entdeckt werden können; bei makulöser und neuraler Lepra lepröse Veränderungen im Lungengewebe nur in den Nerven; wenn säurefeste Bacillen im Sputum und Impfungen damit auf Meerschweinchen negativ, brauchen die Leprabacillen nicht aus den Lungen zu stammen, sondern wahrscheinlich aus den oberen Luftwegen, da fortgeschrittene Fälle von nodularer Lepra fast immer Veränderungen in Pharynx und Larynx haben und diese oft geschwürig zerfallen; Tbc. der Lungen: In Zensei hatten 67,3% positive Pirquet-Reaktion; in Aisei-en 38% Mantoux-positiv, in Zensei sind ältere und länger isolierte Lepra-Patienten; bei längerem Aufenthalt werden die Leprösen mehr und mehr tuberkulös; Sektion: In Zensei 33% keine Tbc.; in Oshima 46,7%, in Aisei-en 34,8%; die sezierten Fälle sind die fortgeschritteneren und länger bestehenden; die Zahlen stimmen nicht überein mit den Hautreaktionen. Infektionswege: 1. die Lepra dringt von oben her in die Lunge ein; 2. sie dringen durch die Nerven ein, Sympathicus und Parasympathicus (Vagus); hier selbst Globi; innerhalb der Bronchialknorpel enthalten die Nerven mehr Bacillen als außerhalb; 3. durch den Blutstrom, aber die Bacillen neigen in Organen wie Lunge und Herz, die in ständiger automatischer Bewegung sind, zur Degeneration und ihre Entwicklung ist sehr begrenzt; 4. auf den Lymphbahnen, subpleural und in den Lymphknoten des Hilus finden sich lepröse Veränderungen. Muir (Indien): 10 Fälle von cutaner Lepra mit Fieber und säurefestem Bacillenauswurf; bei 8 Fällen Meerschweinchenimpfung, nur in 1 Fall tbc.-positiv; ungeheure Mengen von Bacillen im Auswurf; bei Sektionen ist Lepra der Lungen selten zu finden, weil der Lepröse an Begleitkrankheiten stirbt, welche das pathologische Bild vor dem Tode verändert; in einem C 3-Fall dieser Art fanden sich nur wenig Bacillen bei der Sektion.

Magen: Lee, Rhee und Lee: 311 Lepröse aus Korea wurden auf Magenabsonderung untersucht; nur wenige hatten hohe Gesamt- oder freie Säuren, sonst Hypoacidität oder Achylie, die mit der Dauer der Krankheit zunehmen.

Leber: Del Vivo: Untersuchung des Aminosäuregehaltes des Blutes nach Einspritzung von Glykokoll nach der Mikromethode von van Slyke bei 11 Leprafällen ergab eine Unterfunktion der Leber, die beweist, daß der Hansen-Bacillus direkt oder indirekt die Leberfunktion beeinträchtigt.

Milz: Kobayashi und Nojima: Fanden bei 71 Sektionen Lepröser bei 8 Fällen 11 akzessorische Milzen, Größe eines kleinen Fingers bis Daumens, in einer Milz starke lepröse Veränderungen.

Niere, Nebenniere: s. Kuramschina bei Geschlechtsorganen. Muneuchi (Japan): Nebenniere mit Vorliebe befallen; histologische Untersuchungen bei 150 Sektionen; bei L. tub. in 98% der Fälle, bei L. mac. und nerv. eigentliche lepröse Infiltration niemals; histologisch ist die Zona reticularis am stärksten affiziert, dann die Zona fasciculata und die Umgebung der Venen im Mark, auch das subkapsuläre Gewebe ist beteiligt; Leprabacillen in der Nebenniere sind gewöhnlich fein gebaut und an Zahl auch meist sehr spärlich; doch gibt es nicht selten Ausnahmen von dieser Regel. Tajiri (Japan): Äußere Form der Nebenniere frei von Veränderung; bei tuberöser Lepra, wo gleichzeitig Lepra in inneren Organen, z. B. in Leber, in Milz usw. zu finden ist, sieht man die gelblichen Lepraknoten in den meisten Fällen schon makroskopisch, und zwar in der Grenzschicht der Rinde und des Markes; mikroskopisch auch Lepraknoten in der subkapsulären Schicht, in der Zona glomerulosa, fasciculata, reticularis und im Mark nachweisbar; in der Zona glomerulosa und fasciculata Leprabacillen nur in der Umgebung der Venen zwischen den Zellreihen, aber niemals in den Zellen des Parenchyms.

Brustdrüse bei Männern: Wade: Hyperplasie der Männerbrust scheinbar verursacht durch lepromatöse Infiltration der Testes, trotzdem letztere auf Philippinen häufig, Hyperplasie der Männerbrust nicht beobachtet. Delamare und Jimenez Gaona: Veränderungen der Mamilla beim Mann häufig in Paraguay. Muir: Schwerer Fall von cutaner Lepra beim Mann, starke Vergrößerung der Brüste mit chronisch lepröser Entzündung der Testes; kommt häufig in Indien vor. Tissi: 4 Fälle subakuter Mastitis bei Knotenlepra. Natali und Caffarena: Bei 60 Leprösen in 14% Gynäkomastie, doppelseitig, dabei Hypogenitalismus, lepröse Hoden- und Nebenhodenentzündung; periodisch auftretende Schwellung und Entzündung.

Brustdrüse bei Frauen: Luca: Bei leprakranken Frauen Brustwarzen häufig deformiert, hart, deutlich vergrößert, vorspringend, manchmal gestielt, manchmal kugelig; keine Pigmentveränderung, keine Sensibilitätsstörungen; im Blut aus den Warzen oft Hansen-Bacillus; in einer Leprakolonie hatten 85% diese Veränderung, in 73% Bacillen positiv; Nasenschleim nur in 68% positiv.

Geschlechtsorgane des Mannes: Ohtahara und Ishihara fanden bei Lepramäusen viel seltener die Beteiligung der Geschlechtsorgane als bei der Lepra des Menschen; bei Versuchstieren häufiger im Hoden als im Ovarium, aber nicht so häufig wie bei menschlicher Lepra. Fox und Knott: Im Leper Asyl S. Croix (Januar 1932): 34 Männer, davon 4 Fälle mit Hautknoten an äußeren Genitalen bei Negern und fortgeschrittenen Fällen (Scrotum, Präputium, Glans). Kang und Wilson (Biederwolf-Kolonie Korea): Bei 14% der Männer Orchitis. Kawamura (Japan): 50jähriger Bauer, Irchitis leprosa sinistra et dextra, im Hoden Parenchym rundliche Cyste, Wand knorpelhart, Bindegewebsmembran mit Kalkablagerungen; Leprabacillen nur außerhalb der Samenkanälchen; Entstehung durch Einwanderung von Leprabacillen. Kinoshita (Japan): Bei 20 Leprafällen meistens nur Hoden und weniger stark Nebenhoden leprös; Prostata und Samenblasen sehr selten, Samenstrang überhaupt nicht befallen. Mitsuda (Japan): L. tub. 19 Jahre, Kryptorchismus, linker Hoden weniger stark leprös als der rechte normal liegende. Schtamowa und Akulin: Bei 36 Leprösen des Leprosoriums in Irtutsk Befund an männlichen Geschlechtsorganen; von 20 Kranken mit Lepra mixta hatten 12 nichts von einer Erkrankung der Geschlechtsorgane gemerkt; Pigmentationen der äußeren Geschlechtsorgane, Leprome auf Glied und am Scrotum, Hodenatrophien, Nebenhodenerkrankung, häufig beiderseitig und Atrophie der Vorsteherdrüse; unter 11 Kranken mit tuberöser Lepra zeigte die Hälfte Leprome an den äußeren Geschlechtsteilen, 8 Knoten in den Nebenhoden und 2 eine Atrophie der Prostata; recht häufig waren die Samendrüsen infiltriert; von 5 Kranken mit Nervenlepra wiesen 3 Hodenatrophie und 4 Infiltrate in den Nebenhoden auf; die Prostata war einmal, die Samendrüsen 3 mal infiltriert. Wassiljeff: 8 Fälle (Leprosorium Krutye Rutschji), zweierlei Art von Veränderungen: Bei der ersten Übereinstimmung mit der Stärke der Lepra, mit der Dauer der Krankheit nicht übereinstimmend, manchmal bei kürzerer Dauer viel stärker als bei langer Dauer; Entzündungsprozesse im Zwischengewebe herrschen vor; in der II. Gruppe Krankheitsdauer von 2—20 Jahren, Veränderungen im Samen produzierenden Apparat, Nebenhoden und Hodenhüllen immer beteiligt, Veränderungen erinnern an syphilitische oder gewöhnliche Orchitis; degenerative Veränderungen im interstitiellen Bindegewebe, vollständige Zerstörung des Epithels, interstitielles Gewebe verdickt und hyalinisiert. Nojima: 2 Fälle von schwerer L. tub. mit Veränderungen im Samenstrang.

Geschlechtsorgane der Frau: Kerr (Dichpali, Indien): Die Störungen der Menstruation beruhen teils auf chronischen leprösen Veränderungen der Eierstöcke, welche zur Amenorrhöe und Sterilität führen, und einer niedrigen Alkalireserve, welche einhergeht mit Störungen des Calciumblutspiegels; bei Frauen über 30 Jahre kann die Periode mit den ersten Zeichen der Krankheit verschwinden; in 80 Fällen war die Schleimhaut der Vulva nur in 4% positiv, weil sich hier die Lepra von der Haut auf die Schleimhaut ausgedehnt hatte. Kinoshita (Japan): 18 Fälle von Sektionsmaterial; Gebärmutter: Im Gegensatz zu den Befunden von Mitsuda nur einige Leprazellen im Zwischengewebe der Muskelschicht nebst einer dichten unspezifischen Zellinfiltration im Stroma der Schleimhaut; Eierstock: In 6 Fällen mäßig starke lepröse Zellinfiltration, teils im Stroma zwischen den Blutcapillaren der Marksubstanz, teils im Gewebe der Rindensubstanz des Eierstockes; Eileiter: Lepröse Veränderungen hier am deutlichsten; in 8 Fällen starke Verdickung der Schleimhautfalten sowie deren Verwachsung und lepröse Zellinfiltration im Stroma; Scheide: Unter der Schleimhaut, welche einigermaßen starke Verdickung und Parakeratose und Abstoßung der Hornschicht sowie Vakuolisierung der Epithelien zeigte, manchmal unspezifische Zellanhäufung in der Bindegewebsschicht und um die Gefäßcapillaren ohne Stäbchenbefund. Kuramschina (Leprosorium Astrachan): 72 lepröse Frauen untersucht, 11 ledig und kein Geschlechtsverkehr, 11 über 40 Jahre alt; gesund 10, Metroendometritis hatten 8, Retroversio uteri 4, beiderseitige Salpingitis 6, rechtsseitige Salpingitis 2, linksseitige Salpingitis 2, Atrophie des Uterus 7, infantilen Uterus 18; 34 lepröse Frauen hatten 150 mal geboren, davon 64 mal in leprösem Zustande; Schlußfolgerung: Lepra als langwierige, chronische Infektionskrankheit hat einen deutlichen Einfluß auf die Funktionen der innersekretorischen Drüsen, was sich klinisch äußert in mangelnder Funktion derselben, spätem Eintritt der Menstruation, Atrophie und Hypoplasie des Uterus usw., aber auch in gestörter Funktion der Nebennieren in Gestalt einer bronzeartigen Verfärbung der Haut von leprösen Kranken.

Lymphknoten: T. und Y. Aoki: Cruraldrüsen in Japan sehr häufig leprös.

Knochen: Beitzke: Die lepröse Osteomyelitis und Periostitis findet sich nur dann, wenn knotige Hautveränderungen vorhanden sind und von hier aus auf dem Blutwege eine Aussaat stattfindet oder der lepröse Prozeß unmittelbar übergreift; auch bei Sektionen sind meist nur die mehr oder weniger schwer veränderten Knochen der Hände und Füße untersucht worden; die lepröse Osteomyelitis beginnt mit perivasculären Veränderungen, es entstehen umschriebene Herde aus Granulationsgewebe, die mit Vorliebe in den Epiphysen, seltener im Schaftteil der kleinen Röhrenknochen oder in den kurzen Hand- und Fußwurzelknochen sitzen; ebenso kann die lepröse Periostitis durch Ausstreuung auf dem Blutwege oder Übergreifen eines Hautleproms entstehen; zur leprösen Granulationswucherung gesellt sich meist nur beschränkter Knochenabbau und manchmal Knochenneubildung; die nichtspezifischen Erkrankungen der Knochen werden eingeteilt in trophoneurotische Veränderungen und in Veränderungen durch Zweitinfektion mit Eiterbakterien; die Erkrankungen der Gelenke bei Lepra sind wenig bekannt, namentlich ist die Frage noch offen, ob es eine spezifisch-lepröse Arthritis gibt; dagegen sind die unspezifischen Gelenkerkrankungen überaus häufig; eitrige und jauchige Arthritis entsteht durch Übergreifen von zerfallenden Lepromen oder trophoneurotischen Hautgeschwüren; nicht selten sind Gelenkveränderungen bei Leprösen auch durch Tuberkulose verursacht. Chamberlain, Wayson und Garland (Honolulu): 150 Kranke, strenge Unterscheidung zwischen Knoten- und Nervenlepra nicht möglich, die meisten Fälle zeigen Veränderungen beider Arten; Lepra kann wie Tbc. eine rein örtliche Erkrankung sein, aber auch in verschiedener Form, in verschiedenen Gegenden des Körpers auftreten; frühzeitige diagnostizierbare Knochenveränderungen nicht gefunden; fortgeschrittene Fälle bisweilen nur gering oder gar keine Befunde; Fälle mit geringem klinischen Befund können ausgesprochenere Veränderungen zeigen; am auffallendsten ist die allmähliche Absorption von Knochen der Finger und Zehen von der Oberfläche her; rein lepröse Periostitis sehr selten; Gelenkveränderungen in Form von Arrosion der knöchernen Gelenkenden häufig, fortgeschrittene Prozesse ähnlich wie bei Tabes, bisweilen früh knöcherne Ankylose, später Frakturen und Luxationen; lange Röhrenknochen, Wirbelsäule und Schädel frei; Knochenschwund beginnt am distalen und proximalen Ende, Füße meist schwerer als Hände befallen, bei Hautgeschwüren sekundäre Infektionen. Gass und Rishi (Indien): 79 Fälle, untersucht wurde meist nekrotisierter Knochen chirurgisch entfernt, der Rest Sektionsmaterial; von den Phalangen der Finger und Zehen, Metatarsalknochen, Radius, Ulnar und Tibia; bei 17 Fällen von 21 Lepra mixta-Erreger im Knochenmark, in 58 Fällen von neuralem Typ niemals. Hayashi (Japan): Röntgenuntersuchung der Knochen: In schweren Fällen von L. tub. ist Ossifikation der Röhrenknochen verzögert, in leichten Fällen fast immer normal; obgleich bei Lähmung der Nerven das Wachstum der Knochen von Hand und Finger ungenügend ist, wird die Ossifikation der Epiphysen früh vollendet; 2 Fälle von L. nodosa mit Knochenveränderungen an Frontalknochen und im 3. Fall an Coronarnaht, Tuber parietale und Occipitalknoten, reichlich Leprabacillen und Vakuolenzellen in den Haverschen Kanälen, in Knochenzellen wenig Bacillen; entstanden infolge von leprösen Knoten im Periost; 3 Fälle von Lepra der Tibia z. T. mit leprösen Infiltrationen. Laquièze: Auf den Loyalitätsinseln besonders Insel Lifou häufig Klauenhand, ebenso Mal perforans. Le Gac (Insel Désirée, Elfenbeinküste): Schmerzhafte Perkussion der Knochen bei 133 Leprösen, bei allen Formen in 70,67% positiv, davon L. mixta 83,3%, L. tub. 76,6%, L. nerv. 68%, L. mac. 58,6%; es muß eine sorgfältige Untersuchung mit methodischer Perkussion der ganzen Körperoberfläche stattfinden. Murdock und Hutter (Kalihi-Hospital Hawai): Röntgenuntersuchungen: Die meisten Veränderungen am Skelet bei Jugendlichen im Wachstumsalter; mit Hautveränderungen nicht parallel; Röntgenbefunde sind einzuteilen in 1. leichte Veränderungen wie Atrophie, Defekte usw., 2. gröbere Veränderungen wie Ostitis, Osteomyelitis, cystische Degeneration usw., 3. schwere destruktive und produktive osteoarthritische Veränderungen; Ähnlichkeit mit Tbc. Nishikawa (Osaka): 38 Fälle untersucht auf Gehalt an Kalk und anorganischer Phosphorsäure im Blut; im Vergleich zu Gesunden ist der Gehalt an Ca im Blutserum Lepröser leicht vermindert; ein Unterschied im Gehalt an anorganischer Phosphorsäure konnte nicht festgestellt werden, dagegen war ein geringfügiger Unterschied zwischen Leprösen und anderen Personen, die unter ähnlichen Bedingungen und in ihrer Umgebung lebten; bei Lepra nodularis Störungen der Verknöcherung an Rippenknorpelgrenze, wahrscheinlich durch Störungen im Kalk-

stoffwechsel verursacht. Wolter: Bei der Lepra nervorum tritt sehr früh die Halis-
terese ein, die röntgenologisch oft schon darzustellen ist, wenn klinische Symptome
noch fehlen; in späteren Stadien findet man oft Knochenverflüssigung und Absceßbildung, in deren Eiter sich nie Leprabacillen nachweisen lassen. Wooley und Ross:
Von 47 Fällen bei 41 im Röntgenbild Atrophie der Knochen, der Hände und Füße.
Häupl: Verstümmelter Finger einer Lepraleiche, zeigt beginnende Arthritis deformans
infolge lepröser Nervenveränderung mit Störung der Zirkulation; Harbitz und Lie
schließen sich der Ansicht an und Lie betont besonders den Einfluß durch periphere
Neuritis. Jame, Jacob und Jude: Schütze aus Madagaskar, 22 Jahre, Beginn der
Lepra vor einigen Wochen, Röntgenuntersuchung: An linker Hand eine allgemeine
leichte Entkalkung der Knochen besonders an Epiphysen, Erosionen der Gelenke der
End- und Mittelphalangen des linken Zeigefingers mit Verschwinden des Zwischen-
raumes und Subluxation, schräge Fraktur der Diaphyse der Grundphalanx des linken
4. Fingers. Muir (Indien): Patient 17 Jahre, Röntgen: Nekrose des Astragalo-sca-
phoid-Gelenkes; 2. Fall: Astragalus ganz verschwunden, untere Enden der Tibia und
Fibula zugespitzt, hier kein Eiter oder Flüssigkeit, Gelenkoberfläche verschwunden.
Satta: 30jähriger Kranker, Röntgen: Entzündlicher Herd in Talus mit Beteiligung
des unteren Sprunggelenkes, Periostverdickung und Apophysenbildung am hinteren
Ende des Talus, nach 2 Jahren ausgeprägte L. tub., lepröse Osteoarthritis.

Zähne: Ogasawara (Japan): Lepra befällt vorzüglich rhachitische Personen,
wie aus der allgemeinen Untersuchung und der Untersuchung des Gebisses der Leprösen
hervorgeht, häufig am Skelet verschiedene rhachitische Veränderungen. Tochihara
und Murakami (Kiushu-Leprosorium, Japan): Lepröse rote Zähne bei 323 Frauen in
7,7%, fast nur bei L. tub., durchschnittlich erst nach 15 Jahren; langsamer Beginn,
Farbe leicht rot, bläulichrot, purpurrot und tiefpurpurrot; am häufigsten bei Frauen,
am stärksten am Hals der Zähne, meist nur erster oberer Schneidezahn, in einigen
Fällen mehrere Zähne, keine Caries oder sonstige Veränderungen; Farbe unverändert
für viele Jahre; in Pulpa immer Bacillen, Pulpa nekrotisch durch langsam wachsende
lepröse Infiltration, chronische Stauung des Blutes, Rötung durch Zerfall der roten
Blutkörperchen. Majima und Itakura (Japan): Bei 101 Leprösen gewisse, aber nicht
sehr deutliche Unterschiede in der Stellung der Zähne und des Bißverschlusses. Itakura
(Formosa): Befunde bei Leprösen über Zahnausfall, Weisheitszahndurchbruch und Caries.

Auge. Allgemeines: Arisumi (Formosa): In Tränenflüssigkeit von 105
Fällen fanden sich in 10% Bacillen, in Nasensekret 66%; Auge als Eintrittspforte
unwahrscheinlich. Dorofeev (Rußland): 87 Fälle Augenhintergrund bei L. tub. 10,
bei L. an. 1, bei L. mixta 2 Fälle; in 5 Fällen Maculitis, davon 3 z. T. hochgradige
Myopien. Fedoseev: Aus 5 russischen Leprosorien 504 Kranke; tuberöse Form 50,4%,
gemischte Form 26,8%, nervöse Form 22,8%, bei 316 = 62,7% Kranken Augen-
veränderungen; Augenbrauen und Wimpern fehlten bei 118 Kranken; blind auf beiden
Augen 4,9%, auf 1 Auge 6,9%; meistens im mittleren Alter blind; Erkrankungen der
Lider 3,9% (meistens Lagophthalmus); in 18,4% Erkrankungen der Conjunctiva;
Cornea in 25,4%; miliare Leprome und Pannus meistens im jugendlichen Alter; Corneal-
trübungen entstehen im Alter von 31 bis 40 Jahren; miliare Leprome mehr bei tuberöser,
Pannus bei gemischter Form; die Cornealtrübungen verteilen sich auf die einzelnen
Lepraformen gleich; Irisveränderungen bei 19,4%; Iritiden können bei allen Lepra-
formen entstehen. Gabrielides: Beschreibung und Untersuchung sowie hypothetische
Genese der bei Lepra vorkommenden, in der Episklera gelegenen Leprome und kleinen
gelblichen, runden Konkretionen, deren Größe, Form, Farbe, Inhalt und Konsistenz
durchaus den bei chronischen Conjunctividen und Entzündungen der Meibomschen
Drüse vorkommenden Bindehautkonkrementen und Granulationen ähnelt; die säure-
resistenten Konkretionen liegen entweder einzeln oder in kleinen Häufchen perilimbär;
Conjunctivalepithel zeigt normale, das subconjunctivale Bindegewebe annähernd normale morphologische Verhältnisse. Kirkpatrick: Nervenschädigungen und trophische

Störungen sind schuld, daß der natürliche Schutz des Augapfels durch die Augenadnexe so oft fehlt oder vermindert ist; schwerste Komplikationen sind Entzündungen der Uvea, die zur hinteren Synechie und Verschluß der Pupillen führen. Kirwan (Leprahospital Kalkutta): Häufig Lues und Lepra, 42% positive WaR.; über 20% Augensymptome, meist späte Stadien der Lepra; Erblindung droht von Hornhaut und Iris her. Kuzneczov (Nordkaukasische Leproserien): Unter 239 Fällen 49 akute Verschlechterungen des Auges. Moratal (Südamerika): Bei 100 Fällen Spaltlampenuntersuchung der Hornhaut, Veränderungen bei 84%, bei sämtlichen Lepraformen gleich; in den ersten 5 Jahren bei mehr als der Hälfte, vom 5. bis 10. Jahre über 90% befallen, Keratitis häufiger als Iritis, am frühesten in Lidspalte und am Limbus, langsame Entwicklung; Keratitis punctata, Keratitis hyperplastica, Keratitis erosiva, sektorenförmige Keratitis, keine echte Parenchymatosa. Nasarov (Astrachan Leprosorium): Augenhintergrund bei etwa 200 Leprösen untersucht, keine spezifischen Veränderungen; Hauptleprome der Augenlider und des Corneallimbus, Lidlähmungen, akute Conjunctivitis, Pterygium, oberflächliche und tiefe Keratitis und Ulcera corneae, akute und chronische Iritis, Trichiasis, Ektropium, eitrige Entzündungen und Fisteln der Tränensäcke. Očapowski (3 Leprastationen des nördlichen Kaukasus): 241 Fälle mit verschiedenen Formen, bei 61,4% lepröse Prozesse des Sehorgans und seiner Adnexe, nur 2 hatten Veränderungen des Augenhintergrundes (Chorioretinitis); Glaskörpertrübungen, sekundäre Glaukome, Atrophie des Augapfels, Facialislähmungen und Lagophthalmus kommen vor; Veränderungen an 2 streng begrenzten Stellen der Conjunctiva, nämlich C. tarsi und C. bulbi am Hornhautrand; Granulose neben Lepra; lepröse Augen bei Männern häufiger, bei L. tub. am häufigsten, erhöht sich mit Alter des Kranken und mit Dauer der Krankheit; Infektion gewöhnlich schon in der Jugend. Pagani (Novarra): Uveitis in den Anfängen schwer festzustellen, vorher Leprome, meist am Limbus und horizontalen Meridian; Quarzlampenuntersuchung unbedingt erforderlich, dann in Iris zahlreiche Knötchen feststellbar; Lepra meist begrenzt auf den vorderen Bulbusteil. Pavlov (Nordkaukasus): 310 Kranke, 168 Männer und 149 Frauen; davon 21,6% Lepra nervorsa, 49% Lepra tuberosa, 29,4% Lepra mixta; bei 65,5% Augenerkrankungen, dazu noch 14,5% Erkrankungen von den Anhängen des Auges (Augenbrauen, Augenlider usw.) ohne Beteiligung des Augapfels selbst; Erkrankung der Augenwimpern und Augenbrauen bei Lepra tuberosa viel öfter als bei Lepra nervosa; an der Haut der Augenlider und -brauen sehr oft die ersten Anzeichen der Augenerkrankungen; leichte Infiltration der Haut und Verdünnung der Haare mit nachfolgender Anästhesie an diesen Partien sind sehr suspekt; die Infiltrationen diffus oder lokalisiert manchmal Ptosis; ferner an den Augenlidern Verdickung der Ränder, Ausfall der Wimpern und mangelhafter Verschluß; Folge dieser tiefen Infiltrationen sind narbige Veränderungen mit nachfolgendem Ektropium, Lagophthalmus und Atrophie der Muskulatur und der Haut; Lagophthalmus in 8,8% aller Augenerkrankungen, am häufigsten bei der nervösen Form; Ausfall der Wimpern bei beiden Geschlechtern gleichmäßig, am häufigsten bei Lepra tuberosa und am wenigsten bei Lepra nervosa; nur bei 35,5% aller Leprösen gesunde Conjunctiva ohne Bacillen; Conjunctivaerkrankungen meist durch Störung der Lidfunktionen; Bacillus Hansen nur in 1,5% der Conjunctividen, trotzdem auch in den Fällen mit negativem Bacillenbefund spezifisch; 17 Fälle mit Pterygium, davon bei 5 Fällen: Miliare Leprome auf der stark hyperaemisierten Oberfläche, spezifische Entzündungen, punktförmige Trübungen der Hornhaut, wo Pterygium angewachsen, und lepröse Keratitis mit spezifischer Conjunctivitis; Neigung zu Rezidiven; spezifische Episkleritis in 15,7% aller Augenfälle beginnt am Limbus, zuerst Hyperämie conjunctivaler und ciliarer Gefäße, dann graugelbe Verfärbung des Subconjunctivalgewebes, später flache Infiltrate, besonders am Cornealrand, an der Stelle, wo die Erkrankung halt gemacht hat; Auge erkrankt bei Lepra tuberosa am häufigsten, dann Lepra mixta und zuletzt Lepra nervosa; oberflächliche Keratitiden in 3,9% und tiefe in 19,2%; Differentialdiagnose gegenüber trachomatösen Pannus; Iritiden öfter (29,6%), verlaufen chronisch; charakteristisch für spezifische Iritis ist die fibrinöse Exsudation mit Verwachsungen der Pupille und das Auftreten von graugelben Massen in der Vorderkammer; ganz blind waren 22 Fälle, 7% aller Leprakranken; auf einem Auge 9, auf beiden Augen 13 Mann blind; am Augenhintergrund keine leprösen Veränderungen der Netzhaut und der Gefäße; Neuritis optica und Chorioretinitis waren luisch, qualitative Untersuchung der Farb- und Lichtempfindlichkeit, Lichtanästhesie, perimetrische Untersuchungen; Veränderungen in Cornea und Iris nicht selten, eigentlich erstes Symptom; Verhältnisse in 5 Leproserien sehr verschieden; Leproserie in Tersk, trockene, wasserlose Steppe, im Sommer viel Wind, brennende Sonne und Staub, im Winter kalte Nässe und ununterbrochener Nebel, schwere Fälle mit rezidivierender Iridochyklitis mit Erblindung, zu den klimatischen Bedingungen gesellt sich noch ein nicht rationeller Arbeitsgang; spezifische Behandlung ohne Erfolg oder Verschlimmerung, 30% der Kranken blind und arbeitsunfähig; Leproserie in Cholm, weiches Klima, kein Staub, Arbeitsgang geregelt, weniger Schwerkranke und nur 5% Augenkomplikationen; Leproserie Krasnodar, strenge Behandlung, fast keine Schwerkranken; Leproserie Karatschajov, bergige Landschaft, gute Luft und Sonne, benigner Verlauf; Leproserie in Turkmensk, nur benigne Fälle, keine Blinden, viel sonnige Tage, kein Staub, trockene Luft. Pillat: Die Hornhautnerven sind bei der Lepra mit der Spaltlampe besser sichtbar. Samejima (Sotojima Leprahospital Japan): Vergleichende Untersuchung über die Tränensekretion bei 50 Leprösen und 50 Gesunden; die Annahme von Lopez, daß Tränensekretion bei Leprösen vermindert sei, nicht bestätigt; 500 Lepröse: Pannus leprosus lokalisiert sich hauptsächlich an den oberen Partien der Hornhaut, liegt oberflächlich; in den meisten Fällen keine Neubildung der Gefäße, falls sie vorhanden, liegen sie immer oberflächlich, nie tief (Očapowsky) und nur bei schweren Fällen; Trübung besteht aus zahlreichen kleinen grauen Flecken von unregelmäßiger Gestalt; die einzelnen Flecke sind nicht scharf begrenzt und werden durch kurze Fortsätze mit den benachbarten verbunden; zwischen dem Pannus und dem Limbus corneae liegt wie bei Arcus senilis eine relativ gesunde Zone; dieses Verhalten ist beim Pannus leprosus recht eigenartig, im Gegensatz zum gewöhnlichen Pannus; keine objektiven Reizsymptome; subjektiv auch in den meisten Fällen keine Beschwerde; Pannus kommt bei allen Formen der Lepra vor, am häufigsten aber bei Knotenlepra, oft in ihrem Frühstadium; in der Vorderhälfte meist an der Cornea, Sklera, Iris und Ciliarkörper, nämlich chronisch entzündliche Infiltrate, hauptsächlich Lymphocyten und Plasmazellen, oft Leprazellen oder Globi, dagegen nur in sehr geringer Anzahl polynucleäre Leukocythen und Epitheloide; im hinteren Abschnitt nur sekundäre Veränderungen. Santonastaso (Acqaviva, Italien): In Tränensäcken Infiltrate im submucösen Bindegewebe und Bacillen, auch wenn Tränenwege klinisch vollkommen intakt; ausführlicher Bericht über 65 Leprafälle, fast kein einziger Fall hatte negativen Augenbefund, bei scheinbar gesundem Befund Sensibilitätsstörungen an Bindehaut und Cornea mit Pupillenträgheit; an Bindehaut in 90% Herabsetzung der Kältesensibilität; Spaltlampenuntersuchung: Punktierungen an der Bindehaut des Limbus, ähnliche Gebilde in Hornhaut und Iris sind kleinste miliare Leprome; in den meisten Fällen Hornhaut unempfindlich, interstitielle Leprome in Hornhaut; Iris in zwei Drittel der Fälle befallen; träge Pupillenreaktion in 23 und Pupillenstarre in 13 Fällen; im Frühstadium mit Spaltlampe feinste miliare Knötchen am Pupillarsaum auch Verflüssigung dieser Knötchen, Augenhintergrund: nur in 20% normal, 52% leichte Neuritis, 1 ausgesprochener Fall, 22% leichte Abblassung der temporalen Papillenhälfte, 6% Pigmentatrophie in Peripherie der Retina, histologisch fettige Degeneration am vorderen Augenabschnitt am stärksten; Aderhaut mit charakterischen Infiltraten und Bacillen positiv; neben der exogenen ist auch eine endogene Infektion anzunehmen; in 49 Fällen Sensibilität der Hornhaut geprüft, L. nerv. nicht berücksichtigt, weil hier fast immer Anästhesie, in 27 Fällen Infiltrate und Trübungen, in 19 Fällen gesund; Trübungen des Epithels grau punktförmig oder linienförmig, manchmal Pannus crassus. Shionuma (Japan): Leprabacillen und Lipoidkörnchen in Cornealkörperchen; in einem Fall von L. nervorum ein Lepraknötchen auf Cornea; in Pigmentzellen der Iris (rund und keine Fortsätze) Leprabacillen; lepröse Veränderungen wie Anhäufung von Vakuolenzellen immer in den hinteren Teilen der Iris und miliare Lepraknötchen in der Iris; Einbettung in Gelatine; dazu bemerkt Uchida: In 2 Fällen Lepraknötchen in der Iris, histologisch untersucht; in einem Fall Lepraknötchen in der Cornea. Tiscornia (Argentinien): Bei beiden Formen kommen Leprome an den Lidern vor, meist am Rand, am häufigsten am Oberlid, gelegentlich Facialisparese; in den Tränenwegen Leprome nasalen Ursprungshautläsionen immer riesige Mengen von Bacillen. Uchida (Japan): 50 Fälle, dabei an Hornhaut weniger oft Gefühlsstörung als an übrigen Teilen; Beziehungen zwischen Anästhesie der Augenregion, der Facialisparese und der Infiltration des Gesichtes; Störungen an der Hornhaut nicht parallel mit dem Grad der Infiltration; Pannus leprosus scheint nur vorzukommen bei L. tub., aber niemals bei L. macul.; Lepra in den Augen bleibt bestehen, auch wenn die Hautsymptome verschwunden sind; 834 Fälle: Augenbrauen in 60,5% und Wimpern in 14,28% verändert, meist verursacht durch lepröse Infiltration; bei vielen Fällen Brauen und Wimpern gänzlich und symmetrisch ausgefallen, in wenigen Fällen einzelne und schwache Haare zurückbleibend an der inneren Seite der Brauen und den oberen Wimpern; bei maculo-anästhetischer oder nervöser L. keine Veränderungen; sind Veränderungen vorhanden, so gehören sie zur nodulären Form oder sollten wenigstens von der einfachen nervösen Form unterschieden werden. 287 Fälle von Lepra nodularis: Episkleritis mit lepromähnlichen Veränderungen 16,72%, Leprome 16%, beiderseits 7%, einseitig 9%, links und rechts gleich häufig; Sitz der Leprome: In der Mitte des äußeren und unteren Bezirkes des Limbus am häufigsten, 30,88%, dann an der Außenseite, dann unten, dann in der Mitte des äußeren und oberen Bezirks, dann in der Mitte des inneren und unteren, dann an der Innenseite und am geringsten an der oberen Seite; Leprome häufig an symmetrischen Teilen des Limbus auf beiden Augen und an der temporalen Seite eines Auges; Lagophthalmus und Leproma bulbi haben nahe Beziehungen; diese Komplikation am häufigsten bei Lepromen im unteren Teil des Limbus, hervorgerufen durch unvollständigen Augenschluß, also begünstigt L. das Auftreten von Lepromen; Größe der Leprome: Kleine Leprome nur auf der Sclera in 36,5%, mit geringer Ausbreitung auf die Hornhaut in 34,9%, mit Ausbreitung über ein Drittel bis ein Viertel der Hornhaut in 20,6% und über die ganze Hornhaut in 7,9%; Entwicklung der Leprome; 65% waren verhältnismäßig klein, 11% granulomartig, 28% waren ausgebreiteter aber flach, 9,52% verschwanden ohne Narben; Untersuchung von 800 Fällen und 80 Lepraaugen histologisch: Verschiedene Krankheiten in 86% und Erblindung in 10% aller Fälle; im allgemeinen Veränderungen in den vorderen Augenabschnitten; aber in schweren Fällen auch in Retina, Optikus und der Umgebung des Optikus; Iridektomie wird empfohlen; 64 Augen von 43 Leprösen, 48 Augen von 34 Fällen von Lepra nodularis und 16 Augen von 9 Fällen von nervöser Lepra; verschiedene Veränderungen in den hinteren Abschnitten bei L. nod.; im hinteren Teil der Retina, hauptsächlich in den Pars serrata, nach hinten zu in abnehmender Stärke und nur in sehr wenigen Fällen jenseits des Äquators; aber von Anfang an in 9 Augen bei 14,06% von 64 Fällen; Veränderungen auch in den hinteren Teilen der Retina, Infiltrate hauptsächlich in der Umgebung der Blutgefäße; nur in einem Fall Bacillen in dem hinteren Teil der Retina bis zum Äquator; Opticus: In 6 Augen gleich 9,3% im Nerv granuläre Infiltrate an der Membrana cribriformis, in 1 Fall sehr hochgradig; in anderen Fällen Zunahme der Infiltration mit Bildung neuer Blutgefäße; nur 1 zweifelhafter Bacillus in einem geringfügigen Infiltrat; 4 von diesen 6 Fällen hatten außerdem noch Veränderungen des hinteren Teils der Retina; Umgebung des Opticus: Infiltrate in 2 Fällen = 3,1% mit Bacillen; in 1 Fall starke Veränderungen in den vorderen Abschnitten und erhebliche in Retina, Chorioidea, Sclera und Ciliarnerven; im anderen Fall keine Veränderungen vorn, sondern nur Infiltrate im Opticus; hinterer Teil der Sclera: In einigen Fällen intensive Infiltrate

oder Hypertrophie der Ciliarnerven, welche durch die Sclera hindurchtreten, und viel
Bacillen; nicht nur starke Veränderungen im vorderen Abschnitt, sondern gleichzeitig
auch wenige Infiltrate im hinteren Abschnitt und Opticus; Bacillen nicht zu finden
in den Infiltraten um die Blutgefäße, die die Sclera durchdringen, aber in den Ciliarnerven; im Glaskörper einzelne Vakuolenzellen mit vielen Bacillen; in den Teilen nahe
der Papille in einem Fall, die Retina war abgehoben; hintere Teile der Chorioidea; Infiltrate im vorderen Abschnitt dehnten sich auch auf den hinteren aus; in 1 Fall stärkere
Veränderungen mit viel Bacillen in der Wand der Blutgefäße im hinteren Abschnitt;
an einer anderen Stelle wurde ein lepromähnliches Infiltrat mit Leprazellen (?) gefunden; in fortgeschrittenen Stadien stärkere Veränderungen in den hinteren Augenabschnitten; der Befund und die Zahl der Bacillen ist nicht parallel dem Grad der Infiltrate; entgegen der alten Annahme, daß Leprome der Bindehaut sehr selten sind,
fand Uchida bei 914 Leprakranken des Lepraheimes in Kyushu (Japan) innerhalb
6 Jahren 4 Fälle mit 0,4%, Leprome der Conjunctiva; 3 histologisch: alle Bindehaut-
leprome gehen von der Lidbindehaut aus, 4 vom Oberlid, 1 vom Unterlid, niemals an
der Bulbusbindehaut; Leprom der Unterlidbindehaut vielleicht von außen her künstlich auf die Bindehaut übertragen, Leprome der Oberlidbindehaut aber ganz von selbst
entstanden; klinisch betrachtet ist ihr Sitz meist in der Mitte der Lidbindehaut nahe
dem Lidrande, ihre Farbe ist gelblich, solange sie klein, und rötlich, blutgefüllt, wenn
sie größer sind; schreiten sehr langsam fort, vergrößern sich selbst innerhalb eines
Jahres nicht sehr, doch heilte auch keines von selbst; ein Leprom führte zur Lähmung
des M. orbicularis des Oberlides; histologisch: typische „Leprazellen", Fibroblasten
und Plasmazellen, Lymphocyten, polynucleäre Leukocyten und viele neugebildete
Gefäße; über den Lepromen der Bindehaut des Oberlides war das Epithel zerstört,
über dem des Unterlides stark verdünnt; Leprabacillen reichlich innerhalb der infiltrierten Zone, aber auch in den Epithelzellen sowie in dem unterhalb des Knotens gelegenen
Gewebe. Uchida: Die Lepra des Rattenauges scheint wie die des Menschenauges
von der umgebenden Haut und nicht metastatisch durch den Blutstrom auf die vordere
Kalotte des Auges überzugehen. Volchonskij (Rußland): Erkrankung bei Nervenlepra nicht spezifisch, zuerst erkranken die Schutzorgane des Auges; L. tub. beginnt
meist mit Infiltrat der Sclera, mit Conjunctiva fest verwachsen bis an die Hornhaut
reichend, weiter ein pericornealer aus Knötchen bestehender Wall, symmetrisch auftretende Knötchen, dann Pannus. Wade: Blindheit in Culion (Philippinen), Sungei-
Buloh (Malayenstaaten) und Hendala (Ceylon) 1%, in Purulia (Indien) 2,9%, Carlville
(USA.) 8,6%, Zensei (Japan) 18,2%. Yasuda (Japan): Normale Sehschärfe nur in
24%, Nerven- zur Knotenlepra wie 2:1; bei den übrigen Kranken fehlt mehr oder
weniger das Sehvermögen; Blindheit ohne jeden Lichtschein in 9,6% nur bei Knotenlepra; allmählich vermehren sich die Zahlen bei beiden Lepratypen und Sehschärfe ist
im allgemeinen bei Knotenlepra weit schlechter als bei Flecken- und Nervenlepra;
Trachomkranke häufig bei Nervenlepra; bei diesen ist die Blindheit 1,5 mal höher als
bei Nichttrachomkranken.

Einzelne genauer beschriebene Fälle von Augenlepra.

Adrogué und Sena (Almeria, Spanien): Fall mit Beteiligung der Cornea und
Chorioretinitis. Bömer (Holländisch-Guyana): Fall mit Iritis und Skleritis, Episkleritis und sklerosierender Keratitis, Bacillen positiv. Bozzoli (Italien): Cornea endogen
von Conjunctiva. Cange: Cornea und Iris mit großen weißen Flecken und sago-
ähnlichen Körnchen. Charamis (Griechenland): Trotz örtlicher und allgemeiner Behandlung Ausfall der Wimpern, Episkleritis diffusa, Keratitis, vordere Augenkammer,
Iritis mit hinterer Synechie, Cyclitis, Bulbus atrophisch. Dorofeev (Rußland): 2 Fälle
von L. tub.: Weiße pigmentierte Herde peripher in Chorioidea, 1 Fall desgleichen beiderseits, 1 Fall desgleichen, 1 Fall mit Retinitis peripher sektorenförmig weiße Flecke,
1 Fall mit Opticusatrophie, 1 Fall von Neuritis optica, 1 Fall von Opticusatrophie mit

Retinitis proliferans und Retinaablösung. Penichet (Cuba): 32jährige Frau, frühe Lepra (?), mit Chorioiditis. Pillat: 28jähriger Mann, L. nervosa seit 8—9 Jahren, Keratitis punctata superficialis, Iridocyclitis; von Hornhaut und normaler Conjunctiva abgeschabtes Material: Bacillen in Epithelzellen und frei. Tiscornia (Argentinien): Fall mit Erkrankung der Sclera, Cornea, Iris, Ciliarkörper und Retina. Uchida (Japan): 6 Fälle von Dacryocystitis chron.; 1 Fall von Erythema nodosum der Episclera. Uchida: 27jähriger Mann mit L. nodul. seit 20 Jahren, im Gesicht und an den Gliedern mäßige lepröse Infiltrate; am rechten Auge lepröser Pannus auf Hornhaut, hintere Verwachsung, mäßiger Lagophthalmus und leichte Conjunctivitis, kleine Flecke auf der Conjunctiva; die typische Phlyktäne war hirsenkorngroß im äußeren und unteren Teil des Limbus, heilte leicht unter der gewöhnlichen Behandlung der Conjunctivitis und durch Gebrauch von Lebertran gegen Cirrhose; irgendwelche Zeichen von Tbc. konnten nicht gefunden werden; als Ursache für die Phlyktäne wäre Lagophthalmus und Cirrhose anzuschuldigen.

Behandlung: Hoffmann: Antileprol und Gold zusammen wirken gut. Kirkpatrick: Behandlung wirkt nur, wenn Aktivität nachgelassen hat; bei Paralyse des Orbicularis Schutzgläser, Paraffin liquid. als Augentropfen und während des Schlafes Verband; statt Atropin Hyoszin; fokale Infektion eliminieren, venerische Krankheit heilen; Iridektomie nur nach Abflauen aller Entzündungserscheinungen. Kirwan: Behandlung nur in Frühstadien Aussicht auf Erfolg, bei Hornhautgeschwüren Tarsoraphie, Schutzverband oder Peridektomie am Limbus, bei Iritis frühzeitig energische Mydriatica. Kuzneczow: Behandlung in benignen Anfangsformen; örtliche Behandlung bei schwereren Fällen große Vorsicht, antiphlogistisch. Moratal: Allgemeinbehandlung wirkt gut. Nasarov: Bei Iritis: Atropin, Adrenalin, Moogrolsalbe. Nojima und Ohtami: Behandlung mit Autoserum besonders gut wirkend bei Iritis und Iridocyclitis. Pagani: Lepraknoten am Limbus beim ersten Erscheinen chirurgisch entfernen oder noch besser mit Thermokauter zerstören. Pavlov (Nordkaukasus): Behandelte verschiedene Augenaffektionen (Leprome in der Gegend der Brauen und Lider, Blephariditiden, Episkleritiden usw.) mit Moogroltropfen und -salbe; Frühbehandlung der erkrankten Lider verhütet die sonst unvermeidliche Entzündung der Hornhaut; in frischen Fällen gelingt nach 2—3 monatiger intensiver Massage mit Moogrolsalbe die Aufsaugung der Infiltrationen sowie der Leprome; die sehr oft vorkommenden Erkrankungen der Sclera und Episclera, am häufigsten bei der tuberösen Form, sprechen für schweren Verlauf des Prozesses; das Auge geht zugrunde, wenn die Regenbogenhaut und der Ciliarkörper in Mitleidenschaft gezogen werden; wenn das Moogrol schlecht vertragen wurde, konnte jedesmal eine Überdosierung festgestellt werden; Kauterisation mit Paquelin sowie Behandlung mit CO_2 führt zur narbigen Schrumpfung und damit zum Stillstand des Prozesses; Jod und Hg bei Keratitiden wird schlecht vertragen; besser wirkt Fibrolysin und Dionin, die manchmal, wenn auch selten, zur Aufhellung der Hornhaut führen; bei Leprakranken mit positiver WaR. wirkt Salvarsan sehr günstig. Rose (Britisch-Guyana): Solganal und Krysolgan mit sehr gutem Erfolg. Salvati (Italien): Mächtige Geschwülste der Sclera und dichte Infiltrate der Cornea hat Tracholysin gut beeinflußt. Santonastaso: Bei der üblichen Therapie können Entzündungserscheinungen wieder aufflackern. Shionuma: 57 Fälle: Sehkraft gebessert in 68% nach 18 Tagen, in 57% nach einem halben Jahr und in 30% nach 1 Jahr; keine Besserung in 18% bzw. 16% und 18%, und eine allmähliche Verminderung in 8, 29 und 52%; Uchida: Ausgesprochene Besserung in 2 Fällen; 20 Fälle von lepröser Iridocyclitis: die übliche Atropinbehandlung hatte keinen Erfolg, durch „Solganal" rasches Abklingen der akut entzündlichen Erscheinungen; ein deutlicher Erfolg in 50%, ein mäßiger in 30%, ein geringer in 20% der Fälle; Schmerzen und Rötung verschwanden schon nach 2—3 Injektionen; auch Sehschärfe besserte sich; hingegen blieb die lepröse Keratitis und die Leprome der Hornhaut unbeeinflußt. Triphal hat keinen Einfluß.

Ohr (s. auch Nase usw.).

Belowidow (Krutye Rutschji Leningrad): Untersuchung von 151 Fällen, bei L. tub. häufig Auftreten von Geschwüren und Infiltraten an der Haut der Ohrmuschel, Herabsetzung der Funktion der ceruminalen Drüsen, in 16% degenerative Veränderungen des inneren Ohres, bei L. nerv. Neigung des Ohrknorpels zu Entzündung, öfter als bei L. tub.; Fehlen von Ohrenschmalz, degenerative Veränderungen am inneren Ohr bei L. mixta wie bei L. tub., aber seltener. Baltes (Deutschland, Brasilien): In einem Fall von L. tub. Einschränkung der oberen Tongrenze. Burakow: Fast ausschließlich nur die äußersten Teile der Ohrmuschel; Mittel- und Innenohr bleiben wie das Hörvermögen unbeeinflußt; aber bei fortschreitender Krankheit eine auffallende Steigerung der vegetativen Reflexe bei der Otolithenreaktion, die durch eine spezifische Erkrankung der sympathischen Ganglien und Nervenwege erklärt wird.

Endokrine Organe.

Kobayashi (Japan): Bei 177 Lepraleichen fand sich 4 mal Thymus erhalten, bei 2 von diesen mit L. tub. lepröse Gewebsveränderungen und Bacillen. F. N. und S. C. Chatterji (Indien): Zeichen von Hypothyreoidismus manchmal vorkommend, besonders im Winter, Thyreoidtabletten manchmal wirksam. Natali und Caffarena s. bei Brustdrüse. Suzue und Kawamura (Japan): Hypophyse: Gewicht und Volumen leicht verringert; Zellen an Zahl vermindert und Form verändert, Vakuolen im Protoplasma und Kern der Zellen, kolloidale Substanz vermehrt, in der Hälfte der Fälle bräunliche Pigmentierung im hinteren Teil; keine leprösen Veränderungen. Muneuchi (Japan): Hypophyse von 43 Lepraleichen (L. tuber. 31 Fälle, L. nerv. 9 Fälle, L. macul. 3 Fälle); makroskopisch fast frei; histologisch lepröse Veränderungen in 13 Fällen (30%) bei L. tub., aber niemals bei L. nerv. oder macul.; lepröse Veränderung sehr geringfügig; mit Vorliebe im Vorderlappen, Leprabacillen wenig in Mittel- oder Hinterlappen; gelegentlich nur spärliche Leprabacillen im Lumen der Capillarvenen; auch in der Wand der Gefäße nur selten. Pinetti (Sardinien): Auszüge aus Krankengeschichten und Sektionsbefunden, reich an Einzelheiten, von 12 Fällen viele Jahre alter Lepra; klinisch hatte eine ganze Reihe von Symptomen bestanden, die mehr oder weniger sicher auf eine innersekretorische Störung hinwiesen; Herabsetzung der Potenz, Gynäkomastie, Menstruationsstörungen, Braunfärbung der Haut, schlaffe Muskeln, Mängel in der Behaarung u. a.; histologisch war der deutlichste Befund eine vielfach recht hochgradige Wucherung des Bindegewebes, besonders in Schilddrüse, Hoden, Eierstock; sie dürfte toxisch bedingt sein; lepröses Granulationsgewebe fand sich nur im Hoden. Muneuchi (Japan): Epithelkörperchen und Zirbeldrüse mit Vorliebe ergriffen; 46 Epithelkörperchen und 10 Zirbeldrüsen bei Sektionsfällen genau pathologisch-anatomisch untersucht; bei Lepra maculosa oder nervorum eigentliche Zellinfiltration niemals, bei L. tub. in allen Fällen (100%) von Zirbeldrüsen und in fast allen Fällen (82%) von Epithelkörperchen.

Alopecie.

Ishizu (Japan): Haarausfall anfangs diffus ohne Erythem und Knoten, die erst später kommen, dann ziemlich tiefe Infiltrate um Haarbälge, Gefäße, Nerven, Schweiß- und Talgdrüsen, besonders um Haarbalg; Bacillen am häufigsten in den Infiltraten; Gefäße verschieden stark leprös, am deutlichsten an den Capillaren; Haarbalg atrophiert allmählich; Bacillen fast in allen Haarpapillen, Talgdrüsen relativ gut erhalten; Musculi arrectores leichtere Grade, Schweißdrüsen mit Atrophie verschiedenen Grades; Haarausfall entsteht durch Zellinfiltrate in der Umgebung der Haarbälge, durch Eindringen der Bacillen in die Haarpapille und Wurzelscheide, durch Verstopfung der Capillaren im Bindegewebe der Haarbälge entlang und durch Infiltration der Haarpapillen; auch Atrophie der Nervenfasern hängt damit zusammen. T. und Y Aoki (Japan): Ausnahmsweise Haarausfall an Augenbrauen ohne lepröse Veränderungen. Toyama und Ishizu

(Sotoyima- und Hokubu-Leprosorium Japan): 499 Fälle. 79,2% aller Kranken zeigen Haarausfall; beim Mann häufiger als bei der Frau. Augenbrauen und Cilien beim Mann etwas häufiger oder gleich, Kopfhaare häufiger beim Mann befallen; Achselhaare, Pubes und Haare an den bedeckten Körperteilen häufiger bei der Frau als beim Mann; Augenbrauen 80%, Cilien 76,9%, Kopfhaare 69,1%, Achselhöhlenhaare 49,7%, Pubes 47,4%, Barthaare 43,4%. Kopfhaare beim Mann: Vorderhaupt und Schläfengegend am häufigsten, bei der Frau Vorderhaupt, dann Schläfengegend; nur in seltenen Fällen bei der Frau der ganze Kopf befallen; erster Beginn an Augenbrauen in 93,2%, meist Außenseite der Augenbrauen; Stärke des Haarausfalls beim Mann: Augenbrauen, Cilien, Kopf, Bart, Achselhöhlen, Pubes; bei der Frau: Augenbrauen, Cilien, Achselhaare, Pubes, Kopfhaare; Ausfall der Cilien an den unteren Augenlidern stärker; Haarausfall beginnt gleichzeitig mit der Erkrankung beim Mann in 27,2, bei der Frau in 18,7%, bei manchen Fällen beginnt der Haarausfall erst über 10 Jahre nach der Erkrankung; an der Haut des Kopfes ist 1. klinisch keine lepröse Veränderung vorhanden, wenn der Haarausfall noch im Beginn ist; 2. ist Haarausfall weiter fortgeschritten, so makroskopisch keine Veränderungen oder höchstens leichte Grade von Pigmentierung und Verfärbung; 3. erst im Endstadium des Haarausfalls wird auch das Gefühl verändert, es zeigen sich Verfärbungen und Depigmentierungen, teils Infiltrate und Knoten, teils Vernarbungen. Wiederwachsen am häufigsten bei milden Fällen von Lepra nervorum.

Schweißdrüsen.

Yoshimura (Japan): Perspiratio insensibilis und Schweißabsonderung, letztere nach Wärme und Pilocarpineinspritzungen untersucht an Maculae bei 100 Fällen; Perspiratio an entzündlichen Teilen gesteigert, im Leukoderm keine Veränderungen, an Handtellern und Fußsohlen unabhängig vom Grad der Veränderung stets verringert; nach Pilocarpineinspritzung Schweißabsonderung an leprösen Herden deutlich geringer, bei stärkerer Infiltration vollständig fehlend; Anhidrosis ist nicht neurogen, da nach Abklingen der Entzündung sich Schweißabsonderung wieder herstellen kann. Huizenga (China): Leprome beeinflussen die Schweißabsonderung durch Druck und die Infiltration, und zwar dringen die Infiltrate in den Haarbulbus und die Schweißdrüsen und zerstören die Nervenendigungen; bei manchen Fällen sind die Drüsen mit Erregern so voll gefüllt, daß dadurch ihre Funktion ausgeschaltet wird; sowohl bei Nerven- wie bei Hautlepra finden sich fast immer Störungen der Hautatmung an den befallenen Teilen; die Zerstörungen brauchen aber nicht endgültig zu sein, denn oft beobachtet man, daß die Absonderung der Schweißdrüsen und das Gefühl sich durch Behandlung wieder einstellen; früher oder später entarten die Nervenfasern; Anhidrosis kann bei frühesten Stadien der Lepra vorkommen, häufig Hand in Hand mit Alopecie; am häufigsten Anhidrosis an den Gliedern, im Gesicht und verstreut am Rumpf, weniger häufig auf dem behaarten Kopf und in den Handtellern; bei 200 Fällen in 95% Anhidrosis an einzelnen Teilen der Glieder, in 35% des Rumpfes, in 90% des Gesichtes, in 1% auf dem behaarten Kopf und in 2% an der ganzen Handfläche; Bacillen im Schweiß negativ; aktive Lepra wird praktisch meist begleitet von Anhidrosis und Alopecie an den befallenen Teilen, Anhidrosis tritt früher auf wegen der verschiedenen Funktion der befallenen Drüsen.

Psychosen.

Belbey (Argentinien): Vier kurze Krankengeschichten von Psychosen bei Leprösen; einige Bemerkungen über den habituellen Geisteszustand der Kranken; im ganzen optimistisch, dabei egoistisch, mißtrauisch, wenig diszipliniert, leicht erregbar; nur bei 1% Selbstmordgedanken anzunehmen. Esser: 1 Fall von paranoider psychogenreaktiver Psychose bei L. mitxa; Einteilung der Psychosen bei Lepra in 4 Gruppen. Lie: Keine Beziehung zu pathologischen Befunden im Gehirn zu etwaigen Geistesstörungen; die Leprapsychosen sind äußerst mannigfacher Art; soweit es sich nicht um zufällige Komplikationen handelt, stellen sie psychogene Reaktionen auf die Tatsache des „Leprakrankseins" dar, das zu allen Zeiten als das größte Unglück betrachtet worden ist, das dem Menschen zustoßen kann.

Zentralnervensystem.

Lie: Hinterstrangsdegeneration des Rückenmarks nahezu konstant; offenbar die Folge der Veränderungen im peripherischen Nerven; vor allem in den langsam verlaufenden Fällen, besonders von Lepra maculo-anaesthetica; auch Leprabacillen in den großen motorischen Vorderhornzellen nachzuweisen; die Ganglienzellen leiden nur sehr wenig unter der Gegenwart der Erreger, beteiligen sich phagocytär; auch im verlängerten Mark Bacillen, besonders im Facialiskern; die Degeneration der sensiblen Bahnen findet in den Kernen des verlängerten Marks ihr Ende, Mikroorganismen auch weiter oben, wenn auch nur vereinzelt; und zwar hier weniger in Ganglienzellen als in der Pia, in Gefäßwänden, einmal in einem großen Monocyten. T. Muneuchi (Japan): In jedem Fall von tuberöser Lepra Verdickung der Dura unter dem klinischen Bilde einer chronischen fibrösen Meningitis, Zellinfiltrate und Bacillen um die Venen herum. Jermakova (Rußland): 20 Sektionsfälle, 18 L. tub.; 2 L. mac. anaesth.; im Zentralnervensystem keine spezifischen Veränderungen, bei L. tub. in den Spinalganglien Degeneration der Ganglienzellen und große Bacillenmengen; bei L. mac. an. negativ.

Vegetatives System.

Marras: Im großen und ganzen eine Tonusabnahme und verringerte Reaktionsfähigkeit des vegetativen Nervensystems, also Symptome einer funktionellen Veränderung; Bacillen werden in größerer Zahl in den sympathischen Ganglien des Nackens gefunden; Globi am meisten bei tuberöser Lepra; bei maculöser und nervöser Lepra sind die Bacillen verstreut in den Ganglien; die Bacillen werden verschleppt durch die Capillaren der Nerven, ferner durch die Lymphgefäße in den Nerven, welche mit Bacillen und Zellinfiltraten umgeben sind; Bacillen wurden nachgewiesen in den Anastomosen zwischen sympathischen Nerven und Vagus oder Spinalnerven; die Nervendegeneration ist am stärksten in Zellinfiltraten. Aubin und V. Labernadie (Pondichéry): Von der Anschauung ausgehend, daß die sympathischen Nerven häufiger leprös erkranken als bisher bekannt ist, haben sie Untersuchungen an 100 Leprösen in Pondichéry mit der Prüfung des okulo-kardialen Reflexes gemacht; bei leprafreien Menschen in Pondichéry 50% normale, 20% vagotonische und 30% sympathikotonische Reaktionen; bei den 100 Leprafällen 17% normale, 37% vagotonische und 46% sympathikotonische Ergebnisse; für die einzelnen Lepraformen ergeben sich folgende Zahlen, bei 28 Hautfällen 32,5—35—32,5%; bei 33 gemischten Fällen 18—40—42% bei 39 nervösen Fällen 5—35—60%; der normale Reflex ist bei Leprösen also viel seltener als bei Kontrollen, 17% zu 50%; er ist sehr selten normal, wenn die Krankheit fortschreitet 32,5—18—5%; dagegen ist die sympathische Reaktion am häufigsten bei den nervösen Formen, und diese Beobachtung stimmt überein mit der häufig bei nervöser Lepra beobachteten Tachykardie; 16 Lepröse wurden am Beginn der Behandlung mit Chaulmoograöl untersucht, dabei waren 6% normale, 31% vagotonische und 63% sympathikotonische Reaktionen; diese Ziffern nähern sich also sehr stark den Ziffern bei der nervösen Form, als wenn die ersten Wirkungen der Behandlung eine Reaktion auf das Nervensystem ausüben; andererseits zeigten 15 Lepröse, Haut- und Mischformen, die seit mindestens einem Jahre mit mehr als 100 Einspritzungen von Chaulmoogra in Behandlung waren, daß der Reflex mehr und mehr normal wird und sich dem der Kontrollfälle nähert, daß der vagotonische Reflex 47% erreicht und der sympathikotonische auf 6% fällt; diese Umkehrung der Zahlen bei langer Behandlung ist als günstiges Zeichen anzusehen.

Ohmori: Bei 30 Fällen, 19 L. mac., 2 L. tub., 7 L. mixta, 2 L. nerv. vegetatives Nervensystem pharmakodynamisch und klinisch untersucht. Takino und Sakurai:

Bacillen in größerer Zahl in den sympathischen Ganglien des Nackens; Globi am meisten bei tuberöser Lepra, bei maculöser und nervöser Lepra die Bacillen verstreut in den Ganglien; Bacillen werden verschleppt durch die Capillaren der Nerven, durch die Lymphgefäße in den Nerven, welche mit Bacillen und Zellinfiltraten umgeben sind; Bacillen nachgewiesen in den Anastomosen zwischen sympathischen Nerven und Vagus oder Spinalnerven; Nervendegeneration am stärksten in Zellinfiltraten. Takino und Sakurai: Histologische Untersuchungen bei 8 Fällen von Nervenlepra der vegetativen und peripheren Nerven und Vergleich mit den Befunden bei Knotenlepra; sympathische Ganglien, Ganglion nodosum, Vagus, Hals-, Brust-, Bauch-Sacral-Ganglien; Verbreitungswege; sekundäre Degenerationen. Takino und Miyake: Weiterer Bericht über jahrelang fortgesetzte Untersuchungen der vegetativen Nerven; Grenzstrang, Ganglion jugulare, Ganglion nodosum; Beziehung der Erreger; Unterscheidung zur Tbc.; nervöse Endapparate; Verbindungsäste zwischen Grenzstrang und Vagus; Rami commicantes albi et grisei der Hals-, Lenden- und Sacralganglien; periphere Nerven. Ermakova: In Ganglienzellen der intervertebralen und sympathischen Ganglienzellen bei nodulärer Lepra im Cytoplasma Vakuolen und in vielen Fällen reichlich Bacillen, bei der mac.-anaesth. Form keine Vakuolen oder Bacillen. Muir und S. N. Chatterji: Es ist bewiesen, daß die Infektion des Nerven durch den neurovasculären Plexus von der Haut ausgeht; Haut kann oder braucht nicht erkrankt zu sein; bei frischen Fällen können Bacillen gefunden werden; sie gelangen wahrscheinlich auf den Lymphwegen der Nervenbündel aufwärts und vermehren sich, werden an den Verzweigungen der Nerven oder beim Passieren des Nervens über einen Knochen aufgehalten und häufen sich an; die peripheren Nerven sind also eine günstige Stätte und man kann von Neurotropismus sprechen. Hayashi: Die Untersuchung des sympathischen Nervensystems durch Einspritzungen mit Atropin, Adrenalin und Pilocarpin ergab keine Unterschiede zwischen gesunden Menschen und den beiden Lepraformen; Mitsudas Reaktion hat also keine Beziehungen zum sympathischen Nervensystem. Jingu: Bei 33 Fällen von Nervenlepra und 17 Fällen von tuberkulöser Lepra wurde das autonome Nervensystem mit Hilfe von Adrenalin, Pilocarpin und Atropin geprüft.

Rückenmark.

K. Watanabe (Japan): Bei 18 Leichen von Lepra das spinal-parasympathische System untersucht; hauptsächlich 5. Lenden- und 1. Sacralmark zur Untersuchung genommen, weil trophische und sensible Störungen mehr im Extremitätenende lokalisiert sind; bei den Fällen, die klinisch hauptsächlich Sensibilitätsstörungen hatten, waren die kleinmarkhaltigen, nämlich spinalparasympathischen Fasern fast verschont, dagegen die groß- und mittelgroß-markhaltigen Fasern in hinteren Wurzeln stark degeneriert und an Zahl bedeutend vermindert; bei solchen Fällen auch deutliche Degeneration des Hinterstranges; bei den Fällen mit klinisch trophischen Störungen starke Degeneration und Verminderung der spinalparasympathischen Fasern; die trophischen Störungen sind von der Veränderung des Spinalparasympathicus abhängig.

Liquor cerebrospinalis.

Ambrogio (Italien): Cerebrospinalflüssigkeiten von 9 Leprakranken: Druckmessung, WaR. in Verbindung mit der Modifikation von Hecht und der Klärungsreaktion von Meinicke, Globulinreaktionen, und zwar Nonne-Apelt, Pandy, Weichbrodt und Boveri, Kolloidreaktionen, und zwar Goldsolreaktion, Mastireaktion, Benzoreaktion und Takata-Ara-Reaktion, ferner die Reaktion von Rubino und die Untersuchung auf den Bac. Hansen, schließlich die Reaktion nach Weil und Kafka; auch der Zellgehalt wurde in jedem Falle bestimmt; Ergebnisse waren natürlich nicht einheitlich; Druck in 3 Fällen erhöht, in den übrigen normal; WaR. war in 2 Fällen positiv, in 7 negativ; Klärungsreaktion nach Meinicke war stets negativ, ebenso die Reaktion von Hecht; Goldsolkurven verschieden, zum Teil negativ, zum Teil mehr links und zum Teil mehr rechts gelegen; Mastixreaktion bei 15 Proben negativ, 4 bei verschiedenen Verdünnungen eine Ausflockung; Benzoereaktion war stets negativ; Reaktion nach Takata-Ara zeigte in 2 Fällen den Paralysentypus; in 2 anderen den Meningitistyp, die übrigen blieben negativ; Pandy war in 2 von den 9 Fällen positiv, das gleiche Resultat boten die Phase I und die Weichbrodtsche Reaktion; Präcipitationsreaktion von Rubino stets negativ; Hansen-Bac. stets negativ; Zelluntersuchung bei 13 Proben eine leichte Vermehrung der Weißen; Weil-Kafkasche Reaktion in 2 Fällen schwach positiv, in 7 negativ. Molinelli und Vaccarezza: 69 Lepröse in Buenos-Aires wurden untersucht, davon 21 Fälle von nervöser, 17 Fälle von tuberöser und 31 Fälle von gemischter Lepra; der Liquor war immer klar, der Druck normal, Pandy und Nonne-Apelt immer negativ, die Zahlen für Albumine, Chloride, Traubenzucker, Harnstoff, Zellen und Goldsolreaktion immer negativ, Wassermann stets negativ, während er bei 17 Fällen im Blut positiv war; der Liquor ist bei Lepra also normal und seine Untersuchung hat weder diagnostischen noch prognostischen Wert. J. Nojima (Japan): Punktion beseitigt in den meisten Fällen die schweren Kopfschmerzen; Druck, spezifisches Gewicht, p_H, Proteine normal, Nonne-Apelt schwächer, Goldsol in den meisten Fällen positiv; Murata, WaR., Browning und Murata-R. negativ in allen Fällen; WaR. positiv in 6 = 19%, von 31 Fällen und Murata-R. positiv in 2 Fällen. Ferrari und Franchi: In 4 Fällen Diastaseschwund im Liquor.

<h3 style="text-align:center">Periphere Nerven.</h3>

S. N. Chatterji (Indien): Die peripheren Nerven besonders der Ulnaris erkranken auf dem Wege der Lymphbahnen; auch die Nachbarnerven untersuchen. Arisumi (Formosa): Nerv. auricul. magn. von 102 Fällen in 74 Fällen verdickt, in 70 Fällen beiderseitig, in 4 Fällen einseitig; Peroneus in 63 Fällen verdickt, in 61 beiderseitig, 2 Fälle einseitig. Schneider (Siam und China): Ulnar am häufigsten, dann Nerv. supraclavic.

Histologie der peripheren Nerven: Wise (Philippinen): 32 jähriger Mann, Beginn der Lepra vor 5 Monaten, infiltrierte pigmentierte und hyperpigmentierte Flecke, keine Gefühlsstörungen, Verdickung des Ulnaris, Peroneus auricul. post., Bacillen negativ, aber histologisch Lepra. Louste, Lévy-Franckel und Gadaut: Fall aus Südmarokko, Lepra mixta, Cubitales, Poplitäi int., Zweige des Plexus cervic. superf. wie lymphangitische Stränge aussehend, keine Bacillen. Tolosa (Santo Angelo in São Paulo): Fall mit begrenzten anästhetischen Bezirken; Fall mit einseitiger Neuritis des Cubitalis mit Klauenhand und Dissoziation (Syringomyelie?), Muskelschwund; Fall mit doppelseitiger Cubitalislähmung mit Muskelschwund, Staphylokokkenabsceß der peripheren Nerven. Tsunoda und Hamada (Japan): Periphere Nervenfasern mit Muskel des Daumenballen von 4 Leichen; bei markhaltigen Fasern Atrophie, Auftreibungen, bläschenartige Anschwellungen, bei marklosen Fasern noch hochgradiger. Takino (Japan): Nerven von 5 Leichen 10 Stunden nach dem Tode untersucht, marklose Fasern widerstandsfähiger als die markhaltigen, Markscheide degeneriert früher als Achsenzylinder, Nervenfasern gehen zugrunde in der Umgebung der Talgdrüsen, dagegen in Drüsen intakt, in den Schweißdrüsen stärker befallen; Sektionsmaterial von 10 Fällen von L. tub., 1 Fall von L. nerv., bei letzterem nur Zellinfiltrate, aber keine Bacillen. Jermakova (Rußland): In peripheren Nerven bei L. tub. spez. Granulome, bei L. mac. an. unspez. entzündliche Infiltrate; bei beiden Formen kommt es zur Zerstörung der Nerven mit nachfolgender Dystrophie, Mutilation, Ulcera usw. Wayson: s. unter Frühzeichen. Ermakova (Rußland): Bei der nodulären Form periphere Nerven wie andere Gewebe erkrankt; bei der maculo-anästh. Form entzündliche Rundzelleninfiltrate, Bacillen häufiger in Nerven als in Haut. Takino und Miyake (Japan): Nei der Knotenlepra entstehen die Globi innerhalb verschiedener Nervenelemente, z. B. in der Markscheide und dem Achsenzylinder der dicken markhaltigen Nervenfasern, in den großen kapselumkleideten Nervenendapparaten (Meißner- oder Vater-Pacinische Körperchen), in der sensiblen Tastscheibe und in den knospenartigen Nervenendapparaten des kleinen und großen Haares an der Lippe und den übrigen Körperteilen, in der Schwannschen Zelle, in der Ganglienzelle, selten in der dicken Markscheide und dem dicken Achsenzylinder der Muskelspindel der Zunge; die Globusbildung spielt bei der Entartung dieser Nervenelemente eine besondere Rolle; bei der infiltrativen Form und der Nervenlepra kommt es so gut wie nie zur Globusbildung innerhalb der sensiblen Nervenfasern und Endorgane; bei kleiner Lepraform fand sich Globusbildung innerhalb der Achsenzylinder und der Markscheide, der Schweiß-, Schleimdrüsen- und Blutgefäßnervenbündel; die peri- und epineuralen Lymphspalten des Nervensystems sind für die Verbreitung des leprösen Prozesses manchmal von großer Bedeutung, und zwar bei allen Lepraformen; in der Haut und in der Schleimhaut spielen die sensiblen Nervenfasern für die Verbreitung der Bacillen eine sehr große Rolle; die sensiblen und trophischen Störungen finden sich häufiger an den Gliedern als an anderen Körperstellen; die Beobachtungen von Mitsuda werden bestätigt, daß die Bacillen mit Vorliebe in den Nerven der Glieder vegetieren und längs der Nervenbündel, besonders durch die peri- oder epineuralen Lymphspalten in das Ganglion spinale und schließlich durch die Rami communicantes in den Grenzstrang eindringen können; bei allen 3 Lepraformen finden sich in den Schwannschen Zellen so gut wie keine Wucherungen, selbst nicht in der unmittelbaren Nähe von Zellinfiltrationen und Granulationsherden. Tolosa (Santo Angelo, Brasilien): Diagnose kann bei beginnender nervöser Lepra schwierig sein (3 Fälle); 1 Fall von Neuritis des Laryngens inferior mit isolierter Lähmung der Dilatatoren des Kehlkopfes, 2 Fälle mit doppelseitiger Facialislähmung, gleichzeitig im 1. Fall multiple Neuritis der Cubitales und Poplit. extern., im 2. Fall doppelseitige Neuritis der Cubitales. Basombrio (Argentinien): In 18% der Fälle Verdickung des Ramus auricularis des Plexus cervical. superfic. Ogasawara und Ninomiya (Japan): 3 Fälle von Nervenabscessen; 1. Fall: Am linken Oberarm kleines fistulöses Geschwür, welches mit dem verdickten Ulnarnervenstamm in Verbindung stand; 2. Fall: 19jähriger Bauer mit zahlreichen rezidivierenden Nervenabscessen ohne andere lepröse Zeichen; 3. Fall: 28jähriger Färber, Innenseite des linken Oberarms Narben mit verdicktem Ulnaris verwachsen. Wade: Nervenabscesse in Indien häufiger; ob regelmäßig tuberkuloid?; scheinbar nur bei Männern. Ribeiro (Brasilien): 10 Fälle von Verkäsung der Nerven; der verkäste Herd gewöhnlich im Endoneurium, dringt ins Epineurium und in die oberflächlichen Gewebe durch die Haut hindurch; 3 Gruppen: I. Gruppe: Geschwulst durchgebrochen, Verwachsung der Nerven mit der Haut; Behandlung: Neurolysis, Umscheidung des Nervens mit frischem Perineurium; II. Gruppe: Geschwülste im Nerven an einer oder mehreren Stellen; Nervenscheide aufschneiden, Geschwulst herausschneiden, Nerven aufschneiden, um Verkäsung herauszuholen; III. Gruppe: Fälle, wo sekundäre cutane Nerven ergriffen sind; Entfernung des Tumor durch Excision. Lowe (Indien): In 8 Jahren unter etwa 5000 Fällen in Dichpali, Indien, 100 Fälle von Nervenabsceß operiert, also etwa 2%, etwa die Hälfte entstanden unter Behandlung mit JK; kein Fall bei Frauen; reine Nerventypen, gelegentlich bei N 2 C 1, aber nie bei ausgesprochenen cutanen Fällen selbst mit Nervenbeteiligung; am häufigsten am Ularnerven über dem Ellbogen, dann am Medianus am Handgelenk und höher, am Radialis an Arm und Unterarm, am Peroneus, dann an cutanen Nerven des Unterarms und Unterschenkels und dem großen Auricularis; multiple Abscesse häufig im selben Cutannerv, nicht so häufig in Nervenstämmen; oft in mehreren Nerven; in 1 Fall 14 Abscesse: beide Ulnares, beide Peroneii, beide Cutan post. der Unterschenkel und beide oberflächlichen Peronei, 3 Abscesse im Cutannerven des Vorderarms, 2 auf der anderen Seite und 1 im Cutannerven des Oberarms; Beginn in der Nervenscheide, manchmal heftigste Schmerzen, besonders in Nervenstämmen, in Cutannerven wenig; bis zur Größe eines Hühnereis; Inhalt flüssig oder halbflüssig in der Mitte, im äußeren Teil klumpig und käsig; in 50% im Absceß Bacillen in kleinen Mengen; im Nerven in der

Nähe des Abscesses fast in jedem Fall einige Bacillen; günstige Prognose, als ob die Krankheit begrenzt bleibt; chirurgische Behandlung: Kapsel aufschneiden; Eiter entfernen, Nerv freipräparieren, je früher Operation um so besser; in Kalkutta Abscesse meist in Nervenstämmen, in Dichpali mehr in Cutannerven. Muir und S. N. Chatterji: Verkäsung und Abscesse durch 2 Faktoren, 1. Anhäufung von Bacillen an bestimmten Stellen und 2. hohe Resistenz und stärkere Zellreaktion „recovery-reaction". S. N. Chatterji (Indien): Aktive Veränderung im Nerv ohne bemerkenswerte Verdickung; Verdickung meist nur in einem Teil des Nerven und an einer Stelle; Schmerz und Verdickung, sowie Hautveränderung und Verdickung, in keiner Beziehung zueinander; Abscesse mehrfach bei demselben Kranken in verschiedenen Nerven; in späten Stadien bindegewebig hart und manchmal dünner als normal. Sato (Japan): Steinbildung im abscedierten Nerv. auricular. magn. sin.

Anästhesie.

Gougerot: Bei Leprösen der weißen Rasse leukodermatische pigmentierte und leuko-melanodermatische Flecke ohne Erythem, 2 Fälle bei einem Mädchen und einem Manne, daneben andere erythematöse oder erythemato-pigmentierte Herde, nicht in den anästhetischen Zonen eines Nerven. Gougerot, Barthélemy und Arnaudet bestätigen das nicht seltene Vorkommen von Lepromen ohne Gefühlsstörungen, 3 Fälle. Coetzée: Nur bei Fällen mit frischer Schwellung der Nerven kann Hyperästhesie mit Anästhesie umgekehrt abwechseln. Sakurai: Anästhesie bei Lepra am stärksten am Musculus brachialis 80%, Unterschenkel 71%, Nerv. femoralis 68%, N. ulnaris 66%, selten am Rumpf und anstoßenden Teilen; in derselben Häufigkeit bei Knoten- und Nervenlepra, bei beiden Geschlechtern und auf beiden Körperseiten.

Reflexe: Belowidow: Bei der L. nerv. fehlt der Rachenreflex in 60%.

Besonderer Sitz.

Y. Kobayashi und M. Amagasaki (Tokyo-Klinik 1932): Die häufigsten Veränderungen traten in absteigender Beteiligung auf an den Armen, Beinen, Gesicht, Rücken, Brust, Bauch, Gesäß, Nacken, Kopf; die ersten Erscheinungen wurden bemerkt am häufigsten an Armen, dann Beinen, Gesicht, Rücken, Brust, Bauch, Gesäß, Nacken, Kopf. Arisumi (Formosa): Lepra nervosa 41, L. nodular 49 und L. macular 12 Fälle, darunter Sitz der Symptome: 38mal im Gesicht, 31mal an Armen, 31mal an Beinen und 2mal am Rumpf.

Kopfhaut.

Kerr (Indien-Dichpali): In 10 Jahren nur 2 Fälle von Lepra der Kopfhaut beobachtet, bei einem 12jährigen Mohammedaner und bei einer Frau, in den Rändern der Herde Bacillen. Neff (Indien): Inder mittleren Alters, L. mixta, Alopecie über beiden Parietales, Hals und am Nacken, Bacillen sehr reichlich: 40jähriger Inder mit l. mac.-anaesth., am Hinterhaupt anästhetische Herde mit Haarausfall, erhabene Ränder, keine Bacillen.

Plantar und Palmar: Eubanas (Philippinen): 350 Lepröse, 2 Fälle auf Handteller mit Bacillen und auf beiden Handflächen und linker Fußsohle mit Bacillen. Ribeiro: Daktyloskopie (Rio de Janeiro): 200 Lepröse beiderlei Geschlechts aller Formen und Stadien, bei 80% mehr oder weniger fortgeschrittene Veränderungen der Papillarleisten ohne sonst sichtbare Veränderungen, bei einigen Fällen nach Behandlung Rückgang, bei anderen Fällen vor der Lepra keine Veränderungen. Tolentino (Philippinen): 579 Lepröse in der Eversley Childs Treatment Station Cebu hatten 35,23% klinische Erscheinungen an Handtellern und Fußsohlen; 27,12% waren bakteriologisch positiv; 14,51% hatten Zeichen an Handtellern und Fußsohlen, 19,52% nur an den Fußsohlen und 1,21% nur an den Handtellern; Männer 37,78%, bei Frauen 30,81%; von der Gesamtzahl der Fälle waren 27,12% und von den klinisch diagnostizierten Fällen 76,96% bakteriologisch positiv. Manalang (Philippinen): In der rechten Sohlen-

haut, trotzdem sie anscheinend unverändert war, unter 16 Leprakranken in 87,5%
M. leprae und in 94% histopathologische Veränderungen; während also klinisch der
Handteller selten befallen ist, ergeben histologische Untersuchungen das Gegenteil.
Stein (Leprosorium Leningrad): Beteiligung der Handteller nur in 9,26%, der Fußsohlen in 19,44% zu finden; genauer beschriebene 10 Fälle gehörten zur tuberösen und
gemischten Form; beträchtlich höhere Grade von Anästhesie an den Fußsohlen; auch
die Zehen werden befallen, was meist mit Traumen in Zusammenhang steht; außerdem konnte ein keratomähnliches Krankheitsbild an den Fußsohlen beobachtet werden,
bei dem leicht Eiterungen sich hinzugesellen können. Chiyuto (Philippinen): Vergleichende Untersuchungen an Kindern und Erwachsenen in bezug auf Sitz und Verteilung der Hautveränderungen bestätigen, daß Hautlepra sehr häufig an bestimmten
Stellen sitzt, daß die Zahl der Herde bei beiden Gruppen praktisch gleich ist oder,
daß der Unterschied zwischen beiden Gruppen nicht wesentlich ist, nur sind bei den
Erwachsenen die Hautveränderungen in einem fortgeschrittenen Stadium; auch
zwischen den beiden Körperseiten ergab sich kein großer Unterschied, sondern in beiden
Gruppen tritt die symmetrische Verteilung deutlich hervor; daraus läßt sich schließen,
daß die Ansteckung mit Lepra in der frühen Kindheit stattfindet, sich aber erst in
späteren Jahren entwickelt. Lai (China): 83 Fälle, meist aktive und fortgeschrittene
Haut- oder gemischte Fälle, einige frühe oder ausgebrannte; trotz ausgedehnten Be-
fallenseins der übrigen Haut ist die Ohrgegend über dem Aric. post. inf. und die Achsel
frei von sichtbaren Veränderungen; an den immunen Gegenden aber auch Erreger,
allerdings sehr spärlich, sehr selten Globi und typische Leprazellen; von 83 Leprösen
zeigten Bacillen 19 = 26% eine geringe Menge an der Ohrgegend und von 60 Fällen
bei 18 = 30% in der Achsel.

Besondere Formen.

T. und Y. Aoki: In Japan beginnt die Lepra oft in akuter Form. Jame, Jacob
und Jude: Schütze aus Madagaskar, 22 Jahre, Beginn vor einigen Wochen in akuter
Form, Mattigkeit, Kopfschmerzen, Schmerzen in Armen und Brust, Fieber um 39°,
diffuser und maculo-papulöser Ausschlag, Fieber hält an bis 40°, am 25. Tage Abfall,
Bacillen in Nase sehr leicht zu finden und wiederholt im Punktat subcutaner Leprome
und Infiltrate. Milian: Fall aus Martinique, 31 Jahre alt, Flecke zunächst als Lues
gedeutet, 48 Stunden nach Arsen allgemeiner Ausschlag, akute Verschlimmerung,
Bacillen in Hautschnitten; schnelle Besserung, kaum an Lepra erinnernd. Pardo-
Castello und Caballero: In Lateinamerika 23 Fälle von L. lazarina, plötzlicher
Beginn, Flecke, Blasen, begrenzte Krusten, Geschwüre, Geschwüre werden tiefer,
Sehnen und Knochenstücke stoßen sich ab, Vernarbung erst in einigen Monaten bis
zu einem Jahr, keine Allgemeinsymptome; in 22 Fällen keine anderen Zeichen von
Lepra, in Flüssigkeit der Blasen und in Geschwürseiter zahlreiche säurefeste Stäbchen,
in 2 Fällen Bacillen in Nasenschleim.

Polymorphe Erytheme.

Hayashi (Japan): 108 Lepröse: Erythema nodosum entwickelt sich in der Jugend-
zeit bei 50 schweren, 35 mittelschweren und 16 milden Fällen; im Verlauf von 4 bis
10 Jahren, durchschnittlich 7 Jahre nach dem Beginn, gewöhnlich 2—6 Jahre nach
dem Auftreten nodulärer Knoten; am häufigsten im Gesicht, Unterarmen und Oberschenkel, selten auf Rücken, Brust, Nacken und Füßen; Form und Größe ist verschieden. Mottat (Brasilien): Mädchen, 12 Jahre alt, disseminierte Sarkoide lepröser
Natur, Fieberanfälle mit zahlreichen Knoten in Haut und Epidermis, nach einigen
Wochen verschwunden, nach 1 Jahr neuer Anfall, längere Dauer und tiefere Knoten;
vor einigen Tagen wieder Erythema nodosum-ähnliche Knoten, Bacillen nicht gefunden.
Rabello filho und Portugal (Brasilien): Bei 3 Fällen von polymorphem Erythem
Bacillen nachgewiesen. Tisseuil: 15 Tage nach Einspritzungen von Hyrganol Ery-
thema nodosum-ähnliche Knoten unregelmäßig in Form und Höhe, mit Hämorrhagien,

nach 22 Tagen auffallende Besserung. Cottini (Pavia): 3 Fälle von polymorphem
Erythem, Bacillen positiv in Blut aus Ellbeuge. Denney, Hopkin und Johansen:
Sklerodermie-ähnliche Veränderungen hauptsächlich bei Lepra mixta, aber auch bei
Haut- und Nervenlepra, in 22 Fällen an Hand und Unterschenkeln, in 104 Fällen
nur an Unterschenkeln; bei Frauen häufiger als bei Männern, bei Negern häufiger
als bei Chinesen und anderen Rassen; sitzen nur an Unterschenkeln und Händen,
nicht derb, sondern hart, unnachgiebig wie Holz, selten mehr als unteres Drittel des
Unterschenkels befallen, manchmal auch Fußrücken oder ganzer Unterschenkel, meist
nur Vorderseite, scharf begrenzt, periphere Ausdehnung, nur bei aktiven Fällen chro-
nischer Verlauf, meist unempfindlich, histologisch: Fibrosis, Bacillen nur dann, wenn
auch sonst bei dem Fall nachweisbar. Gougerot und Barthélmy: Diffuse symmetrische Atrophie der Streckseite der Hände, die sich unterscheidet von den begrenzten
Atrophien nach leprösen Veränderungen, ähnlich der Acrodermatitis atrophisans, keine
Anästhesie, wahrscheinlich Folge eines vorhergegangenen Ödems. Midana: 32jähriger
Student, 3 Monate nach Gold- und Chaulmoograölbehandlung etwa zehn 3—10 cm lange
und 1—3$^1/_2$ cm breite, perlmutterweiße bis blaurote, in der Becken- und Trochanter-
gegend sitzende Striae distensae, scharf umgrenzt, glatt und leicht komprimierbar.
— Lepra lichenoides: Margarot und Plagniol: Bei 2 Fällen, in Frankreich
infiziert, 6jähriges Mädchen mit lichenoidem Exanthem an Gliedern und 16jähriger
Knabe desgleichen, Glasdruck deutlich gelber Farbton. Pavlov: Bei 1 Fall von L.
mac. an. und tub. ein lichenoides Exanthem an Rumpf, Mammae, Bauch, obere Glieder,
Juckreiz, polygonale Knötchen, viel Bacillen. Safonov: 24jähriger Patient, am Rumpf,
am linken Knie, Gesicht, Schultern, Oberarmen anästhetische Flecke von Lichen
leprosus. Vigne: 38jähriger Patient, in Frankreich infiziert, 7 Monate nach Ausbruch
Lichen scrophulosorum-ähnliches Bild, anästhetische maculo-erythematöse Herde an
Unterschenkeln, 2 säurefeste Bacillen. — Cutis verticis gyrata: Tajiri: Schwerer
Fall von Lepra infolge hochgradiger lepröser Infiltration und nachfolgender Alopecie,
in Japan öfter beobachtet. — Perniosis: Rabello Filho: In den erythrocyanoti-
schen Veränderungen am Unterschenkel keine Bacillen; das ist auffallend, weil kühlere
Hautgebiete im allgemeinen zu den bevorzugten Sitzen gehörten.

Abortive Fälle.

Cochrane: In Gegenden mit langsamem Verlauf der Lepra findet man viele
Fälle bei Erwachsenen mit Frühherden, die viele Jahre bestehen bleiben; solche
Abortivfälle können wieder aktiv werden, z. B. in der Pubertätszeit. Muir: Die Erfahrungen in Kalkutta zeigen in hinreichender Menge, daß leichteste Infektionen viele
Jahre lang bestehen bleiben, ohne ein Fortschreiten zu zeigen; z. B. Patient mit zwei
ringförmigen anästhetischen Herden auf den Schenkeln seit 22 Jahren, Anästhesie
an einem Ohrläppchen und stark verdickter N. auric. magnus; es ist wahrscheinlich,
daß es viele Fälle dieser Art gibt, und außerdem solche, wo die Infektion im Inneren
lange ruht, ohne daß deutliche klinische Erscheinungen hervortreten; die starke Ausbreitung der Lepra durch Berührung mit Leprösen und das häufige Vorkommen von
abortiven Formen von Lepra, die nur durch sorgfältigste Untersuchungen diagnostiziert werden können, setzt voraus, daß der Ansteckungsstoff überall vorhanden sein
muß. Nicolas, Lebeuf und Amic: Knabe, 5 Jahre alt, stammt von armenischen
Eltern, die seit 7 Jahren in Frankreich wohnen, Vater ausgedehnte tuberöse Lepra,
Mutter frei, bei dem Kind eine doppelseitige Ptosis, ferner der Nagel des rechten
Mittelfingers wie zerfressen und das Endglied des Fingers wurstartig geschwollen;
Cruralnerven verdickt; wenig ausgesprochene Rhinitis, Bacillen sind aber niemals zu
finden; keine Störungen in dem Hautgefühl festzustellen; Reflexe normal, das Kind
ist schwach, wenig entwickelt und hat subfebrile Temperaturen; Augensymptome als
kongenital aufgefaßt; die anderen Symptome verdächtig auf Lepra. Baliña (Argentinien): Zwei handtellergroße, erythematöse Flecke auf dem rechten Hinterbacken

als einzige lepröse Erscheinung bei einem Kranken mit schwerer allgemeiner Prurigo; Heilung mit Chaulmoograöl und Arsen. Gonzalez Uruena (Mexiko): Lepra proteus. 11 sehr gute Lichtbilder mit kurzen Bemerkungen über die betreffenden Fälle: Vitiliginöses Leprid in der Nackengegend, Affen- und Klauenhand, psoriasiforme Lepra an Armen und Knien, ichthyosiforme Lepra mit kongenitaler Ichthyosis, fleckförmiger, syphilisähnlicher Haarausfall in der Augenbrauengegend und lichenoide neurodermitische Veränderungen über den Schulterblättern. Toyama: Bei Lepra tub. wiederholt ähnlich wie bei Tuberkulose fungusartige lepröse Infiltrate am Unterschenkel und besonders am Fuß, im Sekret massenhaft Bacillen, Auftreten nach chronischen Reizen auf Lepraknoten, z. B. im Leprosorium Kusatsu, wo häufig heiße Schwefelbäder genommen werden. Fidanza (Argentinien): Verrucöse Lepra an der Ferse, bis fast in die Mitte des Fußgewölbes reichende tiefe Furchen, anästhetisch. Kerr: Verlauf der Lepra bei Frauen verschieden von dem bei Männern, hängt ab von Geschlechtsentwicklung, Geburten, chronischen und akuten Krankheiten, welche die Widerstandsfähigkeit schwächen, Menstruation macht Verlauf schwerer. Fabre: Zusammenstellung aus der französischen Literatur über anormale Fälle: Lepra incipiens, Fälle mit nur einem Symptom, Beginn der Lepra mit Blasen, akuter Ausbruch der Lepra; ferner abortive, pruriginöse und besonders vielgestaltige Formen, wie vitiliginöse Lepra und ein Fall von Baliña, der unter dem Bilde von Gefäßerweiterungen verlief; ein Fall mit Ichthyosis und Darierscher Dermatose, tuberkuloide Lepra und Lepra mit Erscheinungen eines polymorphen Erythems.

<h3 style="text-align:center">Blut — Bacillen, Bacillämie.</h3>

Brants und Grinbergs: 200 Fälle bei Lepra tub. in 59,1%, bei Lepra mixta in 50%, bei Lepra nerv. in 44,7% Bacillen im Blut, teils frei, teils in Leukocyten; in diesen Weiterentwicklung der Bacillen, Monocyten und Polynucleäre phagocytieren im Blut, Bacillen periodisch und unabhängig von der Dauer der Infektion, Untersuchung im dicken Tropfen. Giordano: Verfahren der Untersuchung genau angegeben. Lobato: Im Blut bei 8 fieberfreien Fällen Bacillen frei und in Zellen. Markianos: Bacillen in manchen Fällen schon vor Ausbruch, sicher aber auf der Höhe des Fiebers, wenigstens bei Lepra tub.; Untersuchungen öfter zu wiederholen; in gewissen Fällen larvierte oder saprophtische Bacillen; rein nervöse Fälle stets negativ, Bacillen bei Lepra tub. Wochen bis Monate, selbst nach Aussetzen des Fiebers; bei Lepra tub. auch latente Bacillämie. Moutoussis (Methode der Blutuntersuchung genau angegeben): In 79 Fällen 72 positive Befunde, und zwar bei Lepra tub. in 46 Fällen 45mal positiv, bei Lepra maculosa in 15 Fällen 13mal positiv, bei Lepra nerv. in 9 Fällen 6mal positiv, bei Lepra mixta in 9 Fällen 8mal positiv; selbst im Frühstadium unabhängig vom Fieber; neben wohl erhaltenen Stäbchen säurefeste Splitter und Granula; Stäbchen wie auch Splitter liegen extra- oder intracellulär, und zwar vorwiegend in einkernigen weißen Blutkörperchen (Monocyten, Lymphocyten); scheinen sich in den weißen Blutkörperchen auch vermehren zu können. Tisseuil: 1 Fall von Bacillämie mit Gefäßthromben und Blutungen bei Lepra mixta.

<h3 style="text-align:center">Blutbild.</h3>

Die einzelnen Befunde in den Verschiebungen des Blutbildes werden in folgendem nicht angegeben, weil die Ergebnisse verschiedenartig und zum Teil widersprechend sind, teilweise sind die Formen der Lepra nicht genau genug angeführt, häufig das Alter der Kranken nicht berücksichtigt, häufig keine Kontrolluntersuchungen bei demselben Fall ausgeführt usw. Rudcenko (Astrachan-Leprosorium), Sakurai (Japan), Badger (Honolulu), Iingu (Japan), Massia (Cochinchina), Parmakson (Audako und Kuda, Estland), Pinetti (Italien), Tisseuil (Neu-Kaledonien).

<h3 style="text-align:center">Blutgruppe.</h3>

Die Angaben über die Zugehörigkeit Lepröser zu den einzelnen Blutgruppen schwanken außerordentlich, und bisher ist eine Norm dafür nicht gefunden worden;

darüber liegen folgende Arbeiten vor: Ali, Hérivaux, Kolpakov und Andrusson, Malinin und Strukov, Oguma und Kitamura, Paldrock, Pinetti, Puente, Ri-i-sho und Kamikawa, Rudčenko, Weidemann.

Blutsenkung.

Die meisten Untersucher stimmen darin überein, daß die Blutsenkung bei Leprösen stärker ist als bei Gesunden, am höchsten bei Lepra tub., am niedrigsten bei Lepra nerv. Die Bestimmung in fortlaufenden Untersuchungen ermöglicht den Typ der Krankheit zu erkennen, eine gewisse Prognose im Verlauf und in bezug auf Besserung, namentlich auch durch Behandlung zu stellen; die zunehmende Senkung bedeutet schwereren und fortschreitenden Verlauf. Lowe verlangt, daß vor Entlassung der Index wiederholt bestimmt werden muß. Muir: Wenn der Index während der Behandlung steigt, so ist sie wegen drohender Reaktion auszusetzen. Stimson, Muneuchi, Lowe, Brants, Landeiro, Muir, Parmakson, Pinetti, Policaro, Sakurai, Kamikawa und Yonekada fanden bei 359 Fällen Blutdruck bei Leprösen niedriger als bei Normalen, abhängig von Alter und Geschlecht, stärker herabgesetzt im Krankheitsverlauf und bei fortschreitenden Fällen.

Blutchemie.

Die Arbeiten über Blutchemie bei Lepra sind wenig eindeutig, auch hier besteht ein Mangel in bezug auf genügende Menge der Fälle und Kontrolluntersuchungen und genügende Berücksichtigung des vorliegenden Krankheitszustandes.

Otsuka: Untersuchungen über Gesamtstickstoff, nicht proteinhaltigen Stickstoff, Fibrinstickstoff, Blutzucker, alimentäre Glykosurie, Adrenalin-Hyperglykämie. Paras: Untersuchungen über Lipoide, Phopholipoide, Gesamtlipoide, Gesamtfettsäuren und Cholesterol; desgleichen Paras, Lagrosa und Ignacio. Rajewski: Untersuchungen über Calcium, Kalium und Natrium. Schlossmann: Untersuchungen über Eiweiß, Albumine, Serumglobuline. Wooley und Ross: Untersuchungen über Calcium, Phosphor, Proteine im Blutserum. Lipase im Blut: Y. Aoki, Leigheb, Prichodčenko und Kurgljak, Zaslaskij. Über Cholesterol: Girard und Woltz, Lefrou und Bonnet (die Cholesterinbestimmungen haben keinen praktischen Wert; bei fortschreitender Knotenlepra Hypocholesterinämie). Über Harnstoff: Negro Vasquez und Herrera Reyes. Über Calcium: Badenoch und Byron, Denney, Gonzalez Medina, Nishikawa, Tajiri. p_H-Bestimmungen: Gasperini. Alkalireserve: Gonzalez Medina, Herrera, Molinelli, Tissi und Policaro. Grundumsatz: Kerr, Marras. Globuline: Lefrou und Bonnet. Blutzucker: Lai, Wayson, Badger und Dewar. Blutstoffwechsel: Morales-Otero und Hernadez.

Pigment.

Leucoderma leprosum: T. und Y. Aoki: Die einzelnen Flecke nicht gleich groß wie bei Lues, kein Lieblingssitz wie bei Lues, meist in der Mitte atrophisch und gefühllos, vermehrtes Pigment am Rand und die gleichmäßige Weißfärbung (Vitiligo) fehlt bei Lepra, in Japan Weißflecke als Früherscheinungen in 32% (Hayashi in 28%). Gougerot, Meyer und Carteaud: 3 Fälle von depigmentierenden Lepriden und postexanthematischer lepröser Leuko-Melanodermie. Kiršfeldt: In Usbekistan kommt Vitiglio häufig vor und wird von den Eingeborenen für Lepra gehalten. Gougerot, Ragu und Weill: 1 Fall von vitiliginöser Lepra an Streckseite der Arme. Ermakova: Größere oder geringere Mengen von Hämosiderin fanden sich als Niederschläge in den befallenen Stellen der Haut und in Leber und Milz; die Anwesenheit dieses Pigments bei Lepra ist von Bedeutung für die Differentialdiagnose der Pigmentbildung; es ist eisenhaltig, stammt aus dem Blut; Ursache kann sein Erythrocytenzerstörung im Blut oder örtliche Prozesse; zugunsten der zweiten Ansicht spricht, daß Phagocytose der Erythrocyten fast ständig in den Lepromen zu finden ist.

Leprareaktion.

Stein: Die klinischen Zeichen der Reaktion lassen sich in 3 Typen einteilen: 1. Auftreten neuer Herde von verschieden klinischem Charakter; 2. Verstärkung der Entzündung in vorhandenen Herden ohne neue Aussaat; 3. eine Mischform aus 1. und 2.; jeder Typ äußert sich in sehr akutem, akutem und subakutem Verlauf. Ryrie: Die typische Reaktion hat 3 Stadien: 1. andauerndes, aber unregelmäßiges Fieber mit Schmerzen und Ausdehnung der Flecke; 2. Temperatur früh unter Norm, abends bis 37,8°; Herde können eitern und enthalten viel Bacillen; 3. wenig oder nur gelegentlich Fieber, starke Schmerzen in Knochen und Gelenken; bei über 20% fehlt Calciumausscheidung, erscheint wieder bei Besserung. Vorboten: Beginn mit milden begrenzten Nervenschmerzen, Auftreten einzelner Flecke, die verschwinden oder verschmelzen. Markianos: Kleinere oder größere Mengen von Bacillen in manchen Fällen schon vor Ausbruch, sicher aber auf der Höhe des Fiebers, wenigstens bei Lepra tub. Andrusson beschreibt Exacerbationen in Form von erysipelartigen Anfällen; treten gleichzeitig an mehreren entfernteren Körperstellen auf, nicht nur oberflächlich, sondern auch tief bis ins Unterhautgewebe, kann in tuberöse Form übergehen. Muir: Zeichen der Reaktion sind Temperatursteigerungen, Bacillämie und Beschleunigung der Blutsenkung. Perewodtschikow: Zeitweilig auftretende vorübergehende erysipeloidartige Herde oder diffuse Entzündungen, besonders im Gesicht. Peschkowsky: 2 Formen: 1. frische Aussaat von den alten Herden ausgehend, auf vorher gesunden Stellen; 2. Steigerung in den bereits vorhandenen; beide Formen gleichzeitig, aber eine Form herrscht vor. — Ursachen: Hoffmann: Durch Behandlung mit Chaulmoograpräparaten im weiteren Verlauf Reaktionen, die in einigen Tagen abklingen. Muir: Fieberhafte Krankheiten, Magen-Darmstörungen, ungewohnte körperliche Anstrengungen, Behandlung, Pockenimpfung, Jodkali. Peschkowsky: Nach Erkältung, Schwangerschaft, Geburt, intercurrenter Erkrankung und psychischen Traumen; bei anderen Fällen gesetzmäßig im Verlauf der Erkrankung. Canaan: Jedes Mittel, das eine spezifische Wirkung ausübt in entsprechenden Dosen, verursacht Reaktionen. Ryrie: Hohe Dosen, zu lange fortgesetzte Behandlung, plötzliches Aufhören dieser, begleitende Krankheiten, Verstopfung, bestimmte Nahrungsmittel und besonders manche Volksmittel, psychische Erregungen verursachen Reaktionen. Soetopo: Reaktion im Anschluß an Influenza. Pereira: Bei 62 Impfungen gegen Pocken trat in 62% eine Leprareaktion, in 50% mit anschließendem Geschwür an der Impfstelle auf. Dow und Narayan: Pseudoreaktion verursacht durch gonorrhoische Arthritis. — Fieber: Markianos: Neben anderen Ursachen des Fiebers gibt es ein rein lepröses Fieber als Folge einer leprösen Septicämie, leichte Anfälle bis zu schwersten mit tödlichem Ausgang; am ungünstigsten sind die scharlach- oder rubeolaähnlichen Ausschläge über den ganzen Körper verbreitet; Fieber kann einige Tage bis Monate dauern, kann verschwinden und in unregelmäßigen Abständen wiederkehren; Leprafieber im allgemeinen prognostisch ungünstig; bei rein nervösen Fällen nicht beobachtet; bei Lepra tub. vor dem Fieber immer Bacillämie. — Innere Organe: Hoffmann und Baez: Während der Leprareaktion Orchitis und röntgenologisch festgestellte Lungenherde. — Verlauf: Fidanza: Reaktion tritt bei den geheilten Fällen in 7%, bei den sehr gebesserten in 31%, bei den gebesserten in 35% und bei stillstehenden Fällen in 44% auf. Muir: Als Folgen der Reaktion sind anzusehen, Resorption an den reagierenden Herden, Eindringen von Bacillen in den Blutstrom, zeitweilige Erschlaffung der allgemeinen Widerstandsfähigkeit und bei geeigneter Behandlung Immunität. — Blutbild: Peschkowsky: Monocytose entweder gleichzeitig mit der Dissemination oder vorausgehend, prognostisch ungünstig; Lymphocytose zeigt Besserung im Verlauf des leprösen Zustandes an; Polynucleäre phagocytieren Erreger und gehen zurück; Lymphocyten steigen mit Besserung an bis 66%; das reagierende Gewebe zeigt ausgesprochene Entzündung, Phagocytose der Bacillen, Zerfall der Bacillen in den Polynucleären; Impfpapeln von Knoten reagierender und nichtreagierender Fälle zeigen keinen bemerkenswerten Unterschied. — Histologie: Watson: Die Lepraherde verwandeln sich unter der Reaktion aus mononucleären in polynucleäre Infiltrate mit Hyperämie. — Behandlung: Andrusson: Eigenblut subcutan, je früher diese Behandlung beginnt, um so früher kann die Reaktion zum Stillstand gebracht werden; bei langjährigen Exacerbationen mit Eiterung und Geschwür 2proz. schwefelsaures Aluminium, 1—2 ccm jeden 2. bis 4. Tag subcutan. Muir: Behandlung nach dem Allgemeinzustand des Kranken genau berücksichtigen; wichtig sind allgemeine Maßnahmen, wie Besserung der hygienischen Zustände, der Ernährung, sorgfältige örtliche Behandlung. Stein: Antimon 1proz. Lösung von Stibium kali-tartarici 1—5 ccm alle 2 Tage oder täglich intravenös, nicht über 20 Einspritzungen, wirkt bei akuten gut, weniger gut bei subakuten Exacerbationen, bei stillstehenden Stadien und Erysipel wirkungslos. Welch: Schwitzkuren und Mischung aus Aspirin, Phenacetin, Ipecac und Calomel, später Calomel weglassen.

Heilung.

Canaan (Jerusalem): Eine Heilung im eigentlichen Sinne des Wortes ist nicht zu erwarten, aber Verschwinden der äußeren Krankheitszeichen, der Bacillen aus oberen Luftwegen und von der Haut, Besserung des Allgemeinbefindens und Ernährungszustandes. Lampe (Guyana): Wahrscheinlich bleiben im jugendlichen Alter auftretende Anfangssymptome in vielen Fällen stationär oder neigen zur Rückbildung und nur ein Teil entwickelt sich zu dem klassischen Bild der Lepra. T. und Y. Aoki (Japan): Heilung vorsichtig beurteilen, oft nach langer Zeit Rückfälle und bei symptomfreien Leprösen wieder Bacillen; bei Nervenlepra können ein bis zwei Jahrzehnte vergehen, ohne daß nennenswerte Symptome auftreten. Chiyuto (Philippinen): Heilbarkeit wird bestritten; die Sektionen von angeblich geheilten Leprösen ergeben Bacillen in den Nerven, in normalen Handtellern, Fußsohlen und anderen Hautstellen; die Behandlung der Kinder wirkt nicht prophylaktisch. Wayson (Hawai): Rückgang oder Stillstand verdächtiger nervöser Veränderungen kommt vor, ohne daß sich diese Befunde in charakteristische Krankheitszeichen umwandeln können; damit ist ein weiterer Beitrag für die Tatsache gegeben, daß eine Infektion mit Lepra nicht unbedingt zur Entwicklung der Krankheit führen muß. Woodman (Südsudan): Bei den unbehandelten Fällen spontane Heilungen in 10% beobachtet. Milian: Ein Fall von akuter Lepra hat sich so gebessert, daß man von einer Selbstheilung sprechen kann. Montel: 60jähriger Lepröser, vor 33 Jahren typische lepröse Herde, Behandlung, Rückbildung, seitdem kein neues Zeichen, als Selbstheilung aufzufassen. Andrusson (Krutije Rutschji): 6% klinisch geheilt. Chiyuto: Bemerkenswerte Fortschritte durch die neuzeitliche Behandlung. Chiyuto und Velasco (Philippinen): Unter 420 nachuntersuchten „geheilten" Fällen blieben nur 53,6% negativ, 46,6% wurden bakteriologisch und klinisch rückfällig. Cochrane: Kann zu jedem beliebigen Zeitpunkt stillstehen und von selbst ausheilen, aber auch dann sehr häufig Bacillen in Lymphdrüsen; Heilungsaussichten durch neuzeitliche Behandlung außerordentlich gebessert. Cruickshrank (Englisch-Ägyptischer Sudan): Die meisten Fälle kommen von selbst zum Stillstand ohne dauernden Schaden; durch Behandlung in frühen Fällen gute Ergebnisse, bei fortgeschrittenen Fällen weniger gute, aber auch günstig bei Nervenfällen mit trophischen Veränderungen. Davison (Emyanyana, Südafrika): Die Zahl der Entlassenen nach systematischer Behandlung steigt von 7,2% auf 17,5%. Denney (Carlville): Längere Behandlung ergibt bessere Resultate. Gomez (Philippinen): Von 148 entlassenen Fällen sind 10% bald wieder positiv geworden. Kunčin (Kaukasus): Im Cholm-Leprosorium im Kubangebiet wurden von 258 Fällen nur zwei ganz frei von Erscheinungen. Kupffer (Leprosorium Kuda, Estland): Regelmäßige Behandlung, 14 Lepröse, darunter 2 Fälle von Lepra tub. für gesund erklärt. Lampe und Simons (Surinam): Seit 1929 nach Behandlung mehr als die Hälfte weitgehend gebessert. De Langen (Batavia): 48jähriger Europäer bleibt nach intensiver Behandlung 6 Jahre lang frei von allen Erscheinungen. Pineda, Pineda und Dayrit (San-Lazaro-Hospital, Manila): Von 375 Fällen werden nach Behandlung 10,4% bacillenfrei, 56% sehr gebessert. Röhm: Bei einem 42jährigen Europäer, in Paraguay angesteckt, treten nach 6 Jahren nach Entlassung aus klinischer Behandlung Rückfälle auf. Roger (Colombia Agua de Dios): Nach Behandlung 3,8% Besserung, 0,057% Heilung. Rogers: Bei fortgeschrittener Lepra nicht mehr als 10—20% Besserung oder Heilung und noch unentschieden, wieviel Rückfälle auftreten, bei Frühformen 31—41%. Rose (Britisch-Guyana): In den letzten Jahren 166 Fälle geheilt entlassen, davon 12,4% Rüchfälle. Rudčenko (Astrachan-Leprosorium): 169 Fälle mit Moogrol behandelt, frühe Fälle günstiger als Lepra tub. und diese günstiger als Lepra nerv. und Lepra mixta, bei Lepra mixta bessern sich nur Knoten und Infiltrate, zu den negativen gehören sehr vorgeschrittene unbehandelte Fälle.

Literaturverzeichnis.

Adrogué, E., u. J. A. Sena, Semana méd. **1931 I**, 16. — Ali, M., J. Egypt. med. Assoc. **14**, 119 (1931). — Ambrogio, A., Arch. ital. Dermat. **8**, 499 (1932). — Andrusson, V. J., 1. Bundes-Kongr. Mikrobiol. Leningrad **1928**, 215 — 1. Allruss. Bundeskongr. zur Leprabek. 1928. — Aoki, T., u. Y. Aoki, Jap. Z. Dermat. Erg.-H. **1930**. — Aoki, Y., Lepro (Osaka) **1**, Nr 2, 29 (138) (1930). — Arisumi, S., Lepro (Osaka) **2**, 86 (1931); **4**, 289 (15) (1933). — Arndt, H. J., Handbuch Spez. Pathol. Anat. **3**, 377 (1931). — Aubin u. V. Labernadie, Bull. Soc. Path. exot. Paris **23**, 441 (1930). — Austin, C. J., J. trop. Med. **35**, 113 (1932). — Badenoch, A. G., u. F. E. Byron, Trans. roy. Soc. trop. Med. Lond. **26**, 253 (1932). — Badger, L. F., Publ. Health Rep. **1931 II**, 2782. — Baliňa, P. L., Rev. argent. Dermato-Sifilol. **13**, 71 (1930) — Semana méd. **1930 II**, 777. — Baltes, V., Z. Laryng. usw. **22**, 282 (1932). — Basombrio, G., Rev. argent. Dermato-Sifilol. **18**, 113 (1934). — Beitzke, H., Handb. spez. path. Anat. u. Hist. **9**, T. 2, 594 (1934). — Belbey, José C., Rev. argent. Neur. etc. **3**, 12 (1929). — Belovidov, V., Sov. Vrač. Gaz. **1932**, Nr 2, 94. — Belowidow, V. P., Z. Hals- usw. Heilk. **28**, 532 (1931). — Bömer, M., Klin. Mbl. Augenheilk. **88**, 329 (1932). — Bozzoli, Atti Congr. Soc. ital. Oftalm. **1929**, 326. — Brants, J., Latv. Arstu Z. **1932**, 649. — Brants, J., u. M. Grinbergs, Latv. Arstu Z. **1931**, 395. — Burakow, J. M., Arch. Ohr- usw. Heilk. **141**, 74 (1936). — Canaan, T., Arch. Schiffs- u. Tropenhyg. **35**, 643 (1931). — Cange, A., Arch. d'Ophtalm. **46**, 734 (1929). — Chamberlain, W. E., N. E. Wayson u. L. H. Garland, Radiology **17**, 930 (1931). — Charamis, Jean-S., Bull. Soc. Ophtalm. Paris **1934**, 418. — Chatterji, S. N., Leprosy India **8**, 6 (1936). — Chatterjee, S. N., Internat. J. Leprosy **1**, 283 (1933) — Indian med. J. **30**, 414 (1936). — Chatterji, S. N., u. S. P. Chatterji, Leprosy India **6**, 84 (1934). — Chiyuto, S., Monthly Bull. Philippine Health Serv. **13**, 5, 349 (1933); **14**, 363 (1934) — Internat. J. Leprosy **3**, 411 (1935). — Chiyuto, S., u. F. Velasco, Monthly Bull. Philippine Health Serv. **10**, 321 (1930); **11**, 457 (1931) — J. Philipp. Isl. med. Assoc. **11**, 457 (1931). — Cochrane, R. G., Leprosy Rev. **1**, Nr 3, 3 (1930) — J. State Med. **39**, 583 (1931) — Internat. J. Leprosy **3**, 71 (1935); **5**, 61 (1937). — Coetzée, J. C., Internat. J. Leprosy **2**, 226 (1934). — Combes, F. R., Arch. of Dermat. **30**, 312 (1934). — Coret Palay, A., Ecos. españ. Dermat. **9**, 347 (1933). — Cottini, G. B., Giorn. ital. Dermat. **74**, 84 (1933). — Cruickshank, A., Leprosy Rev. **3**, 3 (1932). — Davison, A. R., Leprosy Rev. **2**, 147 (1931). — Delamare, G., u. R. Jimenez Gaona, Bull. Soc. méd. Hôp. Paris, III. s. **48**, 267 (1932). — Del Vivo, G., Giorn. ital. Dermat. **72**, 279 (1931). — Denney, O. E., Publ. Health Rep. **1931 I**, 5; **1932**, 601. — Denney, O. E., R. Hopkins u. F. A. Johansen, South med. J. **23**, 1003 (1930). — Dorofeev, V., Russk. oftalm. Z. **13**, 149 (1931). — Dow, D. P., u. J. S. Narayan, Leprosy Rev. **6**, 176 (1935). — Ermakova, N., Internat. J. Leprosy 4, 325, 445 (1936). — Esser, P. H., Nederl. Tijdschr. Geneesk. **79**, 5554 (1935). — Eubanas, Fr., J. Philippine Islands med. Assoc. **9**, 358 (1929). — Fabre, Jean, Lyon 1932. Contribut. à l'étude. — Fedoseev, A. A., 1. Bundeskongr. Mikrobiol. Leningrad **1928**, 231. — Ferrari, A. V., u. F. Franchi, Il Dermosifilogr. **8**, 589 (1933). — Fidanza, E. P., Semana méd. **1930 I**, 577. — Fidanza, Internat. J. Leprosy **4**, 374. — Fidanza, E. P., S. Schujman u. J. M. Fernandez, Rev. argent. Dermato-Sifilol. **16**, 176, 568 (1932). — Flandin, Ch., u. J. Ragu, Bull. Acad. Méd. Paris, III. s. **117**, 337 (1937). — Fouquet, J., Paris méd. **1932**, 62. — Fox, H., u. J. Knott, Internat. J. Leprosy **2**, 445 (1934). — Gabrielides, A., Annales d'Ocul. **171**, 37 (1934). — Gasperini, C. G., Giorn. ital. Mal. esot. **3**, 295 (1930). — Gass, H. H., u. D. P. Rishi, Leprosy India **6**, 8 (1934). — Gaté, Massia, Pétouraud u. P. Michel, Bull. Réunion dermat. Lyon **1930**, 750. — Gaté, J. P. J. Michel, u. J. Charpy, Bull. Soc. franç. Dermat. **1931**, 714 — Lyon méd. **1931 I**, 807. — Germond, R. C., Internat. J. Leprosy **5**, 67 (1937). — Giordano, M., Arch. ital. Sci. med. colon. **10**, 8 (1929). — Girard, G., u. H. Woltz, Bull. Soc. exot. Paris **26**, 702 (1933). — Gomez, Luis B., J. Philippine Islands med. Assoc. **10**, 322 (1930). — Gonzalez

Medina, Actas dermo-sifiliogr. 28, 296 (1935). — Gonzalez Urueña, J., Arch. of Dermat. 27, 450 (1933) — Internat. J. Leprosy 1, 329 (1933). — Gougerot, Bull. Soc. franç. Dermat. 1933, 1619. — Gougerot u. Barthélemy, Arch. Dermatosyph. Hôp. St. Louis 3, 135 (1931). — Gougerot, Barthélemy u. Arnaudet, Arch. Dermatosyph. Hôp. St. Louis 3, 121 (1931) — Bull. Soc. franç. Dermat. 1929, 1210. — Gougerot u. P. Blum, Bull. Soc. franç. Dermat. 38, 1129 (1931). — Gougerot, H., Et. Lortat-Jacob u. O. Eliascheff, Bull. Soc. franç. Dermat. 1934, 1665. — Gougerot, Jean Meyer u. A. Carteaud, Arch. dermato-syphiligr. Hôp. St. Louis 3, 629 (1931) — Bull. Soc. franç. Dermat. 38, 1129 (1931). — Gougerot, Ragu u. Jean Weill, Arch. dermato-syphiligr. Hôp. St. Louis 3, 128 (1931) — Bull. Soc. franç. Dermat. 1930, 1120. — Häupl, C., Acta path. scand. (Kobenh.) Suppl. 5, 35 (1930). — Hayashi, F., Lepro (Osaka) 2, 79 (1931) — Jap. J. of Dermat. 32, 126 (1932); 33, 124 (1933) — Leprosy Rev. 4, 159 (1933) — Internat. J. Leprosy 1, 31 (1933); 3, 361 (1935). — Hérivaux, A., Bull. Soc. Path. exot. Paris 24, 618 (1931). — Herrera Reyes, M., Actas dermo-sifiliogr. 26, 582; 27, 55 (1934). — Herrera u. Alomia, Leprosy Rev. 2, Nr 1, 5 (1931). — Hoffmann, W. H., Münch. med. Wschr. 1926, 1269 — J. trop. Med. 33, 233 (1930). — Hoffmann, W. H., u. P. R. Baez, J. dos Clinicos 15, 197 (1934) — Internat. J. Leprosy 3, 23 (1935). — Huizenga, Lee S., Trans. far-east. Assoc. trop. Med. Hong-Kong 1, 715 (1935). — Ishizu, S., Jap. J. of Dermat. 34, 261 (48) (1933). — Itakura, T., J. med. Assoc. Formosa 34, 195 (1935). — Jame, L. A. Jacob, u. A. Jude, Rev. Méd. trop. 24, 149 (1932). — Jermakova, N. J., Arch. Path. Anat. Phys. 1935 I, 38. — Jingu, R., Lepro (Osaka) 1, Nr 4, 13 (79) (1930); 4, Nr 1 (1933). — Kaiser, L., Geneesk. Tijdschr. Nederl.-Indie 70, 712 (1930). — Kamikawa, Y., u. K. Yonekada, Lepro (Osaka) 1, 158 (181) (1930). — Kang, T. J., u. R. M. Wilson, Internat. J. Leprosy 2, 447 (1934). — Kawamura, M., Lepro (Osaka) 3, 105 (27) (1932). — Kerr, J., Leprosy India 3, Nr 2, 64 (1931) — Leprosy Rev. 2, 142 (1931); 3, 165 (1932). — Kinoshita, J., Jap. J. of Dermat. 37, 141; 38, 103 (1935). — Kirkpatrick, H., Leprosy Rev. 1, Nr 1, 8 (1930). — Kiršfeld, E., Russk. Ž. trop. Med. 7, 342, 847 (1930). — Kiyono, H., H. Sakurai u. T. Nishikawa, Lepro (Osaka) 1, Nr 4, 1 (78) (1930). — Kobayashi, W., Jap. J. of Dermat. 31, 38 (1931) — Lepro (Osaka) 2, 76 (1931). — Kobayashi, Y., u. M. Amagasaki, Jap. J. of Dermat. 30, Nr 5 (1930). — Kobayashi, W., u. T. Nojima, Lepra (Osaka) 2, 75 (1931). — Kolpakov, T. A., u. V. J. Andrusson, 1. Bundeskongr. Mikrobiol. Leningrad 1928, 198. — Kunčin, M., Russk. Ž. trop. Med. 7, 240 (1929). — Kupffer, A., Arch. Schiffs- u. Tropenhyg. 37, 373 (1933). — Kuramschina, Ginek. 1934, Nr 4, 35. — Kuznecov, N. N., Sovet. Vestn. Venerol. i. Dermat. 9, 355 (1931). — Lacassagne, Jean, u. Friess, Bull. Soc. franç. Dermat. 1931, 474. — Lai, D. G., Amer. J. trop. Med. 14, 575 (1934) — Trans. far-east. Assoc. trop. Med. Hong-Kong 1934 I, 725. — Lampe, P. H. J., Geneesk. Tijdschr. Nederl.-Indie 72, 946 (1932) — Internat. J. Leprosy 1, 5 (1933). — Lampe, P. H. J., u. C. Simons, Nederl. Tijdschr. Geneesk. 73, 4903 (1929). — Landeiro, F., C. r. Soc. Biol. Paris 95, 1261 (1926). — Langen, C. D. de, Trans. far-east. Assoc. trop. Med. Hong-Kong 2, 499 (1932). — Laquièze, E., Bull. Soc. Path. exot. Paris 25, 618 (1932). — Lara, C. B., u. B. de Vera, J. Philippine Islands med. Assoc. 15, 252 (1935). — Lee, H. S., Jap. J. of Dermat. 36, 651 (113) (1934); 37, 417 (87) (1935). — Lefrou, G., u. P. Bonnet, Bull. Acad. Méd. Paris, III. s. 111, 175 (1934) — Bull. Soc. Path. exot. Paris 27, 627 (1934). — Lefrou, J., u. Quérangal des Esserts, Bull. Soc. Path. exot. Paris 28, 301 (1935). — Le Gac, Bull. Soc. Path. exot. Paris 24, 363 (1931). — Leigheb, V., Giorn. ital. Dermat. 74, 114 (1933). — Leprosy Rev. 7, 83 (1936). — Lie, H. P., Leprosy Rev. 1, Nr 1, 18 (1930) — Internat. J. Leprosy 3, 96, 473 (1935); 4, 35 (1936). — Med. Rev. (norweg.) 52, 305 (1935). — Lindberg, K., Rev. Méd. trop. 22, 73 (1930). Lobato, Fr., Ann. brasil. Dermat. 5, Nr 3/4, 21 (1929). — Louste, Lévy-Franckel u. Gadaud, Bull. Soc. franç. Dermat. 1931, 27. — Lowe, J., Internat. J. Leprosy 2, 301 (1934); 4, 195 (1936) — Leprosy India 8, 97 (1936); 9, 36 (1937). — Luca, J. V. de, Ann. brasil. Dermat. 6, 75 (1930). — Macht, D. J., Proc. Soc. exper. Biol. a. Med. 27. 150 (1929). — Majima, S., u. S. Itakura, Lepro (Osaka) 5, Nr 2, 5 (1934). — Malinin, J. M., Arb. Nord-Kaukas. Verb. wiss. Erforschgs-Institute Nr 48, Rostow 1929, 21. — Malinin, J., u. S. Strukov, Bjul. Komiss. vivčän. Krovjan. Ugrup. 4, 97 (1930) — Vrač. Delo 13, 187 (1927). — Manalang, Cr., Monthly Bull. Philippine Health Serv. 12, 541, 551 (1933) — Monthly Bull. Bur. Health 13, 411 (1933); 15, 361 (1935). — Margarot, J., u. A. Plagniol, Bull. Soc. franc. Dermat. 38, 685 (1931). — Markianos, J., Ann. de Dermat. 1933, 220. — Marras, A., Giorn. ital. Dermat. 72, 411 (1931). — Massias, Ch., C. r. Soc. Biol. Paris 104, 547 (1930). — Maxwell, J. L., China med. J. 49, 313 (1935). — McKenzie, A., Leprosy Rev. 4, 49, 99 (1933). — Midana, A., Boll. Sez. region. Soc. ital. Dermat. 1932, 182. — Milian, G., Bull. Soc. franç. Dermat. 38, 783 (1931). — Milian u. Degos, Bull. Soc. franç. Dermat. 38, 184 (1931). — Mitsuda, K., Jap. J. of Dermat. 36, 367 (62) (1934) — Leprosy Rev. 6, 15 (1935). — Moiser, B., Internat. J. Leprosy 3, 279 (1935). — Molinelli, E. A., u. P. M. Ré, Rev. sud-amér. Méd. (Paris) 1, 781 (1930). — Molinelli, E. A., u. A. J. Vaccarezza, C. r. Soc. Biol. Paris 102, 872 (1929) — Rev. Soc. argent. Biol. 5, 428 (1929) — 5a Reun. Soc. Argent. Patol. Reg. del Norte 1929 I, 487 — Semana méd. 1930 I, 310. — Montañes, P., u. E. Negro, Arch. med. cir. espec. 37, 268 (1934) — Actas dermo-sifiliogr. 26, 440 (1934). — Montel, L. R., Bull. Soc. méd.-chir. Indochine 1934, 392. —

Morales-Otero, P., u. L. G. Hernandez, J. Publ. Health a. Trop. Med. Porto Rico 5, 443 (1930). — Moratal, A., Arch. Oftalm. hisp.-amer. 31, 234 (1931). — Moria, M., Jap. J. of Dermat. 36, 62 (1934). — Moriya, M., Jap. J. of Dermat. 35, 365 (62), 456 (90) (1934). — Mottat, J., Ann. de Dermat. 1931, 1180. — Moutoussis, K., Arch. Schiffs- u. Tropenhyg. 38, 487 (1934). — Muir, E., China med. J. 44, 749 (1930) — Trans. far-east. Assoc. trop. Med. Hong-Kong 2, 524 (1930) — Leprosy Rev. 1, Nr 4, 4 (1930) — Leprosy India 3, 5 (1931); 5, 72 (1933); 6, 72 (1934) — Indian J. med. Res. 22, 383 (1934) — Patna J. Med. 9, 167 (1934). — Muir, E., u. S. N. Chatterji, Indian J. med. Res. 24 (1936). — Muneuchi, T., Lepro (Osaka) 2, 71, 75 (1931) — Jap. J. of Dermat. 36, 62 (1934); 38, 41, 69 (1935). — Murdock, J. R., u. H. J. Hutter, Amer. J. Roentgenol. 23, 598 (1932). — Nasarov, J. J., 1. Bundes-Kongr. Mikrobiol. Leningrad 1928, 33. — Natali, C., u. S. Caffarena, Leprosy Rev. 7, 19 (1936). — Neff, E. A., u. R. J. Snodgrass, J. trop. Med. 32, 147 (1929). — Negro Vázquez, E., u. M. Herrera Reyes, Arch. med. cir. y esp. 36, 1425 (1933) — Actas dermo-sifiliogr. 26, 396 (1934). — Nicolas, J., J. Gaté u. F. Lebeuf, Bull. Soc. franç. Dermat. 38, 1198 (1931). — Nicolas, J., F. Lebeuf u. M. Amic, Bull. Soc. franç. Dermat. 38, 1212 (1931). — Nicolas, J., u. J. Rousset, Bull. Soc. franç. Dermat. 1933, 326. — Nishikawa, T., Lepro (Osaka) 3, 85 (25) (1923). — Nojima, T., Lepro (Osaka) 2, 1 (31, 72), 83 (1931). — Nojima, T., u. K. Ohtani, Lepro (Osaka) 2, 209 (81) 1931). — Očapovski, S., Arch. Oftalm. 5, 267 (1929). — Ogasawara, N., Lepro (Osaka) 3, 143 (77) 1932). — Ogasawara, N., u. S. Ninomiya, Acta dermat. (Kyoto) 24, 68 (1934). — Oguma, H., u. T. Kitamura, Lepro (Osaka) 2, 133 (67) (1931). — Ohmori, S., Jap. J. of Dermat. 34, 90 (1933). — Ohtahara, T., u. T. Ishirara, Lepro (Osaka) 2, 77 (1931) — Zbl. Bakter. I Orig. 134, 316 (1935). — Ota, M., u. S. Sato, Lepro (Osaka) 6, (37) (1935). — Otsuka, H., Jap. J. of Dermat. 33, 127 (15) (1933). — Pagani, M., Osp. magg. Novara 8, 67 (1931). — Paldrock, A., Arch. Schiffs- u. Tropenhyg. 33, 440 (1929). — Paras, E. M., J. Philippine Islands med. Assoc. 11, 1 (1931). — Paras, E. M., M. Lagrosa u. J. Ignacio, Trans. far east. Assoc. trop. Med. Hong-Kong 2, 631 (1932). — Pardo-Castello, V., u. G. M. Caballero, Arch. of Dermat. 23, 1 (1931). — Parmakson, P., Dermat. Wschr. 100, 285 (1935) — Eesti Arst 13, 433 (1934). — Pautrier, L. M., u. Staub, Bull. Soc. franč. Dermat. 1933, 1520. — Pavlov, N. F., 1. Bundes-Kongr. Mikrobiol. Leningrad 1928, 193. — Pavloff, N., Leprosy Rev. 1, Nr 2, 21 (1930). — Pavlov, N. M. Ashabad, Turkmen. Staatsverlag 1934 — Arch. Oftalm. 7, 535, 838 (1930). — Pavlov, N., Sovet. Vestn. Venerol. i Dermat. 9, 362 (1931) — Sovet. Vestn. Oftalm. 4, 413 (1934); 7, 317 (1935). — Penichet, J. M., Rev. cub. Oftalm. 1, 320 (1929). — Pereira, O. L., Antiseptic. 1934. — Perewodtschikow, J. N., Trudy astrachan. med. Inst. 2, 407 (1933). — Peschkowsky, J. W., Arch. Schiffs- u. Tropenhyg. 38, 112 (1934) — Internat. J. Leprosy 2, 129 (1934). — Pillat, A., Arch. of Ophthalm. 3, 306 (1930). — Pineda, E. V., E. R. Pineda u. A. Dayrit, J. Philippine Islands med. Assoc. 11, 443 (1929). — Pinetti, P., Giorn. ital. Dermat. 72, 1319 (1931); 75, 1855 (1934). — Pisacane, C., Giorn. ital. Dermat. 75, 1261 (1934). — Policaro, R., Il Dermosifilogr. 1932, 248. — Prichodčenko, A. P., u. E. G. Krugljak, 1. Bundes-Kongr. Mikrobiol. Leningrad 1928, 203. — Puente, J. J., Prensa méd. argent. 16, 1155 (1930). — Quérangal des Essarts, J., u. G. Lefrou, Bull. Soc. Path. exot. 28, 626 (1935). — Rabello Filho, Rev. med.-cir. Brasil 39, 405, 420 (1931) — Ann. brasil. Dermat. 9, 49 (1934). — Rabello filho u. H. Portugal, C. r. Soc. Biol. Paris 108, 1088 (1931) — Ann. brasil. Dermat. 7, 61 (1932). — Rajewski, A. S., Arch. Schiffs- u. Tropenhyg. 34, 651 (1930). — Rao, G. R., Leprosy India 4, 71 (1932). — Reiss, F., Trans. far east. Assoc. trop. Med. 1, 699 (1935) — Verh. 9. internat. Kongr. Dermat. 2, 583 (1936). — Report of the Leonard Wood memorial conferenece on Leprosy. Manila 1931 Philippine J. Sci. 44, 449 (1931). — Rhee, Y. C., u. H. S. Lee, Jap. J. of Dermat. 38, 133 (69) (1935). — Ribeiro, E. B., Ann. Paulo med. cir. 27, 647 (1934). — Ribeiro, L., Bull. Acad. Méd. Paris, III. s. 112, 821 (1934). — Ri-i-sho u. Y. Kamikawa, Lepro (Osaka) 2, 86 (1931). — Rodriguez, J., Leprosy India 7, 152 (1935). — Rodriguez, J., u. F. C. Plantilla, Monthl. Bull. Bur. Health 15, 97 (1935). — Röhm, W., Diss. Tübingen 1932. — Roger, H., Presse méd. 1931 I, 499. — Rogers, Sir L., China med. J. 45, 815 (1931) — Verh. 9. internat. Kongr. Dermat. 2, 558 (1936). — Rose, F. G., Leprosy Rev. 2, 55, 137 (1931); 7, 11 (1936). — Rudčenko, S., Trop. Med. i Vet. 1930, 34; 9, 244 (1931). — Ryrie, G. A., Leprosy Rev. 6, 12 (1935). — Safonov, V., Vrač. Delo 14, 621 (1931). — Sainte Marie, P. E. Flye, Internat. J. Leprosy 3, 315 (1935). — Sakurai, H., Acta dermat. (Kyoto) 15, 461; 16, 369 (1930) — Lepro (Osaka) 2, 71 (1931); 5, 269 (15) (1934) — Jap. J. of Dermat. 33, 96 (1933). — Salvati, S., Arch. Ottalm. 36, 389 (1929). — Samejima, C., Acta Soc. ophthalm. jap. 33 (1929); 34, 379 (1930); 36 (1932). — Santonastaso, A., Ann. Ottalm. 59, 808, 932 (1931); 60, 21, 107, 276, 796 (1932) — Atti Congr. Oftalm. Roma 1931, 562; 1932, 642, 649. — Santra, J., Leprosy India 7, 23 (1935). — Sato, S., Jap. J. of Dermat. 37, 122 (1935). — Satta, F., Radiol. med. 17, 1395 (1930). — Schlossmann, K., Z. Immun.-forsch. 68, 154 (1930). — Schneider, Otto, Arch. Schiffs- u. Tropenhyg. 35, 145 (1931). — Schtamowa, L., u. M. Akulin, Sovet. Vestn. Venerol. i Dermat. 4, 151 (1935). — Schujman, Internat. J. Leprosy 4, 375. — Sechi u. G. Giunti, Valsalva 7, 824 (1931). — Segre, R., Arch. ital. Laring. 51, Suppl.-H. 41 (1932). — Seminario, C., u. E. R. Gaviña Alvarado,

Semana méd. **1929 I**, 1394 — Rev. argent. Dermat. **12**, 113 (1929). — Shionuma, E., Lepro (Osaka) **2**, 78, 83 (1931). — Soetopo, Geneesk. Tijdschr. Nederl.-Indie **74**, 553 (1934). — Stein, A. A., Dermat. Z. **63**, 393 (1932) — Acta dermato-vener. (Stockh.) **15**, 314 (1934) — Urologic Rev. **39**, 254 (1935). — Strachan, P. D., Internat. J. Leprosy **2**, 431, 481 (1934). — Suzue, K., u. M. Kawamura, Lepro (Okasa) **2**, 75 (1931). — Suzue, K., M. Kawamura u. Y. Kamikawa, Nippon Naib. Gak. Zasshi **6**, Nr 1 (1930). — Tajiri, J., Jap. J. of Dermat. **35**, 89 (12); **36**, 62 (1934) — Internat. J. Leprosy **3**, 467 (1935). — Tajiri, K., Lepro (Osaka) **2**, 71 (1931). — Takino, M., Trans. jap. path. Soc. **19**, 494 (1929) — Acta Scholae med. Kioto **13**, 1 (1930) — Lepro (Osaka) **2**, 33 (1) (1930) — Nippon Naib. Gak. Zasshi **6**, Nr 1 (1930) — Jap. J. med. Sci., V. Trans. Path. **1**, 291 (1931). — Takino, M., u. Sh. Miyake, Acta Scholae med. Kioto **18**, 85 (1935). — Takino, M., u. H. Sakurai, Lepro (Osaka) **2**, 74, 161 (41) (1931). — Tiscornia, B. Just, Rev. méd. lat.-amer. **17**, 236 (1931) — Lepra ocular. Buenos Aires 1932. — Tisseuil, J., Bull. Soc. Path. exot. Paris **24**, 17, 366, 453, 898 (1931); **26**, 10 (1933); **28**, 60, 549 (1935); **29**, 238 (1936). — Tissi, E., Il Dermosifilogr. **11**, 81 (1936). — Tissi, E., u. R. D. Policaro, Boll. Sez. region. Soc. ital. Dermat. **1932**, 35. — Tochihara, Y., u. Ch. Murakami, Lepro (Osaka) **3**, 123 (75) (1932). — Tolentino, J. G., Monthly Bull. Bur. Health **14**, 281 (1934). — Tolasa, A., Bol. Soc. Med. Cir. São Paulo **13**, 493 (1930) — Rev. sud.-amér. Méd. (Paris) **2**, 593 (1931). — Toyama, J., Jap. J. of Dermat. **32**, 129 (1932). — Toyama, J., u. Sh. Ishizu, Jap. J. of Dermat. **37**, 56 (9) (1935). — Tsunoda, Takashi u. Inazumi Hamada, Trans. jap. path. Soc. **19**, 492 (1929). — Uchida, M., Acta Soc. ophthalm. jap. **34**, 257 (1930); **36**, 1992 (154) (1932) — Lepro (Osaka) **2**, 79 (1931); **3**, 9 (3), 55 (13), 119 (73), 139 (35) (1931); **4**, 27 (3), 307 (17) (1933); **6**, (27), (35) (1935). — Vespoli, M., Rev. Leprol. S. Paulo **2**, 173 (1935). — Vialard, Verliac u. Berge, Bull. Soc. Méd. trop., III. s. **49**, 411 (1933). — Vigne, P., Bull. Soc. franç. Dermat. **1930**, 596. — Vigne, P., A. Fournier u. Vidal, Bull. Soc. franç. Dermat. **39**, 346 (1932). — Volchonskij, S., Russk. oftalm. Ž. **11**, 774 (1930). — Wade, H. W., Brit. J. Dermat. **44**, 315 (1932) — China med. J. **47**, 233 (1933) — Internat. J. Leprosy **2**, 279, 293 (1934); **3**, 121 (1935); **4**, 364 (1936) — Leprosy India **9**, 3 (1937). — Wade, H. W., u. J. Lowe, Leprosy India **9**, 39 (1937). — Wassiljeff, A. A., Z. urol. Chir. **30**, 375 (1930). — Watanabe, K., Tokyo Igak. Zasshi **44**, Nr 2, 155 (1930). — Watson, Alexander J., China med. J. **44**, 803 (1930). — Wayson, N. E., Ann. Rep. Surg. Gen. Publ. Health Serv. U. S. **1934**, 19 — Internat. J. Leprosy **4**, 177 (1936). — Wayson, N. E., Badger u. Dewar, Publ. Health Rep. **44**, 2971 (1929). — Weidemann, M., Med. Klin. **1930 II**, 1155. — Welch, T. B., Leprosy Rev. **1**, Nr 3, 10 (1930). — Wise, Fr., Arch. of Dermat. **21**, 508 (1930). — Wolter, A., Klin. Wschr. **1934 I**, 846. — Woodman, H., Trans. roy. Soc. trop. Med. Lond. **30**, 631 (1937). — Wooley, J. G., u. H. Ross, Publ. Health Rep. **46**, 641 (1931); **47**, 380 (1932). — Ying, Y. Y., Internat. J. Leprosy **4**, 487 (1936). — Yoshimura, Y., Jap. J. of Dermat. **35**, 105 (17) (1934). — Zaslavskij, A., Venerol. (russ.) **8**, Nr 1, 54 (1931).

Komplizierende Krankheiten.

Tuberkulose: M. und S. Sato konnten von 29 Fällen von schwerer Lepra tub. in einem Fall 3 Stämme Tbc.-Bacillen aus einem Knoten züchten, in einem zweiten Fall aus Gewebsbrei einer geschwollenen Achseldrüse; die Kulturen wurden an Tieren geprüft und humaner Typ bestimmt. Stimson (Kalihi-Hawai): Bei 295 Fällen 10 bis 12% Lungentbc. Dwijkoff (Moskau): 1 Fall von Lepra tub. anaesth. mit Gangrän des Unterschenkels, verkalkter Herd in rechter Lungenspitze und andere Herde in der Lunge. Lodder (Ambon, Ostindien): Fand wenig Lepra, wo viel Tbc. vorkommt. Saijo (Japan): Tuberkulöser Verkäsungsherd am leprös infizierten peripheren Nerven. Sakurai (Japan): Der positive Ausfall nach A.T. intracutan, wird bei längerem Aufenthalt im Lepraheim häufiger positiv. Igarashi bestätigt diesen Befund. Leger: Diagnose der Tbc. bei Lepra außerordentlich schwierig, nur durch Tierversuch festzustellen. Kobayashi und Nojima: Tbc. der Harnwege sehr selten; bei 171 Fällen in 7,6% akute miliare Tbc. der Nierenrinde, aber kein Gewebsschwund im Mark. Ninni und Monaldi: Anormale Tbc.-Formen können durch Impfung von Lepramaterial in die Lymphdrüsen bei Tieren hervorgerufen werden. Tomikawa: Aus Infiltraten der Papillarschicht Kultur mit positiver Meerschweinchenimpfung. Lie: 1 Fall von Lepra tub. mit Scrophuloderma am Hals, aus den Lymphdrüsen des Halses Tbc.-Kultur, durch Tierversuch gesichert.

Erysipel: Belowidow: Bei 4 Fällen Erysipelas leprosorum: Gesicht, Hals, Brust und Rücken. Rajewsky: Pseudo-erysipelas leproides, Kulturen von Streptokokken (pyogenes, longus, brevis, mitior, viridans, meist hämolytisch, Staphylococcus albus, aureus). Milǎs: 3 Fälle von Erysipelas verum, meist schwer verlaufend; Pseudoerysipel, keine Streptokokken gefunden.

Syphilis: Baliña und Basombrio: Neben frischer Hautlepra syphilitische Papeln und Erosionen an Haut und Mundschleimhaut; Spiroch. pallid. +, WaR. und Kahn positiv. Muir und S. N. Chatterji: Fall von Lepra mit Herd auf linker Wange, seit 17 Jahren unverändert, frische luische Herde am Körper. Stimson (Kalihi-Hawaii): Unter 295 Fällen in 12% Ankylostomum. Onishi (Sensei-Hospital, Japan): In 86,6% Darmparasiten, Ascaris in 44%, Ankylostomiasis in 9%. Rao (Indien): Infektion lepröser Wunden mit Fliegenlarven, namentlich in der Nase, ist nicht selten. Tsuruta (Barnaba-Hospital, Kusatsu, Japan): Epidemie von Prurigo bei 46 Kranken unter 86 Leprösen, milde Form nodulärer Lepra, die Beobachtung spricht für infektiöse Natur; Überimpfung auf zwei Lepröse gelungen. Muneuchi (Japan): 2 Fälle von Lepra tub., starke amyloide Degeneration der inneren Organe (Thymus, Nebenniere, Milz, Nebenmilz, Niere, Lymphdrüsen u. a.). Dvižkov (Rußland): In inneren Organen amyloide Degeneration. Delamare und Jimenez Gaona: Neben Lepra bestand eine ausgesprochene Akromegalie. Puente und Quiroga: Maligne Tumoren. 1. Lepra nerv. mit Epithelioma basocellulare auf Wange; 2. Lepra mixta, Epithelioma spinocellulare an Nasenwurzel; 3. Lepra mixta, Tbc. der Lungen, Krebs der Nase mit Metastasen; 4. Frau mit Cirrhus der Mamma.

Todesursachen.

Austin (Fidji-Makogai): Unter 105 Kindern Lungentubc. 9 Fälle, Nierenentzündung 2 Fälle, Lepra 2 Fälle. Denney (Carville): Hauptsächlich Nierenerkrankungen, dann Tbc., lepröse Laryngitis und lepröse Peritonitis. Roger (Agua de Dios, Columbia): 6,4% Todesfälle. Venezuela: Am häufigsten Enteritis, dann Pneumonia acuta, dann Lungentbc. Septicämie. Igarashi (Lepraklinik Tokyo): Bei Sektionen fanden sich bei 50 Pirquet-positiven Fällen in 37 Fällen tuberkulöse Organveränderungen. Lull (Culion): Tbc. weitaus an erster Stelle, dann Nephropathien, Herzkrankheiten und dann erst Lepra.

Literaturverzeichnis.

Austin, C. J., Fiji Ann. Med. Health Rep. for 1932. — Baliña, P. L., u. G. Basombrio, Rev. argent. Dermat. 17, 118 (1933). — Bull. mens. Off. internat. Hyg. publ. 23, 1471. — Delamare, G., u. R. Jimenez Gaona, Bull. Soc. méd. Hôp. Paris III. s. 48, 267 (1932). — Denney, O. E., Publ. Health Rep. 1934, 1359. — Dvižkov, P., Ž. Mikrobiol. 6, 1, 155 (1929) — Frankf. Z. Path. 40, 185 (1930). — Igarashi, T., Lepro (Osaka) 1, Nr 2, 81 (141) (1930); 2, 73 (1931). — Kobayashi, W., u. T. Nojima, Lepro (Osaka) 2, 75 (1931). — Leger, M., Bull. Soc. Path. exot. Paris 21, 547, 741 (1928). — Lie, H. P., Finska Läk.sällsk. Hdl. 75, 338 (1933). — Lodder, J., Meded. Dienst Volksgezdh. Nederl. Indie 21, 41 (1932). Lull, G. F., Mil. Surgeon 70, 138 (1932). — Milaš, G., Sovet. Vestn. Venerol. i Dermat. 1, Nr 8, 17 (1932). — Muir, E., u. S. N. Chatterjee, Urologic Rev. 37, 304 (1933). — Muneuchi, T., Jap. J. of Dermat. 1931, 38. — Ninni, C. u. T. de Sanctis Monaldi, C. r. Soc. Biol. Paris 107, 981 (1931). — Ohnishi, F., Lepro (Osaka) 2, 74 (1931). — Ota, M., u. S. Sato, C. r. Soc. Biol. Paris 107, 1064 (1931). — Pavlov, N. R., 1. Bundes-Kongr. Mikrobiol. Leningrad 1928, 80. — Puente, J. J., u. M. J. Quiroga, Rev. argent. Dermat. 12, 118 (1929). — Saijo, Y., Nippon Biseib. Zasshi 22, Nr 9 (1928). — Rajewsky, A. S., Arch. Schiffs- u. Tropenhyg. 34, 303 (1930). — Rao, G. R., Indian med. Gaz. 64, 380 (1929). — Sakurai, H., Lepro (Osaka) 2, 73 (1931). — Tomikawa, R., Hifu-to-Hitsunyo 2, 255 (1934). — Tsuruta, J., Lepro (Osaka) 4, 337 (21) (1933).

Pathologische Anatomie.

Leprome.

Henderson (Kalkutta): Die Knoten entstehen durch Bacillenembolie und die Beschaffenheit des Knotens hängt davon ab, in welcher Gefäßschicht der Embolus sich gebildet hat und von der Beschaffenheit der Haut; bevorzugt sind drei Stellen:

1. Arteriennetz in den tiefsten Teilen des Coriums; 2. subpapilläres Netz; 3. Endarteriolen und Capillaren in den Papillen; der junge Knoten ist ein Herd von Bacillen in den Endothelien der Capillaren mit Ödem der Umgebung; Bacillen in den erweiterten Lymphräumen und in Phagocyten (Histiocyten). Dvižkoff: Geschwüre entstehen an Stellen, wo sich lepröses Gewebe stärker entwickelt und Epithel verdünnt wird; Leprazellen sind Abkömmlinge der Reticuloendothelzellen, nächst der Haut ist das Lymphgefäßsystem am stärksten befallen; das spezifische Lepragewebe verdrängt das normale Gewebe, das RES. wuchert chronisch; im Anfangsstadium hauptsächlich vakuolisierte Leprazellen. Benewolenskaja: Untersuchungen in vitro: Makrophagen, die in Blutkultur aus Lympho- und Monocyten, in Leber-, Milz- und Lungenkultur aus den Histiocyten dieser Organe entstehen, phagocytieren stark Leprabacillen; aus solchen Makrophagen entwickeln sich in 5—7 Tagen typische Leprazellen, welche später degenerieren, durch Verschmelzung entstehen vielkernige, Leprastäbchen und gelbliches Pigment im Protoplasma enthaltende Riesenzellen. Koike: Leprazellen speichern Vitalstoffe (Lithioncarmin, Trypanblau) sehr stark, Vakuolen bleiben frei, Farbstoffgranula besonders an der Peripherie der Zellen; Leprazelle ist histiocytärer Natur. Muir und S. N. Chatterji: Im Epithel finden sich häufig Bacillen in den oberflächlichen Schichten des Coriums und um Capillaren; Capillaren in den Papillen ausgestopft mit Bacillen, hauptsächlich in Endothelzellen, aber auch außerhalb; in der Malpighischen Schicht große runde Bacillenhaufen und gestreckte Anhäufungen zwischen den oberen Epithelzellen und den Schuppen, solche Befunde auch bei unverletztem Epithel. Manalang: Hohlhand und Fingerballen klinisch normal, histologisch leptöse Infiltrate mit oder ohne Atrophie der Papillen und Lepraerreger; nur in 2 Fällen Bacillen, in 3 Fällen teils lepröse, teils perivasculäre Infiltrate ohne Bacillen. Ishizu: Histologischer Befund bei Alopecia areata (s. dort) an Gefäßen, Drüsen und Nerven der Haut.

Nerven.

Quérangal und Lefrou: Anästhetische Flecke, depigmentiert, Bacillen negativ, mehr oder weniger Gefühlsstörungen, grundsätzlich dieselben Zellen wie im Leprom, von fibrösen Bündeln umgeben, Epitheloidzellen, zuweilen Riesenzellen, reichlich Gefäße, kein Zeichen von entzündlicher Reaktion, Nekrose oder Verkäsung, besonders um Schweißdrüsen Haarfollikel und Cutisschichten, Degeneration an nervösen Endorganen und Nervenkörperchen, Bacillen verhältnismäßig selten und meist nur wenig. Saijo: Ganglion cervicale: Lepröses Granulationsgewebe um die Lymphcapillaren; Ganglionzellen, Achsenzylinder und Markscheide stark degeneriert; in der Umgebung von leprös veränderten Hautnervenfasern Granulationsgewebe entlang der feinen Nervenäste bis zu den Schweißdrüsen. Hashimoto: Durch Silberimprägnation Entartung der feinen Nervenfasern gut nachweisbar. Muir und Chatterji: Früheste Veränderungen der Nerven sind Verdickungen, oft palpierbar, in den Nerven Riesenzellen und häufig Nekrosen; Bacillen oft vermißt. Takino und Sakurai: In den sympathischen Ganglienzellen des Nackens oft Bacillen in größerer Zahl, Globi bei Lepra tub., Bacillen werden verschleppt durch die Capillaren und Lymphgefäße in den Nerven, auch zu finden in den Anastomosen zwischen sympathischen Nerven, Vagus und spinalen Nerven.

Saijo: Im Muskel findet sich in Sektionsmaterial entweder einfache Atrophie mit leichter Degeneration oder starke Atrophie und Degeneration mit einer atypischen Vermehrung des Muskelfaserkernes, die die den Muskel innervierenden Nervenäste deutlich leprös verändert. Milasch: Elastisches Gewebe von Lepra tub. (bei anästhetischen Formen keine besonderen Veränderungen); die jungen Infiltrate vernichten die elastischen Fasern; Fasern zerfallen in einzelne Stücke, schwellen an, zerfallen weiter, weitere Verdrängung und Zerstörung der elastischen Fasern durch lepröse Prozesse, Verflechtung der Fasern zu Knäueln. Rhee: Mikroskopische Untersuchungen über die Beziehung zwischen positiver Serumreaktion und Lipoiden im leprösen Gewebe; zuerst Lipoid in großer Menge selbst in den Vakuolen, später nur peripher in den Vakuolen und schließlich verschwunden. Cowdry, Heimburger und Williams: In allen Lepraherden, im Vergleich mit normaler Haut von Gesunden war das Verhältnis Phosphor zu Calcium etwa 3mal größer; das Verhältnis von Natrium zu Calcium, von Magnesium zu Calcium und von Eisen zu Calcium zeigte keine wesentlichen Unterschiede in der Haut von Normalen und von Leprösen. Sato: Die Lipoide der Ratten- und menschlichen Lepra sind weder Neutralfett noch Cholesterinester, sondern wahrscheinlich Lipoide in engerem Sinne oder Lipoidgemische; die Lipoide in der Haut von leprösen Ratten und Menschenlepra zeigen keinen Unterschied bei den untersuchten Reaktionen: Doppelbrechung negativ, Alkohol- und Ätherlöslichkeit positiv, Sudan III positiv, Nilblausulfat positiv, Osmiumsäure negativ, Smith positiv, Fischler positiv, Golodetz positiv, Ciaccio positiv.

Tuberkuloide Veränderungen.

Gougerot, Lortat-Jacob und Eliascheff: Bei einem Fall 2 Jahre alte circinäre Herde an Armen und Beinen, mitten narbig, grauviolett, peripherer Rand rosafarben, infiltriert; Mitte gefühllos, am Rande Gefühl eher etwas gesteigert; in der Cutis rundliche Haufen von fast ausschließlich epitheloiden Zellen um Gefäße und Schweißdrüsen, keine Riesenzellen, keine Bacillen. Quérangal und Lefrou: Vergleich von Hautknötchen bei Neurolepra und Haut-Tbc., histologische Unterschiede ausführlich geschildert. Sato: 2 Fälle von scharf begrenztem infiltriertem Erythem, psoriasisähnlich, mit zentraler Nekrose, Bacillen negativ. Tisseuil: 8 Fälle histologisch untersucht, keine Bacillen. Tomikawa: Aus Infiltraten bei tuberkuloider Form in der Papillarschicht Kultur von TB-Bacillen Meerschweinchen positiv. Wilson: Anästhetische Geschwulst auf dem Rücken, mikroskopisch stellenweise geringe Verkäsung.

Pathogenese.

Muir: Eine Reihe Beobachtungen scheinen anzuzeigen, daß bei gleicher Menge von Erregern in den Nerven und in dem perivasculären Gewebe der Haut ein stärkerer Grad der Reaktion bei den Nerven notwendig ist, um eine Zellanhäufung zu verursachen; die Widerstandsfähigkeit des Kranken bestimmt wahrscheinlich, ob sich der Fall in einen neuralen oder cutanen Fall entwickelt; es ist zweifellos, daß vor dem Ausbruch der ersten klinischen Erscheinungen eine Blutaussaat stattfindet; diese frühen Metastasen werden wahrscheinlich zerstört, ausgenommen gewisse Gewebe, und zwar hauptsächlich das Corium und möglicherweise die peripheren Nerven; die Erreger befallen zunächst die sensiblen Äste und breiten sich auf den Lymphbahnen zu den größeren gemischten Nervenstämmen aus; wenn ferner das Allgemeinbefinden schwächende Zustände eintreten, so zeigt sich bei dem Kranken eine Zeitspanne verminderter Widerstandsfähigkeit; neue Herde treten auf, und die Krankheit breitet sich weiter aus; eine geringe Zellreaktion kann sich entwickeln, aber sie genügt nicht, um die Infektion zum Erlöschen zu bringen oder ihren Fortschritt zu hemmen; ist der Schwächezustand beseitigt, so steigert sich die Widerstandskraft und die celluläre Reaktion auf die Bacillen und sie zerstört diese; ein höherer Grad der Widerstandskraft ist nötig, um eine celluläre Reaktion in den Nerven hervorzubringen; sie kann zu gering sein, so daß die Nerven, obgleich infiziert, keine Zeichen von Krankheit zeigen, wie Granulombildung oder Verdickung, und die Erreger in ihnen nicht zerstört werden; in einem späteren Stadium kann sich die Reaktionskraft des Kranken so verstärken, daß die celluläre Reaktion auf die Bacillen in den Nerven stärker wird, dann können sich die Nerven verdicken und verhärten mit größerem oder geringerem Verlust ihrer Funktion; ist aber die Widerstandsfähigkeit wieder hergestellt, so kann zu gleicher Zeit in Haut und Nerven eine stärkere Zellreaktion eintreten; es bilden sich Granulome in den Nerven, und diese zerstören die Achsenzylinder; die Widerstandskraft der Gewebe kann nicht nur durch Schwächezustände, sondern auch durch Superinfektionen geschwächt werden; der Typ der Lepra, neural oder cutan, ist in weitem Grade abhängig von der Widerstandskraft, und um diesen Grad cellulärer Reaktion zu bestimmen, ist die Leprolin-Reaktion das beste Mittel. Cochrane: Der Erreger ist als schwachpathogen anzusehen, wenn nicht allgemeine Zustände des Körpers seine Entwicklung begünstigen; Ernährung spielt eine große Rolle; ungeklärt ist die Frage, warum in einem Teil eines Lepralandes die eine, und wenig weit davon entfernt die andere Form der Krankheit vorherrscht; Ähnlichkeit mit Tuberkulose, da in jedem Stadium, besonders auch im Frühstadium, Stillstand eintreten kann und nur geringe Spuren bleiben. Rodriguez glaubt, daß die Entwicklung und der Typ der leprösen Veränderungen mit den verschiedenen Entwicklungsstadien (Ultravirus, Granula, säurefeste Formen, nichtsäurefeste Formen) zusammenhängen könne.

Krankheitsdauer.

Austin (Fidji-Inseln): Bei 105 Kindern unter 15 Jahren durchschnittliche Krankheitsdauer 11$\frac{1}{2}$ Jahre. Malinin (Kubangebiet): Bei den Kosaken und der bodenständigen Bevölkerung 14,5 Jahre, bei Leprösen aus anderen Gegenden 13,2 Jahre. Kunčin (Cholm Leprosorium Kaukasus): 2—42 Jahre, im Mittel 9,95 Jahre.

Prognose.

Cochrane: Die Prognose ist abhängig von dem Stadium der Krankheit und individuell sehr verschieden, deshalb sollte auch die Behandlung mehr individuell ausgeführt werden. Lara: Die seit 22 Jahren aus Culion als geheilt entlassenen 2266 Fälle, nachdem sie $\frac{1}{2}$ Jahr bacillenfrei waren, haben zu einem Drittel oder fast zur Hälfte nach einiger Zeit Rückfälle bekommen. Mitsuda (Japan): Spricht sich außerordentlich pessimistisch aus, höchstens 1% der Hautfälle bei der Sektion zeigten keine Neigung oder Möglichkeit zu späteren Rückfällen; Rückfälle kommen vor noch nach 10 Jahren (s. Fall von Rogers); genauere Untersuchungen müssen angestellt werden, wieviel nervöse Fälle das ganze Leben lang geheilt bleiben; für die Hautlepra läßt sich sagen, daß 80% der geheilten Fälle rückfällig werden und bei dem Rest von 20% handelt es sich um Fälle, die 1. nicht heilen, 2. in Heilung sind oder geheilt sind und die Rückfälle gehabt haben oder sie später bekommen werden und 3. um Fälle ohne Rückfall. Rose (Britisch-Guyana): Die stillstehenden und ruhigen Fälle kann man als zeitweilig geheilt ansehen, von diesen haben 14,1% Rückfälle bekommen und konnten nicht wieder zum Stillstand gebracht werden.

Literaturverzeichnis.

Austin, C. J., Fiji Ann. Med. Health Rep. for 1932. — Benewolenskaja, S. W., Arch. exper. Zellforsch. 13, 37 (1932). — Cochrane, R. G., Brit. J. Dermat. 44, 132 (1932) — Leprosy Rev. 1, 3 (1930). — Cowdry, E. V., L. V. Heimburger u. P. S. Williams, Amer. J. Path. 12, 13 (1936). — Dvižkov, P., Z. Mikrobiol. 6, 1, 155 (1929) — Frankf. Z. Path. 40, 185 (1930). — Gougerot, H., et Lortat-Jacob u. O. Eliascheff, Bull. Soc. franç. Dermat. 1934, 1665. — Hashimoto, T., Lepro (Osaka) 4, 579 (55) (1933). — Henderson, J. M., Indian med. Gaz. 66, 203 (1931). — Ishizu, S., Jap. J. of Dermat. 34, 261 (48) (1933). — Koike, T., Okayama-Igakkwai-Zasshi 41, 743 (1929). — Kunčin, M., Russk. Ž. trop. Med. 7, 240 (1929). — Lara, C. B., J. Philippine Isl. med. Assoc. 12, 476 (1932). — Malinin, J. M., Arb. Nord-Kaukas. Verb. wiss. Erforschgs Institute Rostow 1929, Nr 48, 21. — Manalang, C., Monthly Bull. Bur. Health 13, 411 (1933). — Milasch, G. P., Virchows Arch. 292, 216 (1934). — Mitsuda, K., Leprosy Rev. 6, 15 (1935). — Muir, E., u. S. N. Chatterji, Indian J. med. Res. 19, 1163 (1932) — Internat. J. Leprosy 1, 129 (1933). — Quérangal des Essarts, J., u. G. Lefrou, Bull. Soc. Path. exot. Paris 27, 311, 706 (1934) — Bull. Acad. Méd. Paris III. s., 111, 532 (1934). — Rhee, Y. C., Jap. J. of Dermat. 32, 784 (101, 126) (1932). — Rodriguez, J., Leprosy Rev. 5, 102 (1934). — Rose, F. G., Leprosy Rev. 5, 152 (1934). — Saijo, Y., Trans. jap. path. Soc. 18, 457 (1929). — Sato, S., Jap. J. of Dermat. 32, 60 (1932). — Sato, Y., Jap. J. of Dermat. 38, 129 (1935). — Takino, M., u. H. Sakurai,

Lepro (Osaka) **2**, 161 (41) (1931). — Tisseuil, J., Bull. Soc. Path. exot. Paris **23**, 772 (1930). — Tomikawa, R., Hifu-to-Hitsunyo **2**, 255 (1934). — Vilde, J., Z. Neur. **133**, 119 (1931). — Wilson, R. M., Chin. med. J. **43**, 617 (1929).

Diagnostik.

Diagnostische Hinweise sind auch mitgeteilt unter Ätiologie und besonders in den Abschnitten Ausscheidung, Absonderung und Bacillenträger.

Allgemeine klinische Bemerkungen.

Cochrane: Die wichtigsten Krankheitszeichen werden zusammengefaßt und besonders hingewiesen auf genaue Untersuchung der Gefühlsstörungen, besonders im Ulnarbezirk, an der Außenseite des kleinen Fingers, im Gebiet des Peroneus an der Außenseite des Fußes. Muir: Die systematischen Untersuchungen an der Tropenschule in Kalkutta ergeben, daß gerade bei den beginnenden Fällen die Diagnose aus klinischen Anzeichen gestellt werden muß, da so oft die Untersuchungen auf Bacillen versagen und serologische Verfahren bisher nicht brauchbar sind; unter 159 Fällen konnten 72% frühe Fälle nur aus klinischen Symptomen diagnostiziert werden. Tisseuil: Bei Erwachsenen in Neu-Kaledonien fand sich als sicheres Symptom eine gelbliche Verfärbung der Wangen und geringe Anschwellungen der Cubitalnerven; auch bei verschwundenen Krankheitssymptomen bleiben Steigerungen der Körperwärme zurück. Stein: Messungen der oberflächlichen Hautwärme; die Wärme ist bei nodulärer Lepra höher als bei normalen Menschen, höher über Lepromen als in der scheinbar gesunden Umgebung; bei neuraler Lepra im allgemeinen niedriger, aber über Flecken höher, über anästhetischen Herden ist die Wärme niedriger. Knochenperkussion: Le Gac: Dieses von Le Dantec beschriebene Merkmal ist an der Elfenbeinküste bestätigt; es ist häufiger bei der L. mixta 83,33% als bei der L. tub. in 76,66%, bei L. nervosa 68%, bei L. maculosa 58,6%.

Bacillennachweis: Hagemann hält den Nachweis von Bakterien im Nasenschleim und im Blut durch das Fluorescenzmikroskop (Zeiss) den bisherigen Verfahren überlegen. Hu, Ch'uan-Ku'ei und Jui-Wu Mu: Vergleiche zwischen Untersuchung des Nasenschleimes, Drüsenpunktates, Hautblaseninhaltes nach Cantharidenpflaster, nach CO_2-Schnee, in Gewebsausstrichen, in Gewebsschnitten; praktisch und schnell ist die Untersuchung des Inhalts von CO_2-Schnee-Blasen. Medina empfiehlt ebenfalls die Anlegung von CO_2-Schnee-Blasen. Lowe und Christian: Einschnitt in Haut mit Messer; Gewebe vom Corium abschaben oder Hautstückchen mit Schere herausschneiden und das Corium abschaben, ist anderen Untersuchungen überlegen. M. Leger hat schon vorher auf diese Methode hingewiesen. Pieter: Umgebung von leprösen Hautveränderungen mit Äther oder Aceton abwischen, kleine Einschnitte in die Epidermis, Schröpfkopf, die ausgetretene Lymphe untersuchen. Sabrazès: Am besten ist einen Längsschnitt in Hautnerven und Ausstriche zu machen. Stèvenel und Berny: Mit gewöhnlicher Nähnadel wagerecht zur Hautoberfläche einstechen, mit Rasierklinge hochgehobene Hautfalte abschneiden und diese untersuchen.

Blut.

Lowe (genaue Technik angegeben): Selbst bei neuraler Lepra gelegentlich Bacillen nachweisbar.

Dicker Tropfen: Mortoatmadjo: Die Dicktropfenmethode biete keine Vorteile, besser ist der Vorschlag von Markianos. Lowe: Im dicken Tropfen nur Bacillen, wenn die Haut an dieser Stelle durch den Blutstrom eingespülte Bacillen enthält. Markianos: Dicker Tropfen, Hämoglobin durch Alkohol entfernt, fixiert in Alk. abs. für einige Minuten und über der Flamme erhitzt. Sardjito und Sitanala: Die Untersuchung im dicken Tropfen ist allen anderen Verfahren überlegen, Technik genau angegeben; bei Entnahme des Blutes aus Fingerkuppe oder Ohrläppchen bei L. nerv. noch in 7,08% positiver Befund.

Nasenschleimhaut. Girard: Beide Seiten untersuchen und mit Kürette Material abschaben, ergibt beste Resultate; werden damit bei verdächtigen Herden im Gesicht Bacillen nicht gefunden, so ist die Diagnose Lepra sehr zweifelhaft. Gougerot und Aubin: Bei negativem Befund von der Schleimhaut Material abkratzen oder ein Stückchen herausschneiden und mikroskopisch untersuchen. Pezzi: Im Nasenschleim finden sich größere Mengen von Eiweißstoffen als bei Gesunden und anderen Kranken (Albuminreaktion).

Lymphknotenpunktion. Gomes (Brasilien): Punktion sehr wichtig, vorher Jodkali. Pavlov (Kaukasus): Punktion sehr wertvoll bei verdächtigen Fällen. Mostert (Transvaal): 80 Eingeborene, L. mac.-anaesth. mit nachweisbaren Drüsen, in 16,2% Bacillen positiv; bei genauerer Untersuchung fanden sich bei den positiven Fällen frühe Zeichen nodulärer Lepra.

Samen. Sabracès hat schon vor Kobayashi auf die Untersuchung des Samens hingewiesen.

Lefrou: Biopsie auch im Kindesalter ist Untersuchung des Nasenschleims überlegen.

Ribeiro: Durch Daktyloskopie konnten Veränderungen der Papillarleisten festgestellt werden; auch zur Frühdiagnose zu verwerten.

Serologie. Bier und Arnold: Die Spezifität der Rubinoreaktion scheint absolut zu sein, die Originaltechnik von Witebsky ist eine wertvolle Unterstützung der klinischen Diagnose. Gomes: Den positiven Ausfall seiner Reaktion kann man auch noch durch die JK-Reaktion aktivieren, kommt auch bei Fällen vor, die später klinisch sicher wurden. Gomes und Antunes: Besonders auch zur Untersuchung von Frauen wertvoll. Minami, Hikichi und Hayata: Krebsreaktion mit Fuchs-Antigen auch nach Kontrollen bei Gesunden und anderen Kranken wertvoll.

Spezifische Vaccine. Mitsuda: Im allgemeinen ist festgestellt worden, daß die Mitsuda-Reaktion positiv ausfällt bei L. tub. in 1%, bei L. nerv. in 83,5% und bei L. mac. in 94% (Tahiri); die Reaktion ist positiv bei Nichtleprösen, bei nichtleprösen Kindern, auch wenn sie lepröse Eltern haben, anfangs negativ, später positiv; beim Übergang von L. mac. und L. nerv. in die tub. Form wird sie negativ; bei L. nerv. nur gelegentlich und nur schwach positiv, bei alten, gut verlaufenden Knotenfällen bisweilen positiv; bei L. nerv. und L. mac. kein Zusammenhang mit der Stärke der Krankheit; die Reaktion hat allenfalls den Wert anzuzeigen, daß einzelne Patienten stärker erkrankt sind, als es sich klinisch feststellen läßt. Hayashi: Bestätigt, daß sich die Reaktion verändert bei Übergang in andere Form; die Reaktion ist abhängig von den Bacillen, da Lymphknotenextrakt mit sehr wenig Bacillen stärkere Reaktionen gibt. Muneuchi: Bei Kindern, von deren Eltern nur der eine Teil leprös ist, ist die Reaktion häufiger und stärker positiv, als bei Kindern, deren beide Eltern leprös sind; je länger die Berührungszeit mit den leprösen Eltern, um so häufiger positiv. Ota und Sato: Die Reaktion ist hauptsächlich von den Bacillen und wenig von Gewebselementen beeinflußt; auch andere säurefeste Erreger geben positive Reaktionen. Sionuma und Hajasi: Mitsuda-Emulsion subconjunctival eingespritzt. Muir: Bestätigt und hebt hervor, daß die Reaktion negativ ist, auch bei geschwächten Menschen und bei Fällen mit lepröser Superinfektion, verstärkt bei Leprösen, welche sonst gesund sind und bei denen die Infektion nur leicht ist.

Lepra-Vaccinen.

Ambrogio: Heterogenes Impfmaterial gibt auch positive Ausschläge, aber bei spezifischen häufiger. Aoki: Herstellung eines Lepromextraktes mit genaueren Angaben. Bargehr: Impfung mit Lepromextrakt ist negativ bei Menschen, die nie mit Leprösen in Berührung kamen, positiv bei Menschen, die längere Zeit mit Leprösen

zusammenlebten, aber vollständig gesund sind; bacillenpositive Lepröse mit bestehenden Symptomen reagieren negativ, früher lepröse Menschen, die bacillennegativ sind
und deren Erscheinungen abgeheilt sind, reagieren positiv; die negative Reaktion bei
manifester Lepra kann durch wiederholte Impfungen nicht positiv werden. Rao:
Nachprüfungen der Befunde von Bargehr mit Lepromin von reagierenden und nichtreagierenden Lepramaterial, weichen von denen Bargehrs ab. Souza-Araujo:
Nachprüfung von Bargehr, Herstellung des Lepromins angegeben. Chiyuto: Lepromin aus unbehandelten bacillenpositiven Lepraknoten; Untersuchung von Kindern
Lepröser 84% positiv, 16% negativ; gesunder Eltern 67% positiv, 33% negativ; Kinder unter 1 Jahr alle negativ. Cummins: Extrakt von Muir hat einen spezifischen
Charakter, verschiedene Verdünnungen; Ergebnisse nicht ganz gleichmäßig; Ver-
gleichsproben mit Alt-Tuberkulin. Dubois: Intradermalimpfungen bei Geistes-
kranken ohne jede Berührung mit Leprösen ergaben 50% mittlere oder starke Reaktionen. Bhattacherji: Vergleichende Untersuchungen zwischen Hansen- und
Stefansky-Lepromin ergeben Unterschiede, letzteres scheint keine sicheren Beziehungen zu den einzelnen Typen zu haben. Fernandez: Versuche mit Leprolin
aus bacillenreichen und bacillenfreien anästhetischen Flecken; bei letzterem positive
Reaktionen weniger stark, seltener und spät auftretend. Jaja: Dostal-Vaccine (Lepraerreger Kokkothrixformen, Stäbchen, Streptokokkengemisch) geben im allgemeinen
Unterschiede bei der Prüfung mit Leprabacillen usw. Kuleša: Glycerin-Leprolin
ähnlich wie Alt-Tuberkulin, leichte L. an. am stärksten, L. tub. viel schwächer. De
Langen: Nachprüfung der Befunde von Bargehr, Herstellung des Lepromins an-
gegeben, Kontrolle mit normaler Haut, brauchbar für die Frühdiagnose. Montañes:
Leprominherstellung angegeben; bei Fällen mit positiven Fällen 4,85, bei negativem
Bacillenbefund 75% positiv, bei stillstehenden 54,83% positiv, bei sicher fortschreitenden bis 100% negativ. Muir: Der Leprolintest ist positiv bei den meisten gesunden
Erwachsenen, er ist vermindert oder negativ bei jungen Kindern, bei geschwächten
Menschen und bei lepröser Superinfektion; verstärkt bei Leprösen, die sonst gesund
sind und Infektion nur leicht ist; Vergleiche mit Stefansky-Test erhöhen den Wert,
denn er gibt positive Ausfälle bei nicht geschwächten erwachsenen Leprösen von
cutanem oder nicht resistentem Typ. Rao: Hansen-Leprolin stärker, wenn klinisch
frei von aktiven Zeichen; haben nervöse Fälle Hansen-Leprolin negativ oder zweifelhaft, dagegen Stefansky-Leprolin stark, so kann man sie als cutane Fälle ansehen.
Stein und Steperin: Leprolin negativ bis stark positiv in folgender Reihe: L. mixta,
L. tuberosa, L. nervorum; negativ bei Gesunden, die keinerlei Berührung mit Leprösen
gehabt haben, positiv bei Personen, die mit Leprakranken in Berührung waren. Laigret: Versuche mit Rattenlepromin. Ohtawara und Kawamura: Vergleich zwischen
Emulsion aus Lepraknoten und Rattenlepra ergeben Unterschiede.

Tuberkulin.

Adant: Bei ausgeprägter Lepra fällt die Cutireaktion öfter positiv aus. Cummins: Tuberkulin intradermal ergab bei allen Leprösen 92% und bei L. tub. 91,6%,
bei Nichtleprösen und Nichttuberkulösen 78,5% positiv; gewisse Unterschiede zwischen Leprolin und Alt-Tuberkulin. Dubois: Wenn ein Lepröser auf Tuberkulin
an der Haut reagiert, so ist nicht die Lepra, sondern die gleichzeitig vorhandene Tbc.
die Ursache. Evans: Keine wesentlichen Unterschiede bei Leprösen und Nichtleprösen.
Igarashi: Pirquet-Reaktion wird in der Hälfte der Fälle positiv 1 Jahr nach der
Aufnahme ins Leprosorium.

Bejarano und Enterria: Trichophytin in verschiedenen Verdünnungen
scheint nützlich zu sein.

Jod.

Muir: Jodkali besonders wichtig bei der Diagnose zweifelhafter Fälle und solchen,
die mit Leprösen Umgang hatten; besonders untersucht Kinder lepröser Eltern, und

zwar Knaben und Mädchen; der positive Ausfall ist nicht ein untrüglicher Beweis für eine Ansteckung, aber gibt einen wesentlichen Hinweis. Aoki: Vorzügliches Hilfsmittel für Frühdiagnose und Feststellung der Heilung; 5% Jodnatrium i. v. manchmal zu wiederholen mit 1 ccm beginnen. Gomes und Antunes: Die Reaktion hat großen Wert für die Aufdeckung latenter Fälle, besonders auch bei Frauen und wirkt als Provozierung für die Gomes-Komplementreaktion. Perewodtschikow: Auftragen einer 5proz. Kalijodatsalbe macht Rötung, besonders lepröser Stellen, nichtlepröse Veränderungen reagieren nicht.

Histamin: Die Proben mit Histamin haben nur bedingten Wert: Chiyuto, Jimenez Rivero, Montañes und Negro, Pierini, Policario, Rodriguez und Plantilla. Pilocarpin: Die Angaben von Jeanselme und Girandeau sind von Basombrio bestätigt worden; bei normaler Haut und erhaltener Sensibilität kommt es stets zu Schweißabsonderung, sie fehlt aber bei Störungen im peripheren Nervensystem, aus lepröser oder anderer Ursache. Trypanblauquaddel: Paldrock und Pooman: Ohne besonderen Wert. Methylenblau: Gougerot und Blum: Bestätigen, daß vorher nicht sichtbare Hautveränderungen durch Methylenblau (Einspritzungen) deutlich blau gefärbt werden.

Differentialdiagnose.

Wijckerheld Bisdom: Besprechung der Unterscheidung von anderen Krankheiten mit kurzer Anführung der wichtigsten Symptome.

Psoriasis. Hopkins und Denney: Psoriasis hat wie die L. tub. eine Neigung für Stirn, Ellbogen und Knie; bei Psoriasis fast immer Herde auf dem behaarten Kopf, bei Lepra an Ellbogen und Knie fast nur in spätem Stadium.

Lichen planus. Hopkins und Denney: Lichen ist selten im Gesicht; Unterscheidung schwer, wenn es sich um Licheninfikation handelt. Sorlat, Watrin und Créhange: Bei Lichen keine Anästhesie.

Seborrhoisches Ekzem. Hopkins und Denney: Fast immer auf Kopf, im Gegensatz zur Lepra; bei Lepra häufiger das untere Augenlid befallen und die Nasolabialfalte frei.

Xanthom. Nicolas, Massia und Weigert: Ähnlichkeit mit Xanthom wegen der gelblichen Farbe, die auf Druck zurückbleibt.

Neurofibrome. S. N. Chatterji: Unterscheidung durch das Fehlen der Gefühlsstörungen.

Polymorphe Erytheme. Rabelho fils und Portugal: Ein Fall von polymorphen Erythemen, 2 Anfälle ohne Fieber mit histologischem Befund. Hopkins und Denney: Erythema nodosum kann praktisch identisch sein mit akutem Lepraausbruch während der Fieberanfälle.

Mycosen. Lefrou und Quérangal (Guadeloupe): 10 Fälle, meist sind diese dyschromischen Flecke leicht schuppend oder staubartig bedeckt, aber leider gibt es auch Fälle, wo die Oberfläche glatt ist und so die Unterscheidung zu leprösen Veränderungen sehr schwer wird; auch der Sitz der Mykosen ist nicht entscheidend, denn sie kommen sogar in den äußeren Teilen der Augenbrauen vor; für Lepra spricht das Vorhandensein von Gefühlsstörungen, aber die Untersuchung darauf ist bei den Eingeborenen nicht ganz einfach und bei Kindern fast unmöglich; also mikroskopische Untersuchung der Schuppen oder histologische Untersuchung von Hautstückchen.

Tinea. S. N. Chatterji: Unterscheidung zwischen Tinea, Leishmaniosis und Syphilis und Lepra; Gefühlsprüfungen sehr genau anstellen, Leishmaniosis juckt nicht, Tinea im Nacken und Gesicht, gelblich bis zitronengelb.

Syphilis. S. N. Chatterji: Das Infiltrat bei Syphilis ist gleichmäßig, in der Mitte am stärksten, bei Lepra an den Rändern. Hopkins und Denney: Syphilis in allen Stadien sehr ähnlich, bei papulöser Syphilis Flecke gleichmäßig in Größe und

Verteilung; bei tuberöser Syphilis dagegen unregelmäßig oder asymmetrisch; an den Unterschenkeln Unterscheidung sehr schwierig. Nicolas, Massia und Weigert: besprechen die Schwierigkeit zur Unterscheidung von Syphilis im einzelnen Fall.

Tuberkulose. Cochrane: Lepra kann auch wie Tuberkulose in jedem Stadium, auch im Frühstadium, von selbst stillstehen und nur geringe Spuren hinterlassen; Nachweis der Erreger mit Untersuchung auf Sensibilitätsstörungen sehr wichtig. Frühwald: 1 Fall, wo selbst die histologische Diagnose sehr schwierig war. Hopkins und Denney: Bei Lupus vulgaris finden sich frühzeitig Geschwüre und Narben. Leger: Die Diagnose der Tuberkulose oder gleichzeitigen Tbc. sehr schwierig, weil bei letzterer starke Reaktionen nach Jodkali auftreten. Wayson: Die Tuberkulin-Hautreaktionen sind bei Leprösen viel seltener positiv.

Granuloma annulare. Hopkins und Denney: Große Ähnlichkeit mit den frühen circinären Lepraflecken, es fehlen aber Sensibilitätsstörungen.

Lupus erythematodes. Hopkins und Denney: Ähnlichkeit in bezug auf Atrophie, Abschuppung und Entstellung.

Leishmaniosis. S. N. Chatterji: Silberweiße Schuppen, in typischen Fällen auch auf Beugeseiten der Glieder, Achseln und Leistengegend. Muir: Es gibt zwei Formen, welche mit Lepra verwechselt werden können, depigmentierte Lepraherde namentlich auch bei Kindern, herdförmige Anordnung um Nase, Mund, Kinn, Innenseite der Oberschenkel, Schulter und Schulterblatt, knotenförmiger Typ, Neigung um Mund und Nase sich zu gruppieren, Ohren bleiben frei.

Syringomyelie. Zur Unterscheidung ist wichtig, daß bei Syringomyelie die Pilocarpinprobe nach Jeanselme und Girandeau normale Schweißabsonderung ergibt, auch an den deutlich anästhetischen Stellen, da diese Probe nur bei Erkrankung der peripheren Nerven und nicht der nervösen Zentren positiv ausfällt. (Basombrio, Jeanselme und Girandeau.) Pavlov: Bei der Syringomyelie bleiben Augenwimpern und -brauen vollständig erhalten trotz vollständiger Anästhesie, es bestand in einem Fall auch Anästhesie der Conjunctiva und Nystagmus.

Morvan. Gouin hat in der Bretagne Fälle von Morvan untersucht „Panaris paréso-analgésique" und genauer beschrieben.

Sensibilitätsstörungen. Lowe und S. N. Chatterji: Bernhardtsche Krankheit (Neuritis des Nerv. cut. fem. lat.) kann leicht verwechselt werden; Sensibilitätsstörungen kommen auch vor bei Verletzungen, Traumen usw. (Muir und S. N. Chatterji); Sensibilitätsuntersuchung soll deshalb sorgfältig ausgeführt werden.

Nervenkrankheiten. Midana und Piolti: Besprechen die Unterscheidung zur Syringomyelie, Poliomyelitis anterior, amyotrophischen Lateralsklerose und anderen Nervenkrankheiten.

Literaturverzeichnis.

Adant, M., C. r. Soc. Biol. Paris 108, 447 (1931). — Ambrogio, A., Boll. Sez. region. Soc. ital. Dermat. 1, 7 (1931). — Aoki, T., Jap. J. of Dermat. 30, 213 (1930); 31, 137 (1931). — Aoki, T., u. Y. Aoki, Jap. Z. Dermat. 1930, Erg.-H. — Bargehr, P., Münch. med. Wschr. 1935 I, 56. — Basombrio, G. A., Rev. argent. Dermat. 17, 123 (1933). — Bhatta-cherji, K., Leprosy India 7, 79 (1935). — Bejarano, J., u. E. Enterria, Actas dermo-sifiliogr. 22, 546 (1930). — Bier, O. G., u. K. Arnold, Arch. Schiffs- u. Tropenhyg. 39, 231, 236 (1935). — Boentaran Martoatmodjo, R., Nederl. Tijdschr. Gencesk. 78, 2866 (1934). — Chatterji, S. N., Urologic Rev. 38, 722 (1934) — Leprosy India 1931, 99. — Chiyuto, S., Monthly Bull. Philippine Health Serv. 12, 300, 628 (1932). — Cochrane, R. G., Brit. J. Dermat. 44, 132 (1932). — Leprosy Rev. 6, 88 (1935). — Cummings, S. L., u. J. J. du Pré Le Roux, Tubercle 11, 299 (1930). — Cummins, S. L., u. Enid M. Williams, Brit. med. J. Nr. 3824, 702 (1934). — Dubois, A., Ann. Soc. belge Méd. trop. 12, 1 (1932) — Bull. Soc. Path. exot. Paris 29, 649 (1936). — Dubois, A., u. J. Degotte, Bull. Soc. Path. exot. Paris 27, 802 (1934). — Evans, K. L., Brit. J. Dermat. 42, 443 (1930). — Fernandez, J. M. M., Rev. argent. Dermat. 18 II, 108, 171 (1934). — Frühwald, R., Zbl. Hautkrkh. 39, 615 (1932). — Girard, G., u. A. Hérivaux, Bull. Soc. Path. exot. Paris 24, 68 (1931). — Gomes, J. M., Internat. J. Leprosy 2, 265 (1934); 3, 283 (1935). — Gomes, J. M., u. P. C. de Azevedo Antunes, C. r. Soc. Biol. Paris 103, 1317 (1930) — Rev. Biol. e Hyg. 4, 100 (1933). — Gougerot u. Aubin, Bull. Soc. franç. Dermat. **37**, 1154 (1930). — Gougerot, H., u. P. Blum, Bull. Soc. franç. Dermat. **1936**, 1459. — Gouin, J., Rev. franç. Dermat. **9**, 345 (1933). — Hagemann, P., Dtsch. med. Wschr. **1937**, 514. — Hayashi, F., Internat. J. Leprosy **1**, 31 (1933) — Lepro (Osaka) **2**, 79 (1931). — Hopkins, R., u. O. E. Denney, Internat. Clin. **2**, Ser. 41, 117 (1931). — Hu, Ch'uan-Ku'ei u. Jui-Wu Mu, Nat. med. J. China **16**, 177 (1930). — Igarashi, T., Lepro (Osaka) **1**, Nr 2, 81 (141) (1930); **2**, 73 (1931). — Jaja, G., Wien. med. Wschr. **1930 I**, 524, 557. — Jeanselme, E., u. R. Giraudeau, Ann. de Dermat. **1931**, 177. — Jimenez Rivero, M., Gac. Med. Caracas **42**, 55 (1935). — Kuleša, G. S., Arb. Nord-Kaukas. Verb. wiss. Erforschg. Institute Rostow **1929**, Nr 48, 7. — Laigret, J., Arch. Inst. Pasteur Tunis **22**, 509 (1933). — Langen, C. D. de, Geneesk. Tijdschr. Nederl. Indië **69**, 156 (1929). — Lefrou, G., Arch. Inst. Prophyl. **7**, 235 (1935). — Lefrou, G., u. J. Quérangal des Essarts, Bull. Soc. Path. exot. Paris **29**, 743 (1936). — Le Gac, Bull. Soc. Path. exot. Paris **24**, 363 (1931). — Leger, M., Bull. Soc. Path. exot. Paris **25**, 546 (1932). — Lowe, J., Indian med. Gaz. **68**, 503 (1933). — Leprosy India **5**. 15 (1933) — Leprosy Rev. **4**, 131 (1933). — Lowe, J., u. S. N. Chatterji, Leprosy India **8**, 141 (1936). — Lowe, J. u. E. B. Christian, Indian J. med. Res. **19**, 867 (1932). — Markianos, J., Ann. de Dermat. **1933**, 220. — Bull. Soc. Path. exot. Paris **24**, 172 (1931). — Medina, Ramón Gonzalez, Actas dermo-sifiliogr. **24**, 429 (1931). — Midana, A., u. M. Piolti, Il Dermosifilogr. **9**, 339 (1934). — Minami, Seigo, K. Hikichi u. H. Hayata, Hifuto-Hitsunyo **2**, H. 2, 9 (1934). — Montañes, P., Arch. f. Dermat. **167**, 578 (1933). — Montañes, P., u. E. Negro, Actas dermo-sifiliogr. **26**, 331 (1934). — Mortoatmadjo, B., Nederl. Tijdschr. Geneesk. **78**, 2866 (1934). — Moster, H. v. R., Leprosy Rev. **8**, 54 (1937). — Muir, E., Indian J. med. Res. **16**, 135 (1928) — Leprosy India **6**, 12 (1934) — Leprosy Rev. **1**, Nr 4, 4 (1930); **5**, 83 (1934) — Indian med. Gaz. **65**, 257 (1930). — Muir, E., u. S. N. Chatterji, Indian med. Gaz. **60**, 192 (1935). — Muir, Wardman u. Landeman, Trans. far east. Assoc. trop. Med. **2**, 362 (1929) — Muneuchi, T., Jap. J. of Dermat. **39**, (10) (1936). — Nicolas, J., G. Massia u. H. Weigert, Bull. Soc. franç. Dermat. **38**, 123 (1931). — Ohtawara, T., u. M. Kawamura, Zbl. Bakter. I Orig. **134**, 312 (1935). — Ota, M. u. S. Sato, Jap. of Dermat. **37**, 698 (1935). — Paldrock, A., u. A. Pooman, Internat. J. Leprosy **2**, 271 (1934). — Pavloff, N., Leprosy Rev. **1**, Nr 3, 31 (1930). — Pavlov, N., Russk. oftalm. Ž. **13**, 405 (1931). — Perewodtschikow, J. N., Trudy astrachan. med. Inst. **2**, 407 (1933). — Pezzi, G., Ann. Med. nav. e colon. **1**, 145 (1930). — Pierini, L. E., Rev. argent. Dermat. **18 II**, 144, 200 (1934). — Pieter, Rev. Méd. trop. **27**, 233 (1935). — Policaro, R., Arch. ital. Dermat. **10**, 191 (1934). — Rabello fils u. H. Portugal, C. r. Soc. Biol. Paris **108**, 1088 (1931). — Rao, G. R., Leprosy India **4**, Nr 1, 13 (1932); **7**, 75 (1935). — Ribeiro, L., Bull. Acad. Paris III. s., **112**, 821 (1934) — Internat. J. Leprosy **3**, 195 (1935) — Dtsch. Z. gerichtl. Med. **24**, 269 (1935). — Rodriguez, J., u. F. C. Plantilla, Philippine J. Sci. **46**, 123 (1931) — Monthly Bull. Philippine Health Serv. **11**, 236 (1931) — Internat. J. Leprosy **1**, 49 (1933). — Sabrazès, J., Gaz. Sci. méd. Bordeaux **52**, 97 (1931). — Sakurai, H., Lepro (Osaka) **2**, 73 (1931). — Sardjito, M., u. J. B. Sitanala, Geneesk. Tijdschr. Nederl. Indië **74**, 91 (1934). — Sardjito, M., u. J. B. Sitanala, Meded. Dienst Volksgezdh. Nederl. Indie **21**, Nr 2, 27 (1932); **21**, Nr 2, 32 (1932); **23**, 159 (1934) — Zbl. Bakter. I Orig. **126**, 427 (1932). — Sionuma, E., u. F. Hajasi, Acta Soc. ophthalm. jap. **34**, 866 (1930). — Sorlat, Watrin u. Créhange, Bull. Soc. franç. Dermat. **1930**, 630. — Souza-Araujo, H. C. de, Actas dermo-sifiliogr. **24**, 381 (1931). — Spindler, Eesti Arst **11**, Beih., 157 (1932). — Stein, A. A., Internat. J. Leprosy **2**, 403 (1934). — Stein, A., u. M. Steperina, Ž Mikrobiol. **11**, 581 (70) (1933) russ. — Leeuwenhoek **1**, 209 (1934) — Urologic Rev. **38**, 860 (1934). — Stevenel, L., u. P. Berny, Bull. Soc. Path. exot. Paris **28**, 547 (1935). — Tajiri, J., Jap. J. of Dermat. **38**, 879 (119) (1935). — Tisseuil, J., Bull. Soc. Path. exot. Paris **24**, 272 (1931); **24**, 458 (1931). — Wayson, N. E., Publ. Health Rep. **1934**, 1201. — Wijkerheld Bisdom, Chr. van, Handbuch der Kinderheilkunde **1931 II**, 820.

Prophylaxe.

Cochrane: Im Lepraland sind folgende Maßnahmen erforderlich: 1. Reihenuntersuchungen, 2. Einrichtung für die Behandlung der Frühfälle und Isolierung nebst Behandlung der offenen Fälle, 3. Untersuchung der Schulkinder und Einwanderer, 4. Lehrkurse für Ärzte und Gehilfen, 5. Untersuchung der Gefährdeten und 6. Propaganda; die hygienisch-diätetische Behandlung soll im Vordergrund jeder Leprabekämpfung stehen, ebenso die Aufklärung und Belehrung der Bevölkerung, wo diese Krankheit endemisch ist. Frohn: Die Einheit: Kirche, Staat und Städte haben im Mittelalter alles getan, um der Verbreitung der Krankheit vorzubeugen. Froilano de Mello (Portugiesisch-Indien): Bei Untersuchung der Familien und Umgebung wurden 221 Fälle entdeckt; Bekämpfung gemeinsam organisieren mit Staat, charitativen Einrichtungen und privaten Unternehmungen. Gupta: Schema für die Aufstellung der Propaganda-Abteilung für Indien. Hasselmann: Die zwangsmäßige Isolierung und überhaupt das System des Zwanges hat im tropischen Land bei der indolenten Eingeborenenbevölkerung gänzlich versagt, die Lepramorbidität irgendwie herabzusetzen. Hayashi berichtet über eine Reise in die wichtigsten Lepraherde der Welt; besonders schwierig ist die Sorge für die Kinder bei der großen Empfänglichkeit für Ansteckung im Kindesalter. Lampe: Alle Maßnahmen müssen darauf gerichtet sein, das Vertrauen der Kranken zu gewinnen; zweckmäßige Propaganda mit erzieherischer Aufklärung, besonders auch in Schulen, ist zu fordern. Marchoux: Die bisherigen Bestrebungen in den französischen Kolonien haben keinerlei Erfolg gehabt, eine Kommission zur Bearbeitung dieser Fragen wird eingesetzt. Molesworth: Bei der Austilgung der Lepra spielt die natürliche Auslese, wie z. B. im Mittelalter in Europa, eine wesentliche Rolle. Muir: Auf Anregung von Sir L. Rogers sollen sich die Asyle mehr der Behandlung widmen und die unheilbaren Fälle den frischeren Platz machen; sorgfältiger Plan für Indien ausgearbeitet, in einzelnen Bezirken sind deshalb Organisationen geschaffen für eine Arbeitsgemeinschaft zwischen Behörden, Bevölkerung und Ärzten. Report Philipp. Leprosy Commiss.: Die Absonderung der bakteriologisch positiven Fälle ist für die Philippinen z. Z. bestes Mittel und muß zunächst als Hauptmaßnahme für die Kontrolle der Lepra bestehen bleiben; Absonderung im eigenen Haus ist unpraktisch, besser ist die Absonderung in Gruppen nach der Art der Krankheit. Rogers: Die Umgebung von Leprösen soll während der ganzen Inkubationszeit ($2^1/_2$—5 Jahre) regelmäßig untersucht werden. Wade empfiehlt auch für die Philippinen das von den Engländern unter Muir in Indien bereits bewährte System der Bekämpfung. Lutz: Die Stechmückenprophylaxis ist die einzige Maßregel, welche zum baldigen Erlöschen der Lepra führen kann; die Nützlichkeit dieser Maßregel für die Vermeidung und Bekämpfung anderer Krankheiten ist längst erwiesen und bestätigt sich täglich mehr; die Unterlassung dieser Prophylaxe zieht in Lepraländern eine schwere Verantwortung nach sich; die Isolierung der Kranken ohne Schutz gegen Stechmücken ist absolut zwecklos und ungenügend.

Zentralinstitute.

Internat. J. Leprosy: Durch Spenden und durch den Völkerbund ist ein Zentralinstitut für Brasilien in Rio de Janeiro errichtet worden. Marchoux: Beschreibt das neue Leprainstitut in Französisch-Westafrika bei Bamaco. Völkerbund: Der Völkerbund beteiligt sich aktiv an der Leprabekämpfung, besonders an Untersuchungen über statistische und epidemiologische Probleme. Burnet als Sekretär des Hyg. Ausschusses bereiste die meisten Lepraländer, desgleichen F. Hayashi. Internat. „Leprosy Association" befaßt sich nach Cochrane hauptsächlich auch mit der Fortbildung der Ärzte, der Erfassung der Frühfälle und öffentlicher Aufklärung. Belra (British Empire Leprosy Relief Association) hat sich zum Ziel gesetzt, Fortschritte in der Erkenntnis und Behandlung zu voller Anwendung zu bringen durch Beschaffung von Arzneimitteln und Unterkunft für die Kranken; Rogers, der Gründer, erwähnt, daß durchschnittlich in den letzten Jahren 500000 Einzeldosen abgegeben worden sind.

Mission.

Anderson: Tätigkeit der verschiedenen Missionsgesellschaften als außerordentlich wichtige Maßnahme für China wird besprochen. Ausführliche Mitteilungen darüber ferner in Reports, China med. J. 44, 768 (1930).

Isolierung.

Abgesehen von einzelnen durch örtliche Bedingungen notwendigen Zwangsmaßnahmen wird allgemein jetzt gefordert, daß die Isolierung sich möglichst nur auf ansteckende Fälle zu beschränken hat; vor allen Dingen schon aus dem Grunde, um die ungeheuren Kosten den mehr behandlungsbedürftigen ansteckenden Fällen zukommen zu lassen. Amon für Estland. Cochrane: Zwangsmaßnahmen so wenig wie möglich, um die Leprösen nicht abzuschrecken. Cochrane: Eine Isolierung ist nur in Fällen mit offenen Wunden nötig, die anderen Fälle brauchen nur unter Beobachtung und Behandlung zu bleiben, d. h. die Kinder können weiter in die Schule gehen, die Arbeiter ihre Arbeit weiter verrichten. Froilano de Mello (Port.-Indien): Beginnende Fälle mit Bacillen-Ausscheidung zeitweilig isolieren. Hasselmann s. oben. Hoffmann: Wenn die Behandlung regelmäßig durchgeführt wird, so ist heutzutage nicht mehr nötig zu isolieren, aber in Leprakliniken oder öffentlichen Behandlungsstellen regelmäßig und sachgemäß zu behandeln. Lowe: Lepra durch Behandlung in Indien nicht zu kontrollieren, Isolierung infektiöser Fälle nicht möglich, dafür Haus- und Dorfisolierung. Maxwell: Behandlungsstätten möglichst an leicht erreichbaren Orten einrichten. Montañes: In Spanien ist das norwegische System wegen der Verschiedenheit in Kultur und Erziehung nicht möglich. Muir: Die Isolierung allein genügt nicht. Rogers: Das in Indien eingeführte P.T.S.-System (Propaganda-Treatment-Survey) hat sich in Indien bereits sehr gut bewährt. Soetomo: Weil wir über die Art der Übertragung nichts wissen, ist Isolierung aufrecht zu erhalten, aber die Stimmung der Eingeborenen so zu beeinflussen, daß sie keine Widerstände leisten.

Kinderheime.

Baliña: Gründung von Kinderheimen in Lepraländern zur Aufnahme von Kindern Lepröser und zur Beobachtung lepraverdächtiger Kinder ist zu fordern. Lampe: Im Asyl geborene Kinder sofort nach Geburt in leprafreie Umgebung bringen. Rep. Philipp. Lepr. Comm. fordert das gleiche.

Ernährung der Kinder.

Die Absonderung der Kinder hat in den tropischen Ländern große Schwierigkeiten, weil die künstliche Ernährung z. T. unmöglich ist, bei sorgfältiger Pflege (De Vera) drückt man die Kindersterblichkeit herab. Huizenga: Befürwortet, die Kinder während der Stillzeit bei der Mutter zu lassen. Paneth: Betont auch die Schwierigkeit der künstlichen Ernährung. Leprosy Rev.: In einzelnen Niederlassungen in Afrika hat man gute Erfahrungen mit der künstlichen Ernährung gemacht.

Landkolonie.

Dunham: Landkolonie zu empfehlen, geeignete Beschäftigung, Familienleben, bessere Behandlungsmöglichkeiten. Froilano de Mello: Landasyl soll getrennt von den Dörfern liegen. Maxwell: Lepradörfer sind viel billiger, müssen unter ärztlicher Aufsicht stehen, vereinfachen die Behandlung, Nachforschungen nach den Ansteckungsquellen und Untersuchung der Umgebung viel leichter durchzuführen. Muraz: Lepradorf in Annam beschrieben. Paneth: Leprakolonie Lau Si Momo in Mittelsumatra, klimatisch ausgezeichnet. Rev. Philipp. Lepr. Comm.: Landkolonien sollen vorgesehen sein für Lepröse, welche Landarbeiten verrichten können, so daß sich die Kolonien selbst unterhalten können, dabei örtliche Behandlungsstätte. Galt und Yawt: Befürworten ein Lepradorf für Verheiratete in China, erfaßt auch Kranke, die sich sonst der Behandlung entziehen würden.

Hausgenossen.

Fidanza, Schujman und Fernandez (Argentinien): Bei Untersuchung der Hausgenossen 5% frühe Fälle entdeckt.

Sanatorium.

Abbatucci beschreibt das Sanatorium in Valbonne im Dep. Gard (Frankreich), Jeanselme den Pavillon im Hôpital Saint Louis in Paris, Mac Leod: Die St. Giles-

Häuser bei London in England. Hoffmann befürwortet Leprakliniken und öffentliche Behandlungsstellen, wo regelmäßig und sachgemäß behandelt wird. Froilano de Mello: Die arbeitsfähigen Leprösen in besonderen zweckmäßig und bequem eingerichteten Leprosorien mit entsprechender Behandlung unterbringen; dagegen besondere Leprosorien für mutilierende und invalide Fälle. Lara: In Culion sind mindestens 50% arbeitsfähig, mit dem Fortschreiten der Krankheit weniger, Gelegenheit zur Arbeit muß verschafft werden.

Ambulanzen.

Baliña: Möglichst viel Einrichtungen für unbemittelte Kranke schaffen. Froilano de Mello: Die abortiven Fälle im Beginn und ohne Bacillen können ambulant behandelt werden. Maxwell: Möglichst viel Behandlungsstätten an leicht erreichbaren Orten. Nolasco: Die poliklinischen Beratungs- und Behandlungsstellen auf den Philippinen haben dazu beigetragen, die Isolierung und Behandlung populärer zu machen. Rep. Philipp. Lepr. Comm.: Absonderung in Krankheitsgruppen in örtlichen Kolonien mit örtlichen Behandlungsstätten.

Aufklärung.

Weitgehende Aufklärung wird vielseitig gefordert. Baliña: Für Argentinien. Marchoux: Die Aufklärung darf aber nicht Reklame für unzweckmäßige Mittel sein. Maxwell: Aufklärung bereits in der Schule beginnen. Todd: Ausgedehnte Propaganda in Indien (Salemdistrikt) durch Blumentag, Rotes Kreuz, Schulen und einzelne Wohltäter brachten Mittel zur Errichtung von 40 Kliniken.

Ärzte.

Die besondere Ausbildung der Ärzte wird allgemein gefordert.

Die Untersuchung der Schulkinder in Lepraländern ist sehr wichtig.

Kontrolle der Entlassenen fordert Spindler für 6 Jahre, desgleichen der Angehörigen. Froilano de Mello: 5 Jahre. Christian: Besonders Kinder regelmäßig weiter untersuchen, weil so häufig Rückfälle.

Mithelfer.

Gushue-Taylor: Pfleger sollen unterrichtet werden.

Parolierung.

Das System der Parolierung, wie es auf den Philippinen eingeführt wurde, hat große Schwierigkeiten. Eubanas (Philippinen): Bespricht, wie lange die Untersuchungen fortgeführt werden sollen, weil von den Entlassenen etwa 75% weder bakteriologisch noch physikalisch nachuntersucht worden sind. Hayashi (Japan): Die Parolierung erfüllt ihren Zweck insofern nicht, als der größte Teil der Entlassenen nicht wiederkommt oder trotz Nachforschungen nicht mehr zu ermitteln ist. Lull (Philippinen): Wenn ein Leprakranker klinisch und bakteriologisch bei wiederholten Untersuchungen über 6 Monate negativ bleibt, kann er bedingt entlassen werden mit der Verpflichtung, von Zeit zu Zeit zur Nachuntersuchung zu kommen; bleibt er dann 2 volle Jahre negativ, so wird er von einer Kommission als endgültig geheilt erklärt. Rep. Phil. Lepr. Commiss. (Philippinen): Ohne gesetzliche Bestimmungen wird man nicht auskommen. Rodriguez, Mabalag und Tolentino (Philippinen): Unter den Parolierten, die nicht zur Untersuchung gekommen sind, befinden sich wahrscheinlich viele ansteckende Fälle, die zu gefährlichen Ansteckungsquellen im Lande werden können; Rückfälle unter den Parolierten manchmal erst nach 6—10$^{1}/_{2}$ Jahren. Samson: Auf den Philippinen konnten von 1147 negativen Fällen 78% nicht nachuntersucht werden; von den Parolierten waren 277 positiv geworden, die Nachuntersuchungen müssen sehr viel genauer und regelmäßiger angestellt werden. Steinmetz: Um die Isolierung wirksamer zu gestalten, soll die negative Periode vor der Parolierung 1 Jahr betragen;

den Parolierten sollten Mittel gegeben werden, um sich zur Untersuchung einfinden zu können. Hoffmann: Die Erleichterung in der Behandlung trägt mehr zur Austilgung bei als die Isolierung. Rodriguez: Behandlung von Kindern mit verdächtigen Herden scheint keinen vorbeugenden Erfolg auf die Entwicklung der Lepra zu haben.

Sterilisierung.

Huizenga hält die grausame und unethische Methode der Sterilisierung für untragbar und meint, daß so wenig Kinder von Leprösen geboren werden, daß dieser ernste Eingriff nicht gerechtfertigt ist, dagegen sprechen sich für die Sterilisierung aus: Maxwell: Versuche in einer Kolonie, wo den Männern nach der Sterilisierung die Erlaubnis zur Aufnahme in die Kolonie erteilt wird; Wilson: Kolonie in Soonchun, Korea, wo die Heirat erlaubt wird, wenn Mann sterilisiert ist; dies hat sich sehr bewährt.

Literaturverzeichnis.

Abbatucci, S., Presse méd. **1935 I**, 313. — Amon, A., Eesti Arst **11**, Beih., 157 (1932). — Anderson, W. H. P., Chin. med. J. **44**, 744 (1930). — Baliña, P. L., Rev. argent. Dermat. **15**, 131 (1931). — Burnet, Et., Rev. d'Hyg. **54**, 161 (1932). — Chin. med. J. **44**, 768 (1930); Report from the Provinces. — Christian, E. B., Leprosy India **6**, 193 (1934). — Cochrane, R. G., J. State Med. **39**, 583 (1931) — Internat. J. Leprosy **2**, 385 (1934). — De Vera, B., Philippine Isl. med. Assoc. **10**, 457 (1930). — Dunham, G. C., Internat. J. Leprosy **3**, 427 (1935). — Eubanas, F., Monthly Bull. Bur. Health **15**, 57 (1935). — Fidanza, E. P., S. Schujman u. J. M. Fernandez, Rev. argent. Dermat. **16**, 177, 585 (1932). — Frohn, W., Der Aussatz im Rheinland. Jena 1933. — Froilano de Mello, J., Rev. d'Hyg. **53**, 321 (1931). — Galt, C. M., u. E. N. Yawt, Internat. J. Leprosy **2**, 315 (1934). — Gupta, U. P., Leprosy India **2**, 99 (1930). — Gushue-Taylor, G., Leprosy Rev. **1**, Nr 3, 21 (1930). — Hasselmann, C. M., Chin. med. J. **47**, 270 (1933). — Hayashi, F., Internat. J. Leprosy **3**, 165 (1935). — Hoffmann, W. H., Jb. wiss. ärztl. Inst. Würzburg **9**, 39 (1932) — Leprosy Rev. **1**, 15 (1930). — Huizenga, Lee S., Trans. 9. Congr. far east. Assoc. trop. Med. **1**, 783 (1935). — Jeanselme, E., Presse méd. **1934 II**, 1911. — Lampe, P. H. J., Internat. J. Leprosy **1**, 5 (1935) — Geneesk. Tijdschr. Nederl.-Indïe **72**, 710 (1932); **74**, 522 (1934). — Lara, C. B., Internat. J. Leprosy **3**, 432 (1935). — MacLeod, J. M. M., Internat. J. Leprosy **3**, 67 (1935). — Lowe, J., Leprosy India **5**, 67 (1933). — Lull, G. F., Mil. Surgeon **70**, 138 (1932). — Lutz, A., Ann. Acad. brasil Sci. **8**, 87 (1936). — Marchoux, E., Bull. Soc. Path. exot. Paris **27**, 103 (1934) — Internat. J. Leprosy **2**, 311 (1934) — Paris méd. **1935 I**, Nr 22, I—V. — Maxwell, J. L., Chin. med. J. **49**, 313 (1935) — Internat. J. Leprosy **2**, 359 (1934); **3**, 94 (1935). — Molesworth, E. H., Internat. J. Leprosy **1**, 265 (1933). — Montañes, P., Actas dermo-sifiliogr. **23**, 8 (1931). — Monthly Bull. Philippine Health Serv. **10**, 238 (1930). — Muir, E., Amer. J. trop. Med. **17**, 51 (1937) — Leprosy India **3**, 50 (1931). — Muir, E., u. K. R. Chatterjee, Leprosy India **6**, 128 (1934); **7**, 4 (1935). — Muraz, G., Presse méd. **1935 II**, 1307. — Nolasco, J. O., J. Philippine Isl. med. Assoc. **15**, 349 (1935). — Paneth, O., Seuchenbekämpfg **7**, 139 (1930). — Report of the Philippine Leprosy Commission. Internat. J. Leprosy **3**, 389 (1935). — Rodriguez, J., J. Philippine Isl. med. Assoc. **11**, 484 (1931) — Leprosy Rev. **6**, 143 (1935). — Rodriguez, J., E. Mabalay u. J. G. Tolentino, Monthly Bull. Publ. Health **15**, 400 (1935). — Rogers, Sir L., Chin. med. J. **45**, 815 (1931) — Leprosy Rev. **2**, 102 (1931); **5**, 54, 108 (1934). — Samson, J. G., Monthly Bull. Philippine Health Serv. **16**, 180 (1936). — Soetomo, R., Geneesk. Tijdschr. Nederl.-Indïe **76**, 2129 (1936). — Steinmetz, H. H., Internat. J. Leprosy **3**, 420 (1935). — Todd, A. H. A., Leprosy India **6**, 18 (1934). — Wade, H. W., Leprosy Rev. **1**, Nr 2, 3 (1930). — Wilson, R. M., Internat. J. Leprosy **3**, 201 (1935); **4**, 441 (1936).

Behandlung.

Cochrane: Die Lebensbedingungen und die Besserung des allgemeinen Zustandes scheinen viel wichtiger zu sein als die Behandlung. Froilano: Neben der spezifischen Behandlung können hygienisch-diätetische Maßnahmen manchmal wunderbaren Einfluß haben. Sir L. Rogers: Die Behandlung hat in den letzten 20 Jahren wesentliche Fortschritte gemacht, aber Berichte darüber sollten nur veröffentlicht werden, wenn eine genügende Zahl von Fällen mindestens 2 Jahre behandelt und noch einige Jahre beobachtet sind; die Berichte aus den verschiedensten Ländern der Welt ergeben, daß durch genügend lange fortgesetzte Behandlung mit Einspritzungen von geeigneten

Chaulmoograöl-Präparaten $^2/_3$—$^9/_{10}$ der frühen Lepra und eine beträchtliche Zahl fortgeschrittener und fast $^2/_3$ aller Fälle von Lepra bakteriologisch negativ gemacht werden kann, so daß sie keine Gefahr für Gesunde bieten. Gonzalez Medina: Vergleich zwischen einzelnen Präparaten, Wismut unwirksam, Hyrganol schwankend, Eparseno schmerzhaft, Thymulsion und Goldsalze schwankend, Äthylester ohne Einfluß, Alepol schwankend. Souza Araujo: Verschiedene Vaccinen ohne Erfolg, Arsen, Antimon, Kupfer und Blei, Silbersalvarsan, Neosalvarsan ungleichmäßig, Natriumsalze verstopfen Venen, Chaulmoogrol macht zu starke Reaktionen. Cochrane: Für ein Normalschema der Behandlung kommt in Betracht: Wirksamkeit, Billigkeit, Schmerzlosigkeit und Leichtigkeit der Anwendung; an Wirksamkeit stehen die Ester des Chaulmoograöls mit Jod und Kreosot an erster Stelle, subcutane Einspritzung und örtliche Behandlung der Hautherde mit Trichloressigsäure, intracutane Einspritzung vielfach besser, aber schmerzhafter; die Austilgung der Lepra ist durch Behandlung allein nicht möglich und Fortschritte sind vielmehr auf dem Felde der Epidemiologie und der Verhütung und Vorbeugung zu erreichen. Fischl und Schlossberger: Übersicht über die verschiedenen Öle und andere Behandlungsmittel. Gougerot: Eine Zusammenfassung der neuzeitlichen Leprabehandlung. Kerr: Die Senkungsreaktion gibt wertvolle Anhaltspunkte für die Behandlung. Milian: Die positive Seroreaktion bei Leprösen braucht auf antisyphilitische Behandlung nicht zu reagieren. Muir: Wie bei der Tuberkulose ist das größte Gewicht auf Besserung des Allgemeinzustandes zu legen; Blutsenkung zeigt den Grad der allgemeinen Widerstandsfähigkeit an und soll als Richtschnur bei der Behandlung dienen; wirksamste Behandlung ist die intradermale Infiltration mit Hydnocarpusestern; Leprareaktionen sollen vermieden werden. Rodriguez: Die medikamentöse Behandlung ist gewöhnlich nicht erfolgreich bei den frühen klinischen Leprastadien und bei den verdächtigen oder prodromalen Symptomen. Rose: Bei Kindern mit ausgeprägten leprösen Zeichen selbst im frühen Alter vom 5. bis 10. Lebensjahre sind die Erfolge ungünstig. Rogers: Der Gründer der Belra gibt eine Übersicht über die praktischen Ziele der Gesellschaft, die vor allen Dingen in umfangreicher Weise die Drogen für die Behandlung beschafft. Souza Araujo gibt eine Übersicht über seine eigene Behandlung. T. und Y. Aoki: Übersicht über ihre Behandlung, hauptsächlich Vorbereitung mit Jodnatrium, dann Leprolin usw. Cole: Übersicht über die verschiedenen Öle. Chiyuto und Velasco: Hydnocarp. wight.-Präparate am besten und überlegen den Präparaten aus Taraktogenos Kurzii.

Herstellung von Chaulmoograöl.

Cole, Cole und Cardoso, Lowe, Paget-Trevan und Attbood, Peirier geben genaue Vorschriften über die Herstellung gereinigter Chaulmoograölpräparate. Schlossberger berichtet ausführlich über Chaulmoograöle, und zwar Chemie, Pharmakologie, Therapie, experimentelle Erprobung, klinische Erfahrungen usw. Souza Araujo berichtet über die verschiedenen Arten von Carpotroche, Verbreitung, Eigenschaften und Kultivierung. Peirier: Ausführliche Beschreibung der in Kamerun wachsenden Caloncobabäume. Anderson, Emerson und Leake fordern eine genaue pharmakologische Prüfung, insbesondere auch Tierversuche.

Wirkung der Chaulmoograöle.

Lowe: Na-Hydnocarp. wirkt nicht auf Rattenlepra. Emerson: Die lipolytische Wirksamkeit leprösen Gewebes im Vergleich mit gesundem Gewebe ist vermindert. Y. Aoki: Es ist nicht bewiesen, daß Chaulmoograöl eine Zunahme der allgemeinen fettspaltenden Kräfte bewirkt (Rogers Theorie). Stanley und Mitarbeiter: Bericht über die Untersuchungen zwecks Auffindung eines wirksamen synthetischen Heilmittels. Peirier: Es steht fest, daß die Wirksamkeit auf dem Gehalt an Chaulmoogra- und Hydnocarpussäure beruht. Stévenel: Das aktive Prinzip ist ausschließlich in den harten Samenhüllen enthalten. Watson: Bestätigt die Ansichten von Adams u. a.

durch praktische Erfahrungen, daß die Wirkung um so besser ist, je höher der Gehalt
an Hydnocarpussäure.

Reines Chaulmoograöl.

Pineda, Pineda und Dayrit: Am besten wirkt und am verträglichsten ist das
reine Öl von Hydnocarp. wight. Rose: Reines Öl gibt die besten Erfolge. Heimburger: Reines Öl von Hydnoc. wight. mit 4% Kreosot mit Goldeinspritzungen zusammen kürzt die Behandlung ab. Sorel: Reines Öl von Hydnocarpus (besser als
Taraktogenos) neutralisiert, frisch hergestellt, 1—2 ccm subcutan in der Woche, nach
12 Einspritzungen deutliche Wirkung, nach 70 Einspritzungen Pause; bei manchen
Fällen Gesamtdosis 140—160 ccm.

Kreosotzusatz zum Chaulmoograöl. Cochrane: Gibt beste Erfolge. Heimburger: Guter Erfolg. Denney: Benzocaine zur Linderung der Schmerzen zugesetzt. Feng: Zusatz der Benzylephedrinbase. — Innerlich. Souchard und
Roton: Bisher vergeblich behandelter Fall von L. mixta innerlich mit Krabao-Tabletten,
sofortige Besserung. Rudčenko: Moogrol, ein Gemisch von Estern des Chaulmoograöls in Äthylalkohol und Schwefelsäure mit Zusatz von Thymol und reinem Jod, seit
1931 kein weiterer Bericht. — Dauer der Behandlung. Christian (Dichpali):
Die Behandlung mit 4 proz. Kreosot-Hydnocarpusöl oder Ester soll 6 Monate bis
10 Jahre dauern, im Mittel 26 Monate. — Frühe Behandlung. Davison: Schon
am Anfang bereits mit energischer Behandlung beginnen.

Natriumsalze der Chaulmoograöle. Jackson: 3 proz. Hydnocarpatlösung mit
Carbolsäure und Glycerin beseitigt die Unregelmäßigkeiten in den Ergebnissen und die
Schmerzen bei subcutaner Einspritzung. Peirier: Genaue Vorschriften über Herstellung
der Natriumsalze, besonderes Präparat aus den Seifen der Gesamtfettsäure zur intravenösen Behandlung. Raymond bestätigt die Ergebnisse von Peirier. Souchard und
Roton verwendeten ein Präparat aus den Gesamtseifen von Chaulmoogra (Krabao).

Alepol. Cochrane: Alepol kann in Pulverform verschrieben werden, ist verhältnismäßig billig und macht kaum Schmerzen, wenn es in 0,5 proz. Carbolsäurelösung
und nicht die Carbolsäure in Alepol gelöst wird. Dikshit: Ergebnisse günstig im Vergleich zu Hydnocarpusöl. Fidanza, Schujman und Fernandez: 1 proz. intravenös,
3 proz. intramuskulär, gleichzeitig Jodkali, anfangs große Dosen, Absceßbildung und
Venenthrombose, sonst keine besonderen Nebenwirkungen, gute Erfolge. Jackson:
Die Beschwerden können gemildert werden durch Zusatz von Glycerol. Lichtwardt:
Besser als Äthylester i. m. 6 proz., i. v. 2 proz. Paldrock: Während der Behandlung
frische Erscheinungen, deshalb aufgegeben.

Mercado-Heyser-Mischung. Souza Araujo: Wirkt am besten, aber leicht
Abscesse und Infiltrate.

Antileprol.

Keil: Gute Wirkung mit 10 proz. Jodantileprol intramuskulär, subcutan und
intradermal, teilweise länger als 2 Jahre behandelt, die Hauterscheinungen bessern
sich in derselben Reihenfolge, wie sie aufgetreten sind. Oppenheim: 1 Fall von Lepra
mixta mit Antileprol klinisch und bakteriologisch 13 Jahre freigeblieben. Gonzalez,
Medina: Antileprol sehr günstig im Vergleich mit anderen Präparaten. Kupffer:
Ohne unangenehme Nebenwirkungen. Moiser: Wirkte besser als Alepol.

Äthylester.

Kawamura und Uchida: Äthylester von Gynocardöl sind wirksamer als reines
Öl. Schwetz: Chaulmoograöl und auch seine Äthylester stellen kein Heilmittel dar.
Cole: Vorschläge über die Herstellung von jodierten Äthylestern. De Vera und Lara:
Die einzelnen Ester sind einer Mischung von Estern überlegen, weil sie wahrscheinlich
einen höheren Grad an wirksamer Substanz haben und dadurch größere Mengen einverleibt werden. Muir: Die in Kalkutta hergestellten Ester ohne Zusatz von Jod verursachen am wenigsten Reizungen.

Collobiase.

Montel und Montel: 3 Fälle alter trophoneurotischer und tuberkuloider Lepra 6—14 Jahre behandelt, seit 3 Jahren geheilt geblieben.

Sterol.

Stévenel: Krystallisierbares Sterol aus Ölen isoliert, zwar noch toxisch, aber gute Erfolge.

4828 A (I. G. Farbenwerke).

Satani, Tanimura und Minami: Versuche sind ermutigend.

Intravenöse Behandlung.

Labernadie: Die intravenösen Einspritzungen sind bei richtiger Technik entgegen der Ansicht von Stévenel ungefährlich.

Hydnocarpusöl.

Rose: Das Hydnocarpusöl ist allen anderen Mitteln überlegen, im Vergleich zu Hydnocreol, Sod. Hydnocarp., Sod. morrh., Thymol und Alepol.

Kombinierte Behandlung.

Delanoë: Einige Krankengeschichten zeigen, daß eine kombinierte Behandlung im Krankenhaus mit Bettruhe und möglichst sorgfältiger Behandlung innerlich und äußerlich die Behandlungszeit sehr abkürzen kann. Golovine: Versuche mit verschiedenen Farbstoffen und anderen Präparaten ergeben, daß eine Abwechslung in der Behandlung möglichst individuell durchgeführt werden soll. Gouvril: Mit kombinierter Behandlung werden bessere Erfolge erzielt als mit Chaulmoograöl allein. Callens: Gemischte Behandlung mit Äthylestern und selbsthergestelltem Leprolin ist günstig. Hoffmann: Gleichzeitige Behandlung mit Chaulmoogra und Gold oder Antimon. Hamburger: Hydnocarpusöl und Goldbehandlung.

Ergebnisse.

Christian: Bei jungen Kindern nicht so gute Ergebnisse wie bei älteren jungen Menschen. Tolentino: Die Heilbarkeit der Fälle nimmt ab mit zunehmender Schwere der Krankheit; von ersteren 55,5, von letzteren 23% auf Parole entlassen; Pubertät, Schwangerschaft und Geburt wirken nicht ungünstig ein; Frauen reagieren günstiger mit Ausnahme der Menopause als Männer; die fetten Patienten reagieren schlechter als die mageren.

Antilebbrina.

Souza Araujo: Mischung von Äthylester von Chaulmoograöl 75%, Lipoide von Lebertran 20%, Thymol und Anaestheticum 5%, etwa 1mal wöchentlich 10 ccm.

Krabao.

Souchard, Souchard und Ramijean: Krabaoseife mehrere Monate lang innerlich macht mit der Zeit Darmerscheinungen, aber ausgesprochene Besserung. Guilerm: Bestätigt die guten Erfolge und teilt Chemie, Gewinnung, physikalische und chemische Eigenschaften mit.

Calcium.

Parmakson: Calcium-Sandoz intravenös und intramuskulär wirkt gut bei Reaktionen, Larynxstenose und Pleuritis.

Farbstoffe.

Emerson, Hamilton und Anderson: Ausgedehnte Tierversuche über die Giftigkeit verschiedener Farbstoffe, Gefahren wiederholter hoher Dosen, innerliche Darreichung überlegen. Rao: Brillantgrün, Trypanblau und Bonneys Blue ergaben keine nennenswerten Erfolge. Ryrie: Den Farbstoffen ist gemeinsam, daß sie nach intravenöser Einspritzung im reticuloendothelialen System gespeichert werden; bei Aussetzen der Behandlung und nach Ausscheidung des Farbstoffes wird der größte Teil der Fälle rückfällig; am besten wirken Trypanblau, Brillantgrün, Fluorescein und Eosin. Grimes, Cluzet und Mince: Gentianaviolett, intravenös gute Erfolge bei Geschwüren, Flecken und sogar bei Anästhesie und Muskelschwund.

Methylenblau. Die Behandlung mit Methylenblau ist zum erstenmal von Gallay, Arch. Méd. nav. **1896**, 292, in Pondychérie subcutan und innerlich ohne Erfolg gegeben worden, später haben Couto und Rangel (nach Souza Araujo) in Brasilien nur vorübergehende Beeinflussung gesehen. Nicolas: Außerordentlich günstig, Souza Araujo: Nur vorübergehende Beeinflussung, Nicolas, Massia und Petouraud: Kleinste klinisch unsichtbare Herde werden deutlich gefärbt, Histiocyten färben sich blau. Berny: Stefansky-Bacillen erhalten ihre Vitalität noch nach 24 Stunden Einwirkung von 0,5proz. Methylenblaulösung, gute Wirkung bei Lepra. Delanoë: Günstige Erfolge. Dorolle: Gemischt mit Eosin wirkt rasch und äußerst günstig. Dubois: Trotz sachgemäßer Behandlung keine Erfolge. Dubois, Westerlink und Degotte: Bei Negern war Erfolg schlecht. Féron: Kann giftig wirken, kann Atmungszentren und Nieren lähmen und Hämolyse erleichtern. Fréville: Vereiterung der Cruraldrüsen beobachtet. Gonzalez Urueña: Häufig Nebenwirkungen und Verschlimmerungen beobachtet; Tbc. kann aktiviert werden. Lépine: Erfolge nicht so glänzend. Lépine und Markianos: Unmittelbare Wirkung auf die Bacillen. Lindsay: Keine spezifische Wirkung. Marchoux und Chorine: Verfärbung nur an besonnten Körperteilen, alte und rein nervöse Veränderungen färben sich nicht mehr. Midana: Lupus vulgaris und tubero-ulcero-serpiginöse Syphilis färbt sicht nicht, wirkt schnell, vielleicht am schnellsten. Milian und Garnier: Erfolge sehr wechselnd, als Zwischenkur zu empfehlen. Montel: Die Behandlung mit Farbstoffen soll nur eine Ergänzung darstellen, wirkt aber schnell, wird gut vertragen, gemischte Behandlung mit Chaulmoograöl; Einhaltung der Technik genau erforderlich. Afanador: In einem Fall unter hohem Fieber Leber- und Milzschwellung und neue Knötchen.

Fluorescein.

Ryrie: In 30% schnelle, 30% langsame und in 30% keine Wirkung, Zwischenkur mit Chaulmoograöl, auch Nachwirkung.

Trypaflavin.

Fischl und Schlossberger: Zusammenfassung S. 294. Leger: Ein Fall von frischer L. bisher ohne Erfolg behandelt, reagiert schnell. Schwetz: Keinerlei Erfolg.

Rivanol.

Fischl und Schlossberger: Zusammenfassung S. 297. Nojima: Intravenös kein besonderer Erfolg; als Lösung örtlich bei Geschwüren gut.

Brillantgrün, Krystallviolett. Schnelle Wirkung (Leggate).

Schwefel.

Maruyama: Sulfurol intramuskulär wirksam gegen Geschwüre, Maculae, Knoten, Ödem, wirkungslos bei Nervensymptomen. Reiss: Natriumthiosulfat intravenös als Ergänzungsbehandlung. Hashimoto und Mayashi: Neues Schwefelpräparat versucht. Paldrock und Pooman: Na-Thiosulfat wirkt auf Leprome, Zerfall der Erreger.

Arsen.

Canaan: Neosalvarsan steht als kräftiges Mittel obenan. Delanoë: Novarsenobenzol als Zwischenkur mit BCG-Vaccine. Gomes: Außerordentlich starke Salvarsandermatitis. Pineda: Neben Chaulmoogra zu empfehlen.

Antimon.

Stein: Zur Behandlung bei Leprareaktion.

Quecksilber.

S. N. Chatterji: Merkurochrom intravenös in 3 Fällen, Fieber, Knochenbeteiligung und Neuritis wesentlich gebessert. Muir und Chatterji: Merkurochrom wirkt bei sekundären Infektionen und Leprareaktionen; günstige Wirkung auch auf andere Prozesse, in einem Fall Verschlimmerung. Rao: Merkurochrom besonders günstig bei septischen Infektionen, Schmerzen und Fieber. Ryrie: Mittelmäßige Wirkung.

Jod.

Breuseghem: Mischung von metallischem Jod 10% in 50% Alkohol in Milchkaffee, beginnend mit 20 Tropfen tgl., kein Erfolg. Canaan: Jod sehr gefährlich. T. und Y. Aoki: Beste Erfolge mit Jodthymol. Bartman: Günstige Erfolge mit 10proz. Jodlösung in 94proz. Alkohol mit Milch. Cochrane: Nur bei kräftigen Menschen zu verwenden. Cole: Jodester müssen vorschriftsmäßig hergestellt werden. Fraser: Beste Erfolge mit jodierten Äthylestern. Lara und Samson: Mit Jodzusatz zu Äthylestern des Olivenöls wesentliche Besserung erreicht. Labernadie: Behandlung nach Muir mit steigenden Dosen, kein besonderer Erfolg. Muir: Zusätze von Jod zu Estern machen verhältnismäßig wenig Nebenwirkungen; Jodbehandlung kann gefährlich sein, hat aber bestimmten Wert, Senkungsgeschwindigkeit berücksichtigen, bei hohem Index verboten, auch Dosis danach regulieren, Reaktionen möglichst vermeiden. Rodriguez: Verfärbungen viele Jahre bleibend bei intradermaler Behandlung mit Jodäthylestern. Wildish und Stoute: Abwechselnd mit Tartar. emet. besonders Geschwüre gut beeinflußt. Leprosy Rev.: Jodierte Hydnocarpusester machen Reizungen, wenn der Luft länger ausgesetzt und mit Wasser in Berührung gekommen, alle Monate frisch herstellen. Bartman: Günstige Erfolge mit Jod innerlich, reines Jod in Alkohol. Cochrane: Jodkali mit größter Vorsicht, mit kleinen Dosen beginnen, wirksamstes Mittel, um Reaktionen zu machen, aber deshalb Vorsicht bei schwächlichen Menschen, fortgeschrittener Hautlepra und bei zu starken Reaktionen. Fidanza, Schujman und Fernandez: Behandlung aufgegeben.

Gold.

Higuti: Gurgol intravenös, in 70% auffallende objektive und subjektive Besserung. Lindsay: Solganal B intramuskulär bei Augenerkrankungen wirkungslos. Tisseuil: Crisalbin, sehr gute Beeinflussung. Alfred: Bei Augenerkrankungen Solganal intravenös und Solganal B intramuskulär fragliche Wirkung. Amies: Solganal bei Augenerkrankungen leichte oder ausgesprochene Besserung. Doglio: Fosfocrisolo wirkt stimulierend. Dubois und Ury: Solganal B, Sanocrysin, Alochrysin und Lopion wenig befriedigend. Fellner: Zusammenfassender Bericht über Goldtherapie, Wirkung nicht konstant, Augen am besten, L. tub. gut, in Verbindung mit anderen Mitteln, L. mac. und L. nerv. ohne Erfolg. Hashimoto und Kinoshita: Triphal in 85% Besserung, bei L. mac. sehr deutlich, noch besser in Verbindung mit Chylin (Lipoid-Eiweiß-Präparat). Hayata: Lopion bei L. mac. auffallend gut, Erythema nodosum, Neuralgie und Augen sehr gebessert; Solganal B bei L. mac. objektiv gut, Neuralgien und Augen gebessert. Heimburger: Gold neben Kreosot Hydnocarpusöl wirkt gut. Muir: Solganal B bei Augen keine guten, manchmal sehr schlechte Ergebnisse. Nicolas, Gaté und Lebeuf: 1 Fall von L. mixta mit Solganal B gebessert, aber Allgemeinbefinden schlecht. Ogasawara: Goldorganosol (Gold und Gynocardöl) günstig, zum Teil klinische Heilung. Paldrock: Goldpräparat 2950 wirkt mit Lopion zusammen besser als allein. Raevskij: Krysolgan und Solganal sind zu empfehlen. Rose: Solganal und Krysolgan bei Augen sehr gut. Rudcenko: Krysolgan hat keine besondere Wirkung. Sézary, Dérot und Guédé: Alochrysin und Crisalbin wirken schlecht.

Kupfer.

Féron: Kupferzimtpräparat, 150 Fälle gut, aber besser, wenn Zwischenbehandlung mit Neophage und Collobiase.

Wismut.

Wayson: Bei einigen Fällen ungewöhnlich rasche Besserung.

Reizkörper.

Nocht, Nocht und Velasco: Fieberbehandlung und gleichzeitig jodierte Ester von Hydnocarpusöl, noch zu wenig Fälle behandelt. Paldrock: Versuche mit Yatren-Casein, Lipatren, Leprosan und Alepol, um die Körperkräfte zu aktivieren, nur Alepol mit CO_2-Schneebehandlung bei einigen Fällen sehr gute Wirkung. Sézary und Roudinesco: Autohämatotherapie und Collobiase Dausse bei Larynxstenosen und Dyspnoe sehr gut. Nojima und Ohtani: Autohämotherapie bei 56 Fällen, deutliche Wirkung in 26 Fällen, kein Einfluß in 28 Fällen, mäßige Verschlimmerung bei 2 Fällen, wirkt gewöhnlich nur bei akuten Fällen, besonders auf Flecke, akute Infiltrate, Neuralgien, Iritis, Iridocyclitis und Leprafieber. Sézary: Eigenblut subcutan oder intramuskulär im ganzen günstig, wirkt sehr schnell, aber nur auf frische Erscheinungen, neuritische Schmerzen, Geschwüre, Hautinfiltrate; macht die Goldbehandlung wirksamer.

Reenstjerna: Serum von Hammeln, die mit Kulturen von Kedrowsky und Reenstjerna vorbehandelt sind; Erfahrungen in Schweden und Abessinien bisher günstig.

Vaccine.

Jaja: Dostal-Vaccine besitzt überragende Bedeutung spezifischer Art, seit 1930 kein weiterer Bericht. Johansen und Munday: Typhusvaccine von Leprösen im allgemeinen gut vertragen. Roussel: Milzbrandvaccine soll in 5 Fällen von L. mac. an. geheilt haben. Callens: Äthylester und selbst hergestelltes Leprolin wirkten gut. T. Aoki: Selbsthergestellter Lepromextrakt als Hauptkur neben Jodkali. Milian: Selbsthergestellte Lepravaccine bei 3 Fällen sehr günstige Erfolge. Markianos: 1 Fall mit Rattenlepra-Vaccine behandelt, deutliche Rückbildung der Leprome.

Vaudremer-Vaccine.

Sézary, Vaudremer und Brun: Hautveränderungen fast ganz verschwunden, sensible Störungen und Verdickung des Cubitalis gebessert. Sézary, Lévy und Bolgert: 4 Fälle, günstig beeinflußt, Behandlung stellt eine wertvolle Bereicherung dar. Spitzer: In 2 Fällen Vaudremer-Jodithan örtlich in die Knoten, gute Wirkung. Touraine und Ribadeau: Vaccine ohne Erfolg.

Fischer: Tuberkulin und Alepol gleichzeitig, hoffnungsvoll.

Gonacrin.

Féron: Bei akuten Schüben mit Atemnot und Erstickung und Tracheotomiegefahr i.v. schlagartig wirkend. Leger: Als Adjuvans neben Chaulmoograöl.

S. N. und S. P. Chatterji: Thyreoid-Tabletten nur in einigen Fällen Besserung. Kerr: Wirkung nicht spezifisch, Steigerung der allgemeinen Abwehrkräfte, dadurch bessere Erfolge der sonst üblichen Behandlung.

Malaria.

Lowe: In 30—40% Leprareaktion, Wirkung sehr gering, in keinem Fall ausgesprochene Besserung oder Verschlimmerung.

Pockenvirus.

Denney: Intradermale Einspritzung bei 17 Fällen, anscheinend günstiger Erfolg.

Schlangenbiß.

Lowe: Fall mit schwerer Lepra, Biß von Kobra, schwere Vergiftung, Lepra schreitet fort, nach zweitem Biß gestorben.

CO$_2$-Schnee.

Paldrock: CO$_2$-Schnee wirkt nicht nur örtlich, sondern auch auf entfernte Herde von Lepra; Zwischenkuren hauptsächlich mit Goldpräparaten, bestätigt von Pooman, besonders günstig dabei Solganal B. Naumov: Mikroskopisch: Lepraerreger zerfallen schon nach einmaliger Anwendung. Radaeli: In einem Fall von L. mixta sehr erfolgreich. Sato: Eine Fernwirkung auf nichtbehandelte Knoten war nicht festzustellen.

Plancha-Methode.

Am besten wirken Hydnocarpusester (Lagrosa und Ingnacio) oder jodierte Ester (Lagrosa, Tiong und Disini). Leprosy India 5, 143: Vorteile sind schnellere Auflösung der Knoten, aber schmerzhaft, zeitraubend; Hydnocarpusöl weniger schmerzhaft als Ester. Nishihara: Jodierte Ester wirksamer als reines Öl. Nolasco: Örtliche Ansammlung von Polymorphkernigen und Makrophagen, Verminderung des leprösen Gewebes und Fragmention der Bacillen, Natr. Hydnocarp. ungeeignet. Schujman und Fernandez: Erfolge sehr gut. Lagrosa: Auch bei Anästhesie günstige Erfolge. Lara: Bei allgemeiner Behandlung wurde eine Reihe Fälle nur auf der einen Seite behandelt mit Intradermaleinspritzung in die Leprome; sie zeigten einen besseren Fortschritt als örtlich nicht behandelte; die Zunahme der negativen Fälle in den letzten 2 Jahren ist wahrscheinlich die Folge der Infiltrationsbehandlung. Nolasco: Bestätigt die günstigen Erfahrungen; ausführliche Mitteilung über die Technik; die Entzündungserscheinungen, die sich nach der Einspritzung um die Nerven herumbilden, erklären den guten Erfolg bei Neuralgie und Anästhesie; in den Monocyten, Schaumzellen und Bindegewebe vorkommende gelbliche Kügelchen nach Einspritzungen mit 0,5proz. Jothylester sind wahrscheinlich lipoide Massen, die mit der Einspritzung zusammenhängen; die histologischen Befunde zeigen, daß eine besonders nachhaltige Wirkung ausgeübt wird. Rodriguez: s. unter Jod.

Örtliche Behandlung.

Denney: Bei Geschwüren heiße hypertonische NaCl- und Borsäurelösungen; in einigen Fällen Viosterol (bestrahltes Ergosterol) mit großem Erfolg. Galego: Geschwüre gegen sonstige Behandlung sehr widerstandsfähig, besserten sich erst nach Antileprol intradermal um das Geschwür herum. Lang: Jodoform 1:30 in Aceton und 10% in Eukalyptusöl, ist billiger als Jodoform allein, wirkt gut bei sonstiger Allgemeinbehandlung. Stein: Bei Geschwüren wirkt glänzend Magnesium sulfuricum, 10proz. Lösung, als feuchte Verbände, später 10—25proz. Salbenverband. Lampe: Die Lichtbehandlung nach Mulder hat keinen praktischen Wert. Nojima: Rivanol für Geschwüre außerordentlich günstig.

Chirurgische Behandlung.

S. N. Chatterji: Bei entzündlicher Einkapselung von Nerven, am häufigsten des Ulnaris und Peroneus, ist die chirurgische Befreiung des Nerven die beste Behandlung. Goheen: 1. Fall wegen Geschwüren am Fuß periarterielle Ektomie einseitig vor 4 Jahren, etwas Besserung, aber keine Heilung, jetzt bilaterale Ektomie des Ganglion lumbale; ein Geschwür heilt, ein anderes bessert sich. 2. Fall: Geschwür an der Ferse, Lumbalganglion herausgeschnitten, Heilung in einem Monat; in beiden Fällen nach 1 Jahr Rückfall. Paul: Bei perforierenden Geschwüren chirurgische Entfernung des Metatarsusknochens oder mehrerer Knochen, Amputationen nur im äußersten Notfall, weil die Leprösen selbst bei schweren Verkrüppelungen durch geeignete Apparate wieder beweglich werden. Puente und Fiol: Bei 10 Fällen wurden primäre Herde herausgeschnitten, bei 5 Fällen gleichzeitig Chaulmoograkuren; 6 blieben rezidivfrei 1^1/$_2$—8 Jahre lang; in 2 Fällen Rückfall nach 4 oder 3 Jahren; in 2 Fällen Beobachtungszeit noch zu kurz.

Vasektomie.

Nojima: 40 Fälle, keine Verschlimmerung, sondern in einigen Fällen verschwanden Leprasymptome, zur Sterilität natürlich doppelseitige Operation.

Sympathektomie.

Py und Riveros: 6 Fälle mit Geschwüren an Unterschenkel und Fußsohlen, teils mit Elephantiasis, heilten überraschend schnell durch Sympathektomie der periarteriellen Nerven.

Röntgenbehandlung.

Smidt: Behandlung $1/_2$—2 Jahre mit Minimaldosen beginnend; Erfolge nur bei Hautlepra, Nervenlepra unbeeinflußt.

Ernährung.

Ann. Report. Belra **1934**: Im Cuttack-Asyl 6 Lepröse verschiedener Stadien mit besonderer Nahrung, wie frischem Fleisch, Fisch, Gemüse, Milch, Früchten, Eiern, und 6 andere Fälle gewöhnliche Nahrung; erstere schneller gebessert. Hayada: Salzarme Ernährung, 40 Calorien auf 1 kg Körpergewicht berechnet, ungefähr 60 g Eiweiß, 2—3 g Fett und 40 g Kohlehydrate, frisches Gemüse, fettarme Fische und Riken-Fhoyu nach Simose; verboten getrocknete und geräucherte Fische u. a. Fleisch, Lebertran 3—13 Monate lang, gute Beeinflussung. Tajiri: In Japan glaubt man, daß Fleischnahrung den Lepraverlauf verschlimmert, aber frisches Fleisch von Schwein, Rind und Kaninchen ist sogar gut. Wayson: Bei salzfreier Kost keine deutlichen Erfolge. Davison: Neben der spezifischen Behandlung noch „Mist. anti-lep.", Gemisch aus Chaulmoograöl, Lebertran und Parrishs Food, einem Nährpräparat.

Gersondiät.

Keil: War den tropischen Verhältnissen angepaßt erfolgreich bei Sekundärerscheinungen, vor allem bei Neigung zur Entzündung, Ödem oder allergischer Überempfindlichkeit, oft erstaunlich schnelle Wirkung.

Hefe.

Basu: Zur vitaminarmen Nahrung Hefe zugesetzt, brachte nur in geringem Grade Besserung bei Lepra anaesth., kaum bei Lepra tub.

Physiologische Behandlung nach Ferrier.

Neben der Diätbehandlung 3 mal am Tag Ruhe, Wasser mit doppeltkohlensaurem Kalk; verboten sind Milch, Käse, Präparate mit Milchbakterien, Brot (aber halb geröstet), Butter, Öle, Fette, welche ranzig werden, Soßen, gebratenes Fleisch; Getränke: Tee und Kaffee. Ernährung also hauptsächlich aus Eiern, fettlosem Fleisch, Fischen und frischen Gemüsen; Behandlung Monate oder Jahre. Heimburger: Vitaminreiche Diät besonders aus Sojabohnen, T'ai t'sai, Spinat, Kohl und Weizen usw., unterstützt durch industrielle Therapie. Rambo: Ernährung mit frischen Nahrungsmitteln, besonders viel Milch, blattreiche und rohe Gemüse, Lebertran, frisches Brotgetreide, Früchte, wenig Reis; Ernährung ist ebenso wichtig wie Arznei und körperliche Übungen.

Beschäftigung.

Wilson: Die werktätige Beschäftigung ist von allergrößter Wichtigkeit, in mustergültiger Weise organisiert in der Biderwolf-Kolonie in Soonchun (Korea).

Nerven.

Eubana: Bei schmerzhaften Neuritiden, z. B. im Ulnaris, Peroneus oder Auricularis, intraneurale Einspritzungen von 1—1,5 ccm einer Lösung ($1/_2$—1% Cocain und 5% Adrenalin), 1—2 malige Wiederholungen beseitigen meist die Schmerzen.

Neff: Äthylester von Calophyllum Bigator intramuskulär, tief, erwärmt eingespritzt, besonders gut bei Neuritis und leprösen Schmerzen, auch günstig als Einreibung für Gelenk- und Nervenschmerzen. Roy: Unbeeinflußt waren sehr starke Nervenschmerzen in Abständen von 5 Tagen 150—200 ccm $^1/_2$proz. Na. bicarb. in Normalsalzlösung intravenös. Cochrane und Raj: Bei Nervenschmerzen etwa 5 Tropfen 80proz. Alkohol in den Nerven, 1—2mal einspritzen. Muir: Subcutane Einspritzungen von Adrenalin oder $^1/_2$proz. Na. bicarb. mit Zusatz von Ephedrinsulfat an dem schmerzhaften Nerven entlang.

Augen (s. Auge).

Muir und Chatterji: Trypanblau 0,1% in NaCl subconjunctival in 11 Fällen, teilweises oder gänzliches Verschwinden der Schmerzen und Besserung des Sehvermögens. Uchida: Goldpräparate hatten keinen Einfluß auf Erkrankungen der Hornhaut und Sklera. Yasuda: Neues Goldpräparat in 80% der Fälle wirksam.

Nase.

Pineda, Pineda und Dayrit: Nase örtlich behandelt mit Chaulmoograöl. Denney (Carlville): Besondere Sorgfalt bei der Behandlung der Nasenerscheinungen mit örtlicher Behandlung beugt weiteren Komplikationen der Augen vor. Dimitry: Behandelt Nasenhöhle örtlich mit Chaulmoograöl. Pavlov: Nase und Mund sorgfältig behandeln, Spülung mit einer Lösung von NaCl und Borax, je 20 Teile, Magnes. sulfat 5 Teile, verdünnt mit Wasser, Pinselungen mit Jod pur. 0,2 auf Glycerin 30 oder Pinselungen mit 5proz. Chromsäure oder 50proz. Milchsäure. Samson: Da in Culion bei 690 Fällen in 24% die leprösen Nasenveränderungen zuletzt negativ werden, ist Behandlung der Nase außerordentlich wichtig; Watteeinlagen mit 5proz. Chromsäurelösung oder stärkeren Konzentrationen, bis zur reinen Säure zum Betupfen, Diathermie, wobei die Elektrode nur in Berührung mit den Herd gebracht wird bis zur vollständigen Verkohlung; Vorsicht wegen Perforation des Septums.

Heilung.

Muir: Wenn frühe Fälle genügend behandelt werden, so kann man mit 100% Heilung rechnen. Baxter beurteilt die Erfolge der spezifischen Therapie sehr unsicher. Carrera: In einem Fall trotz intensivster Behandlung mit Einspritzungen von 707 ccm Chaulmoogra-Äthylestern, davon 450 ccm intravenös, keine Besserung. S. P. Chatterji: Um Behandlung wirksam zu machen, ist die Beseitigung begleitender Krankheiten unbedingtes Erfordernis. Denney, Hopkins und Johansen: In Carlville haben sich durch die verbesserte Behandlung die Ergebnisse wesentlich günstiger gestaltet, so daß die Rückfälle von 31% auf 3% zurückgegangen sind. Donaldson: Mindestens 6 Monate regelmäßiger und energischer Behandlung sind erforderlich, bis die aktiven Zeichen verschwunden sind. De Langen und Hermans: Bei genügender und früh eingeleiteter Behandlung können 50% der Leprösen geheilt werden. Lara: In Culion sind von den 9000 in den letzten 9 Jahren mit jodierten Äthylestern behandelten Fällen 30% bacillenfrei und 20% geheilt; von den Entlassenen wurden 10% rückfällig, weil sie die Behandlung nicht fortgesetzt hatten. Lara und de Vera: In Culion sind die seit 1921 aufgenommenen Leprösen nach kürzerer Behandlungszeit paroliert worden, weil die größere Zahl weniger fortgeschrittene Fälle darstellten und die Behandlung besser, energischer und regelmäßiger ausgeführt wurde. Marchoux: Eine Selbstheilung ist wie bei Tuberkulose möglich. Rodriguez: Erfahrungen auf den Philippinen nach einer Beobachtungszeit von 9 Jahren zeigen, daß die Hoffnungen auf die Wirkung der Behandlung nicht erfüllt wurden; bei 336 Kindern lepröser Eltern waren die Erfolge ziemlich gleich bei Fällen, die entsprechend gründlich oder eigentlich nicht gründlich behandelt worden sind. In der Poliklinik in Cebu wurden von den unregelmäßig Behandelten 16,18%, von den genügend Behandelten nur 5,77% wieder bacillenpositiv, aber diese Beobachtungszeit sei nicht umfangreich genug. Strachan: Die Beseitigung gleichzeitiger Krankheiten, wie Syphilis, Malaria, Dysenterie usw., fördert wesentlich die Erfolge einer spezifischen Behandlung; im Basutoland bessern sich über 50% früher Nervenfälle ohne spezifische oder zureichende Behandlung, allerdings bei guter Verpflegung, günstiger Umgebung, günstigen hygienischen Bedingungen, körperlichen Übungen und Behandlung gleichzeitiger Krankheiten, wie Syphilis. Watson: Nach Erfahrungen im Pakhoi-Hospital in China an der Grenze von Tongking, Fälle meist aus dem Hochlande Yunnan, bleiben eine Reihe von Fällen übrig, in denen die Behandlung versagt, so z. B. alte Fälle im Beginn der Behandlung, nach 5jähriger Krankheitsdauer, ferner Kinder zur Zeit der Pubertät, sehr alte, besonders nervöse Fälle, und Fälle, bei denen jede Leprareaktion fehlt, fortgeschrittene nervöse Fälle reagieren schlechter als entsprechend alte Hautfälle; am besten werden frühe nervöse Fälle beeinflußt. Mitsuda (Zensei, Japan): Hautform: Die Dauer des geheilten Zustandes betrug 2—18 Jahre; im Durchschnitt blieben sie 6,5 Jahre frei von der Krankheit und bekamen dann erst Rückfälle. 13 Fälle hatten 2mal Rückfälle und den zweiten Rückfall nach 4,5 Jahren; die Ergebnisse lassen sich folgendermaßen zusammenfassen: 1. Rückfälle, 2. Hautfälle, welche unter Behandlung keine Besserung zeigten; 3. geheilte oder heilende Fälle, von denen ein Teil wieder Rückfälle bekommen wird und der andere geheilt bleibt; höchstens 1% der Hautfälle, die seziert wurden, zeigen keine Tendenz oder Möglichkeit zu späteren Rückfällen; nach der erreichten Heilung ist also eine Beobachtung von 10—15 Jahren nötig; es wird verlangt, daß genauere Untersuchungen angestellt werden, wieviel nervöse Fälle das ganze Leben lang geheilt bleiben; für die Hautlepra läßt sich sagen, daß 80% der geheilten Fälle rückfällig, werden und bei dem Rest von 20% handelt es sich um Fälle, die erstens nicht heilen, zweitens in Heilung oder geheilt sind und die Rückfälle gehabt haben oder sie später bekommen werden, und drittens um Fälle ohne Rückfall.

Literaturverzeichnis.

Afanador, A., Bull. Soc. Path. exot. Paris **27**, 805 (1934). — Alfred, E. S. R., Leprosy Rev. **4**, 16 (1933). — Amies, C. R., Trans. roy. Soc. trop. Med. Lond. **23**, 309 (1929). — Anderson, H. H., G. Emerson u. C. D. Leake, Internat. J. Leprosy **2**, 39 (1934). — Ann. Rep. BELRA. for **1934**. — Aoki, T., Jap. J. of Dermat. **31**, 137 (1931). — Aoki, T., u. Y. Aoki, Jap. Z. Dermat. **1930**, Erg.-H. — Aoki, Y., Lepro (Osaka) **1**, Nr 2, 29 (138) (1930). — Bartman, J., Ann. Soc. belge Méd. trop. **14**, 7 (1934). — Basu, N. K., Z. Vitaminforsch. **3**, 194 (1934). — Baxter, D. F., Leprosy India **6**, 38 (1934). — Berny, P., Bull. Soc. Path. exot. Paris **28**, 58 (1935); **29**, 30 (1936). — Breuseghem, R. van, Ann. Soc. belge Méd. trop. **16**, 115 (1936); **16**, 367 (1936). — Callens, Jos., Bull. Soc. Path. exot. Paris **23**, 909 (1930). — Canaan, T., Arch. Schiffs- u. Tropenhyg. **35**, 643 (1931). — Carrera, J. L., Rev. argent. Dermat. **14**, 125 (1931). — Chatterjee, S. N., Leprosy India **5**, 79 (1933). — Chatterji, S. N., Leprosy India **6**, 132 (1934). — Chatterji, S. N., u. S. P. Chatterji, Leprosy India **6**, 84 (1934). — Chatterji, S. P., Leprosy India **1930**, 70. — Chiyuto, S., and F. Velasco, J. Philippine Isl. med. Assoc. **11**, 457 (1931) — Monthly Bull. Philippine Health Serv. **11**, 587 (1931). — Christian, E. B., Leprosy India **6**, 193 (1934) — Leprosy Rev. **6**, 130 (1935). — Cochrane, R. G., Brit. J. Dermat. **42**, 125 (1930) — Leprosy India **6**, 42 (1934); **8**, 147 (1936). — Cochrane, R. G., u. M. P. Raj, Leprosy India **9**, 18 (1937). — Cochrane, R. G., Leprosy Notes Nr **7**, 3 (1929). — Cole, H. J., Internat. J. Leprosy **1**, 159 (1933); **3**, 81 (1935) — Leprosy Rev. **2**, 109 (1931) — Philippine J. Sci. **40**, 503 (1929) — Leper Quart. **4**, Nr 1, 66 (1930). — Cole, H. J., u. H. Cardoso, Internat. J. Leprosy **4**, 455 (1936). — Davison, A. R., Leprosy Rev. **2**, 147 (1931). — Delanoe, E., Bull. Soc. Path. exot. Paris **23**, 1005 (1930); **28**, 348 (1935); **29**, 641 (1936). — Denney, O. E., Publ. Health Rep. **1931** I, 5; **1932**, 601. — Denney, Hopkins u. Johansen, Amer. J. trop. Med. **10**, 83 (1930). — De Vera, B., and C. B. Lara, J. Philipp. Isl. med. Assoc. **9**, 307 (1929). — Dikshit, B. B., Indian med. Gaz. **67**, 7 (1932). — Dimitry, Th. J., Amer. J. trop. Med. **11**, 65 (1931). — Doglio, N., Boll. Sez. region. Soc. ital. Dermat. Nr **2**, 201 (1934). — Donaldson, R. S., Leprosy Rev. **1**, Nr 4, 24 (1930). — Dorolle, P., Ngo-Quang-Ly etc., Bull. Soc. Path. exot. Paris **28**, 839 (1933). — Dubois, A., Bull. Soc. Path. exot. Paris **28**, 550 (1935). — Dubois, A., u. J. Ury, Ann. Soc. belge Méd. trop. **13**, 5 (1933). — Dubois, A., H. Westerlinck u. J. Degotte, Ann. Soc. belge Méd. trop. **15**, 25 (1935). — Emerson, G. A., and H. H. Anderson, Internat. J. Leprosy **2**, 257 (1934). — Emerson, G., H. H. Anderson and C. D. Leake, Proc. Soc. exper. Biol. a. Med. **30**, 150 (1932). — Eubanas, F., Monthly

Bull. Philippine Health Serv. **11**, 359 (1931). — Fellner, M., Zbl. Hautkrkh. **43**, 489 (1933). — Feng, C. T., Chin. med. J. **48**, 563 (1934). — Féron, J., Bull. Soc. Path. exot. Paris **26**, 981 (1933); **27**, 120 (1934); **29**, 646 (1936). — Ferrier, P., Bull. Soc. Path. exot. Paris **24**, 852 (1931). — Fidanza, E. P., S. Schujman u. J. M. Fernandez, Rev. argent. Dermat. **16**, 176, 568 (1932). — Fischer, J. A., Geneesk. Tijdschr. Nederl. Indie **76**, 2138 (1936). — Fischl, V., u. H. Schlossberger, Handbuch der Chemotherapie **1932**, 1. Teil. — Fraser, N. D., Chin. med. J. **47**, 257 (1933). — Gomes, J. M., São Paulo med. **3**, 95 (1930). — Fréville, L. H., Bull. Soc. méd. Indochina **12**, 756 (1934). — Froilano de Mello, J., Verh. 9. internat. Kongr. Dermat. **2**, 570 (1936). — Galego Calatayud, S., Actas dermo-sifiliogr. **27**, 101 (1934). — Goheen, R. H., Leprosy India **5**, 4 (1933). — Golovine, S., Bull. Soc. Path. exot. Paris **28**, 784 (1935). — Gonzalez Urueña, J., Verh. 9. internat. Kongr. Dermat. **2**, 565 (1936). — Gotô, Sh., u. H. Yamamoto, Lepro (Osaka) **6** (9) (1935). — Gougerot, H., Progrès méd. **1930 II**, 1854. — Gouvril, E., Bull. Soc. Path. exot. Paris **28**, 7 (1935). — Grimes, Ch., Cluzet et Minec, Bull. Soc. Path. exot. Paris **28**, 415 (1935). — Guillerm, J., M. Banos et Nguyen-van-Lien, Arch. Inst. Pasteur Indochine Nr **18**, 171 (1933). — Hashimoto, T., u. R. Hayashi, Jap. J. of Dermat. **35**, 455 (90) (1934). — Hashimoto, T., u. S. Kinoshita, Lepro (Osaka) **1**, Nr 3, 39 (92) (1930). — Hayata, H., Hifo-to-Hitsungo **1**, 129 (1933); Lepro (Osaka) **4**, 391 (31) (1933); **5**, 375 (19) (1934). — Heimburger, L. F., Chin. med. J. **45**, 886 (1931); **47**, 252 (1933) — Univ. press **1932**, Tsinau, Shantung. — Higuti, K., Lepro (Osaka) **7** (17) (1936). — Hoffmann, W. H., Leprosy Rev. **1**, 15 (1930). — Jackson, J. T., Leprosy Notes Nr **7**, 31 (1929). — Leprosy Rev. **3**, 121 (1932). — Jaja, G., Wien. med. Wschr. **1930 I**, 524, 557. — Johansen, F. A., u. C. P. Munday, Internat. J. Leprosy **5**, 71 (1937). — Kawamura, M., u. M. Uchida, Lepro (Osaka) **5**, 365 (17) (1934). — Keil, E., Arch. Schiffs- u. Tropenhyg. **39**, 188 (1935). — Keil, E. G., Internat. J. Leprosy **1**, 393 (1933). — Kerr, J., Leprosy India **2**, 39 (1930) — Indian med. Gaz. **64**, 247 (1929). — Kupffer, A., Arch. Schiffs- u. Tropenhyg. **37**, 373 (1933). — Labernadie, N., Ann. Méd. Pharm. Colon. **28**, 54 (1930) — Labernadie, V., Bull. Soc. Path. exot. Paris **28**, 97 (1935). — Lagrosa, M., J. Philippine Isl. med. Assoc. **12**, 604 (1932). — Lagrosa, M., u. J. Ignacio, J. Philippine Isl. med. Assoc. **15**, 220 (1935). — Lagrosa, M., J. O. Tiong u. D. Disini, J. Philippine Isl. med. Assoc. **15**, 312 (1935). — Lampe, P. H. J., Batavia 1934. — Leprosy Rev. **5**, 180 (1934). — Lang, M. C., Indian med. Gaz. **1930**, 274. — Langen, C. de, u. E. Hermans, Mede. Dienst Volksgezdh. Nederl. Indie **18**, 208 (1929). — Lara, C. B., J. Philippine Isl. med. Assoc. **9**, 336 (1929); **10**, 469 (1930); **12**, 599 (1932). — Lara, C. B., u. J. G. Samson, J. Philippine Isl. med. Assoc. **12**, 485 (1932). — Lara, C. B., u. B. de Vera, Trans. far east. Assoc. trop. Med. **2**, 548 (1932). — Leger, M., Bull. Soc. Path. exot. Paris **23**, 1009 (1930). — Leggate, J., Leprosy Rev. **5**, 161 (1934). — Lépine, P., Bull. Soc. Path. exot. Paris **29**, 358 (1936). — Lépine, P., et J. Markianos, C. r. Soc. Biol. Paris **118**, 9 (1935). — Leprosy India **5**, 143 (1933). — Leprosy Rev. **6**, 23. — Lichtwardt, H. A., Leprosy Rev. **1**, Nr 3, 12 (1930). — Lindsay, J. W., Leprosy Rev. **7**, 72 (1936). — Lowe, J., Internat. J. Leprosy **2**, 106 (1934); **4**, 237 (1936) — Leprosy India **4**, 188 (1932); **6**, 79 (1934) — Leprosy Rev. **4**, 37 (1933) — Leprosy Rev. **5**, 187 (1934). — Marchoux, E., Leprosy Rev. **1**, Nr 3, 17 (1930). — Marchoux, E., et V. Chorine, Bull. Acad. Méd. Paris III. s. **113**, 10 (1935). — Markianos, J., Bull. Soc. Path. exot. Paris **23**, 149, 150 (1930). — Maruyama, S., Lepro (Osaka) **5**, 523 (29) (1934). — Medina, Ramón González, Actas dermo-sifiliogr. **22**, 102, 202 (1929). — Midana, A., Minerva med. **25 II**, (1934). — Milian, G., Rev. franç. Dermat. **9**, 369 (1933). — Milian et G. Garnier, Bull. Soc. franç. Dermat. **42**, 323 (1935). — Mitsuda, K., Leprosy Rev. **6**, 15 (1935). — Moiser, B., Leprosy Rev. **4**, 13 (1933); **4**, 149 (1933). — Montel, L. R., Bull. Acad. Méd. Paris III. s. **112**, 208 (1934) — Bull. Soc. Path. exot. Paris **27**, 220 (1934). — Montel, R., Bull. Soc. Path. exot. Paris **28**, 616 (1935). — Montel, L. R., Bull. Soc. Path. exot. Paris **29**, 243 (1936). — Montel, R., Bull. Soc. Path. exot. Paris **29**, 361 (1936). — Montel, M., u. L. R. Montel, Trans. far east. Assoc. trop. Med. **1**, 753 (1935). — Montel, R., u. G. Montel, Bull. Soc. Path. exot. Paris **29**, 857 (1936). — Muir, E., Chin. med. J. **44**, 749 (1930) — Leprosy India **4**, Nr 2, 76 (1932); **5**, 20 (1933) — Leprosy Rev. **3**, 129 (1932) — Leprosy India **6**, 160 (1934) — Leprosy Rev. **1**, Nr 3, 20 (1930); **1**, Nr 4, 4 (1930); **4**, 7 (1932) — Trans. roy. Soc. trop. Med. Lond. **25**, 87 (1931). — Muir, E., u. S. P. Chatterji, Leprosy India **5**, 8 (1933) — Leprosy Rev. **4**, 129 (1933) — Leprosy India **6**, 9 (1934) — Leprosy Rev. **3**, 171 (1932) — Leprosy India **4**, 4 (1932). — Naumov, L., Eesti Arst **11**, Beih., 147 (1932). — Neff, E. A., J. trop. Med. **32**, 241 (1929). — Nicolas, C., Bull. Soc. Path. exot. Paris **28**, 10 (1935). — Nicolas, J., F. Lebeuf et M. Amic, Bull. Soc. franç. Dermat. **38**, 1212 (1931). — Nicolas, J., G. Massia et C. Pétouraud, Bull. Soc. franç. Dermat. **1934**, 1430. — Nishihara, T. Lepro (Osaka) **5**, 153 (1934). — Nocht, B., Arch. Schiffs- u. Tropenhyg. **40**, 2 (1936). — Nocht, B., u. F. Velasco, J. Philippine Isl. med. Assoc. **15**, 602 (1935). — Nojima, T., Jap. J. of Dermat. **31**, 38 (1931) — Lepro (Osaka) **1**, Nr 3, 17 (91) (1930). — Nojima, T., u. K. Ohtani, Lepro (Osaka) **2**, 209 (81) (1931). — Nolasco, J. O., Internat. J. Leprosy **2**, 159 (1934) — J. Philippine Isl. med. Assoc. **9**, 347 (1929); **10**, 273 (1930); **14**, 421 (1934) — Trans. far east. Assoc. trop. Med. **2**, 612 (1932). —

Ogasawara, N., Acta dermat (Kyoto) **22**, 145 (1933). — Oppenheim, M., Verh. 9. internat. Kongr. Dermat. **2**, 574 (1936). — Paget, H., J. W. Trevan u. A. M. P. Attwood, Internat. J. Leprosy **2**, 149 (1934). — Paldrock, A., Arch. Schiffs- u. Tropenhyg. **33**, 455 (1929); **34**, 237 (1930); **35**, 298 (1931); **39**, 241 (1935). — Paldrock, A., u. A. Pooman, Dermat. Wschr. **1934 I**, 417. — Parmakson, P., Dermat. Wschr. **102**, 199 (1936). — Paul, Milroy, Internat. J. Leprosy **4**, 29 (1936). — Pavlov, N. F., 1. Bundes-Kongr. Mikrobiol. Leningrad **1928**, 193. — Pavloff, N., Leprosy Rev. **1**, Nr 2 (1930). — Peirier, Bull. Soc. Path. exot. Paris **24**, 772 (1931); **24**, 778 (1931). — Peirier, J. C., J. Pharmacie **10**, 124 (1929); **14**, 426 (1931). — Pineda, R. Roxas, J. Philippine Isl. med. Assoc. **12**, 264 (1932). — Pineda, E. V., E. R. Pineda u. A. Dayrit, J. Philippine Isl. med. Assoc. **11**, 443 (1929). — Poomann, A., Arch. Schiffs- u. Tropenhyg. **40**, 465 (1936). — Puente, J. J., u. H. Fiol, Semana méd. **42**, 117 (1935). — Py, C., u. M. Riveros, 5a Reun. Soc. Argent. Patol. Region des Norte **1929 I**, 408. — Radaeli, F., Boll. Sez. region. Soc. ital. Dermat. **11**, 63 (1933). — Raevskij, A., Vrac. Gaz. **1929**, Nr 14, 2048. — Rambo, V. C., Leper Quart. **III**, Nr 4, 13 (1929). — Rao, G. R., Leprosy Rev. **6**, 4 (1935); **6**, 120 (1935. — Rao, G. R., u. A. T. Roy, Indian med. Gaz. **67**, 124 (1932). — Raymond, A. de, Bull. Soc. Path. exot. Paris **24**, 770 (1931); **24**, 780 (1931). — Reenstjerna, J., Acta med.-scand. (Stockh.) **88**, 399 (1936) — Arch. Inst. Pasteur Tunis **22**, 364 (1933) — Sv. Läkartidn. **1935**, 1441. — Reiss, F., Trans. far east. Assoc. trop. Med. **1**, 777 (1935). — Rodriguez, J., Internat. J. Leprosy **2**, 223 (1934) — Leprosy Rev. **5**, 102 (1934); **5**, 163 (1934). — Rodriguez, J. N., Med. Rev. of Rev. **38**, 232 (1932). — Rodriguez, J., Philippine J. Sci. **47**, 245 (1932). — Rogers, Sir L., Leprosy Rev. **5**, 54, 108 (1934) — Verh. 9. internat. Kongr. Dermat. **2**, 558 (1936). — Rose, F. G., Brit. Guiana med. Ann. for **1932**, 35 — Leprosy Rev. **2**, 137 (1931); **5**, 152 (1934). — Roussel, J. N., J. trop. Med. **38**, 133 (1935) — South. med. J. **28**, 730 (1935). — Roy, A., Indian med. Gaz. **66**, 195 (1931). — Rudčenko, S., Trop. Med. i Vet. **9**, 244 (1931) — Venerol. (russ.) **1931**, 99. — Ryrie, G. A., Internat. J. Leprosy **1**, 493 (1934); **2**, 139 (1934) — Leprosy Rev. **5**, 12 (1934) — Leprosy India **6**, 93 (1934) — Trans. far east. Assoc. trop. Med. **1**, 749 (1935) — Trans. roy. Soc. trop. Med. Lond. **27**, 85 (1933). — Samson, J. G., Trans. far east. Assoc. trop. Med. **2**, 602 (1932). — Satani, Y., Ch. Tanimura u. H. Minami, Jap. J. of Dermat. **36**, 497 (85) (1934) — Lepro (Osaka) **5**, 231 (II) (1934). — Sato, T., Jap. J. of Dermat. **30**, 103 (1930). — Schlossberger, H., Zbl. Tbk.forsch. **42**, 35, 545 (1935). — Schujman, S., u. J. M. M. Fernandez, Semana med. **1935 II**, 790. — Schwetz, J., Ann. Soc. belge Méd. trop. **9**, 319 (1929); **12**, 43 (1933). — Sézary, A., Bull. Soc. franç. Dermat. **1930**, 289. — Sézary, Dérot u. Guédé, Bull. Soc. franç. Dermat **1929**, 1071. — Sézary, A., u. G. Lévy, Presse méd. **1935 II**, 1818. — Sézary, A., G. Lévy u. M. Bolgert, Bull. Soc. méd. Hôp. Paris III. s., **50**, 1372 (1934). — Sézary u. Roudinesco, Bull. Soc. franç. Dermat. **1931**, 230. — Sézary, Vaudremer u. Brun, Bull. Soc. franç. Dermat. **1933**, 227. — Smidt, H. N., Geneesk. Tijdschr. Nederl. Indie **72**, 1690 (1932). — Sorel, Bull. Acad. Méd. Paris III. s., **117**, 489 (1937). — Souchard, L., Arch. Inst. Pasteur Indochine Nr **18**, 267 (1933). — Souchard et Ramijean, Arch. Inst. Pasteur Indochine Nr **18**, 187 (1933). — Souchard et Roton, Bull. Soc. Path. exot. Paris **26**, 769 (1933). — Souza-Araujo, H. C. de, Brux. méd. **11**, 630 (1931) — Internat. J. Leprosy **3**, 49 (1935); **3**, 471 (1935) — Trans. roy. Soc. trop. Med. Lond. **24**, 599 (1931). — Spitzer, Mme., Verh. 9. internat. Kongr. Dermat. **2**, 573 (1936). — Stanley, W. M., G. H. Coleman, C. M. Greer, J. Sacks and Roger Adams, J. of Pharmacol. **45**, 121 (1932). — Stein, A. A., Dermat. Wschr. **1931 II**, 1345 — Dermat. Z. **63**, 393 (1932). — Stévenel, L., Bull. Soc. Path. exot. Paris **22**, 338 (1939); **28**, 14 (1935). — Strachan, P. D., Leprosy Rev. **5**, 16 (1933). — Tajiri, S., Lepro (Osaka) **5**, 140 (1934). — Tisseuil, J., Bull. Soc. Path. exot. Paris **28**, 346 (1935). — Tolentino, J. G., Philippine J. Sci. **59**, 163 (1936). — Touraine u. Ch. Ribadeau-Dumas, Bull. Soc. franç. Dermat. **1933**, 229. — Uchida, M., Lepro (Osaka) **6**, 29 (1935). — Watson, Alexander J., Chin. med. J. **44**, 803 (1930). — Wayson, N. E., Ann. Rep. Surg. Gen. Publ. Health Serv. USA **1934**, 19. — Wildish, G. H., and D. G. Stoute, J. med. Assoc. S. Africa **5**, 21 (1931). — Williams, A. W., Arch. of Dermat. **22**, 109 (1930). — Wilson, R. M., Chin. med. J. **46**, 555 (1932). — Woodman, H. M., Trans. roy. Soc. trop. Med. Lond. **30**, 631 (1937). — Yasuda, T., Lepro (Osaka) **6** (11) (1935).

Die Lepra. Von **Victor Klingmüller**. Mit 172 zum Teil farbigen Abbildungen. **Lepra in Literatur und Kunst.** Von K. Grön. („Handbuch der Haut- und Geschlechtskrankheiten", Band X/2). Mit 47 Abbildungen. XVIII, 907 Seiten. 1930.   RM 124.20; gebunden RM 131.40

Schon aus dem Umfang des stattlichen Bandes ist zu ersehen, wie riesenhaft die Literatur in den letzten 20 Jahren angewachsen ist. Das stark gekürzte Literaturverzeichnis umfaßt ohne Titel 61 Seiten. Es bedarf wohl keiner Erwähnung, was für eine Herkulesarbeit es bedeutet haben muß, diesen gewaltigen Stoff zu bewältigen. V. Klingmüller ist dieser Aufgabe in vorbildlicher Weise gerecht geworden. Die einzelnen Kapitel besitzen eine kurze praktische Zusammenfassung am Schlusse, wodurch dem Unkundigen die Übersicht über den Stoff sehr erleichtert wird . . . Der klinische Teil wird durch eine Menge guter Lichtbilder illustriert. Besonders ausführlich und interessant ist der histopathologische Teil, welcher mit vortrefflichen Abbildungen versehen ist, sowie ein übersichtlicher diagnostischer Teil. Bei Besprechung der Therapie kommt der Standpunkt sehr gut und klar zum Ausdruck, daß der allgemeinen Behandlung durch bessere Versorgung der Leprösen und allgemeine hygienische Maßregeln wie Bäder, Gymnastik, Arbeitsbehandlung und Psychotherapie eine ebenso wichtige Bedeutung zukommt wie der medikamentösen Behandlung.

Als Anhang folgt ein lesenswerter Abschnitt von K. Grön-Oslo über Lepra in Literatur und Kunst mit Wiedergabe der bekannten bildlichen Darstellungen der Lepra. Das Werk ist in vorbildlicher Weise ausgestattet worden.   *„Dermatologische Wochenschrift"*

. . . Man kann sagen, daß es bisher kein so ausführliches und dabei so überaus übersichtliches Werk über Lepra gibt. Die gesamte Weltliteratur ist tatsächlich verwertet. Man findet auch die kleinsten Einzelheiten sofort dank einem mustergültigen, sehr eingehenden und klaren Inhaltsverzeichnis. Ich kenne wenige Bücher, die so ausgezeichnet disponiert und gleichzeitig lückenlos sind. Der scheinbar hohe Preis ist wirklich angemessen. Diesen Einzelband des Handbuches muß sich jeder, der mit Lepra zu tun hat, beschaffen; er wird Freude daran finden.   *„Archiv für Schiffs- und Tropenhygiene"*

Chaulmoograöl. Geschichte, Herkunft, Zusammensetzung, Pharmakologie, Chemotherapie. Von Professor Dr. **Hans Schlossberger**, Abteilungsdirektor im Institut Robert Koch, Berlin. Mit 1 Abbildung. (Sonderausgabe des gleichnamigen Beitrages im „Handbuch der experimentellen Pharmakologie" Ergänzungswerk, Band V). IV, 141 Seiten. 1938.   RM 15.—

Inhaltsübersicht: Einleitung. — **I. Geschichte. — II. Vorkommen des Chaulmoograöls und der ihm nahestehenden vegetabilischen Fette. — III. Chemie des Chaulmoograöls und der ihm nahestehenden vegetabilischen Fette. — IV. Therapeutische Anwendung des Chaulmoograöls und der ihm nahestehenden vegetabilischen Fette. — V. Pharmakologie und Toxikologie des Chaulmoograöls und der ihm nahestehenden vegetabilischen Fette:** Wirkung auf einzellige Organismen. Wirkung auf wirbellose Tiere. Örtliche Wirkung auf Wirbeltiere. Tödliche Dosen für Wirbeltiere. Resorption, Verteilung, Umwandlung, Ausscheidung im Wirbeltierkörper. Wirkung auf das Blut und die blutbildenden Organe. Wirkung auf das Zentralnervensystem und auf die Sinnesorgane. Wirkung auf den Kreislauf. Wirkung auf die Atmungsorgane. Wirkung auf den Magen-Darmkanal und auf die Leber. Wirkungen auf das Urogenitalsystem. Wirkungen auf die Muskulatur. Wirkungen auf den Stoffwechsel; Gewöhnung. Herd- und Allgemeinreaktionen. Antigene Eigenschaften der Chaulmoograöl-präparate. — **VI. Chemotherapeutische Wirksamkeit des Chaulmoograöls und der ihm nahestehenden vegetabilischen Fette bei Infektionskrankheiten:** Experimentelle Feststellungen. Klinische Erfahrungen mit Chaulmoograöl und den ihm nahestehenden vegetabilischen Fetten, sowie deren Derivaten bei Lepra, Tuberkulose und anderen Erkrankungen. Mechanismus der Heilwirkung des Chaulmoograöls und seiner Derivate. — **Namen- und Sachverzeichnis.**

Tropische Dermatosen. Juxtaartikuläre Knoten. Rattenbiß-
krankheit. („Handbuch der Haut- und Geschlechtskrankheiten", Band XII / 1).
Mit 503 zum Teil farbigen Abbildungen. XII, 857 Seiten. 1932. RM 168.—; geb. RM 176.—

Framboesia tropica (Framboesie). Polypapilloma tropicum. Nodositas juxta-articularis.
Gundu oder Anakhré. Von Professor Dr. M. Mayer-Hamburg und Dr. E. G. Nauck-
Hamburg. — Ulcus tropicum (tropischer Phagedaenismus). Von Professor Dr. M. Mayer-
Hamburg. — Leishmaniosen der Haut und Schleimhäute. (Orientbeule und amerikanische
Leishmaniosen.) Von Professor Dr. M. Mayer-Hamburg und Dr. E. G. Nauck-Hamburg. —
Exantheme und andere Hauterscheinungen bei exotischen Krankheiten. Von Professor
Dr. M. Mayer-Hamburg. — Verruga peruviana oder Carrionsche Krankheit (Oroyafieber).
Von Professor Dr. H. da Rocha Lima-Sao Paulo (Brasilien). — Die Dermatomykosen in
den Tropen. Von Dr. E. G. Nauck-Hamburg. — Exotische Blastomykosen. Von Professor
Dr. H. da Rocha Lima-Sao Paulo (Brasilien). — Die Rattenbißkrankheit. Von Professor
Dr. F. Breinl-Prag. — Juxtaartikuläre Knoten. Von Dr. H. Hoffmann-Stuttgart. —
Die ubiquitären Hauterkrankungen bei den farbigen Rassen. Von Professor Dr. H. Ziemann-
Berlin. Unter Mitwirkung von Dr. B. Sklarek-Berlin. — Zoonosen der Haut in wärmeren
Ländern. Von Professor Dr. E. Martini-Hamburg. — Haut und Helminthen. Von
Geheimrat Professor Dr. F. Fülleborn-Hamburg. — Namen- und Sachverzeichnis.

Exotische Krankheiten. Ein Lehrbuch für die Praxis. Von Professor Dr. Martin
Mayer, Hamburg. Zweite Auflage. Mit 252 zum Teil farbigen Abbildungen und
3 farbigen Tafeln. VII, 368 Seiten. 1929. RM 35.10

Infektionskrankheiten. („Handbuch der inneren Medizin", Band I, dritte
Auflage.) Mit 395 zum Teil farbigen Abbildungen. XVI, 1299 Seiten. 1934.
RM 90.—; gebunden RM 96.—

Einleitung. — Sepsis. Von Dr. G. Liebermeister-Düren. — Die Anginen. Von
Professor Dr. W. Schultz-Berlin-Charlottenburg. — Akuter Gelenkrheumatismus. —
Erysipel. — Schweinerotlauf beim Menschen. Von Professor Dr. C. Hegler-Hamburg. —
Influenza, Grippe. Von Professor Dr. R. Massini-Basel. — Akute allgemeine Miliartuber-
kulose. Von Professor Dr. R. Staehelin-Basel. — Akute Exantheme. Von Professor
Dr. E. Glanzmann-Bern. — Pocken (Blattern, Variola). Von Professor Dr. A. Eck-
stein-Düsseldorf. — Diphtherie. Von Professor Dr. U. Friedemann-Berlin. — Serum-
krankheit und Serumanaphylaxie. — Tetanus. Von Professor Dr. A. Schittenhelm-
Kiel. — Epidemische Kinderlähmung (Poliomyelitis anterior acuta, Heine-Medinsche
Krankheit). — Meningokokkenmeningitis (übertragbare Genickstarre) und andere Meningo-
kokkeninfektionen. Von Professor Dr. P. Morawitz-Leipzig. — Encephalitis epidemica
(lethargica). Von Professor Dr. W. Loeffler-Zürich und Professor Dr. R. Staehelin-
Basel. — Febris herpetica. Von Professor Dr. R. Massini-Basel. — Keuchhusten. —
Parotitis epidemica. Von Professor Dr. M. Klotz-Lübeck. — Ruhr, Dysenterie. Von
Professor Dr. A. Schittenhelm-Kiel. — Cholera asiatica. Von Professor Dr. H. Elias-
Wien und Professor Dr. R. Doerr-Basel. — Die typhösen Krankheiten. Von Professor
Dr. R. Staehelin-Basel. — Febris undulans. Maltafieber und Bangsche Krankheit. —
Fleckfieber (Typhus exanthematicus) und andere Erkrankungen der Fleckfiebergruppe. —
Wolhynisches Fieber. — Schlammfieber. — Haffkrankheit. — Weilsche Krankheit (Icterus
infectiosus). Von Professor Dr. A. Schittenhelm-Kiel. — Aktinomykose. Rotz. Maul-
und Klauenseuche. Trichinose. Milzbrand. Wut. Von Professor Dr. F. Lommel-Jena. —
Psittacosis (Papageienkrankheit). Von Professor Dr. C. Hegler-Hamburg. — Tropen-
krankheiten. Von Professor Dr. C. Hegler und Privatdozent Dr. E. G. Nauck-Hamburg. —
Lepra. Von Professor Dr. V. Klingmüller-Kiel. — Pest. — Tularämie. Von Professor
Dr. C. Hegler-Hamburg. — Namen- und Sachverzeichnis.

G. Jochmann's Lehrbuch der Infektionskrankheiten. Für Ärzte
und Studierende. Zweite Auflage, unter Mitwirkung von Dr. B. Nocht, o. ö. Professor,
Direktor des Instituts für Schiffs- und Tropenkrankheiten zu Hamburg, und Dr. E. Paschen,
Professor, Oberimpfarzt, Direktor der Staatsimpfanstalt zu Hamburg. Neu bearbeitet von
Dr. C. Hegler, a. o. Professor der Universität, stellvertretender Direktor des Allgemeinen
Krankenhauses Hamburg-St. Georg. Mit 464 zum großen Teil farbigen Abbildungen.
XI, 1077 Seiten. 1924. RM 48.60